LEÇONS

DE

CLINIQUE

ET DE

THÉRAPEUTIQUE MÉDICALES

PAR

ALBERT ROBIN

PROFESSEUR AGRÉGÉ A LA FACULTÉ DE MÉDECINE DE PARIS
MÉDECIN DE L'HOSPICE DES MÉNAGES

RECUEILLIES

Par M. le Dr JUHEL-RENOY

CHEF DE CLINIQUE ADJOINT A LA FACULTÉ DE MÉDECINE

PARIS

G. MASSON, ÉDITEUR

LIBRAIRE DE L'ACADÉMIE DE MÉDECINE

120, Boulevard Saint-Germain, en face de l'École de Médecine

1887

LEÇONS

DE

CLINIQUE

ET DE

THÉRAPEUTIQUE MÉDICALES

6079-86. — Corbeil. Typ. et stér. Crété.

LEÇONS

DE

CLINIQUE

ET DE

THÉRAPEUTIQUE MÉDICALES

PAR

ALBERT ROBIN

PROFESSEUR AGRÉGÉ A LA FACULTÉ DE MÉDECINE DE PARIS
MÉDECIN DE L'HOSPICE DES MÉNAGES

RECUEILLIES

Par M. le Dr JUHEL-RENOY

CHEF DE CLINIQUE ADJOINT A LA FACULTÉ DE MÉDECINE

PARIS

G. MASSON, ÉDITEUR

LIBRAIRE DE L'ACADÉMIE DE MÉDECINE

120, Boulevard Saint-Germain, en face de l'École de Médecine

1887

A

M. le Professeur JACCOUD

Hommage reconnaissant et dévoué.

INTRODUCTION

La plupart des leçons qui suivent ont été faites à
la Pitié, alors que je suppléais M. le professeur Jaccoud pendant les vacances de 1884. Elles ont été
recueillies avec un soin et un dévouement au-dessus
de tout éloge par M. Juhel-Renoy, chef de clinique
adjoint de la Faculté de médecine, et je les ai rédi-
gées sur les notes qui m'ont été remises par lui.
Comme des faits nouveaux sont venus depuis lors
confirmer ou compléter ceux qui font l'objet de ces
leçons, j'ai eu soin de les faire entrer dans ma rédac-
tion, à laquelle j'ai ajouté aussi le résultat de nombreuses expériences qui n'avaient pu trouver place
dans mon exposition orale ou qui n'ont été terminées
que postérieurement à celle-ci.

Presque tous les sujets que j'ai eu à traiter présentent, jusqu'à un certain point, l'attrait de la nouveauté. Si le traitement de la fièvre typhoïde, qui
constitue la partie la plus importante du livre, paraît, au premier abord, rentrer dans l'ordre des

sujets rebattus, je crois néanmoins l'avoir basé sur une idée directrice nouvelle, en le fondant sur la physiologie pathologique réelle et sur la statique chimique de la maladie.

On pourrait arguer que cette physiologie pathologique et cette statique chimique sont aussi bien de l'ordre des hypothèses que les théories qui avaient servi jusqu'à présent à diriger le traitement de la dothiénentérie. Mais je n'aurai pas de peine à démontrer qu'il s'agit ici de faits positifs et non plus de théories ; la deuxième leçon, consacrée à l'étude des troubles de la nutrition, établit d'une manière pour ainsi dire mathématique l'existence de certaines modifications dans les processus nutritifs qui conduisent à des indications thérapeutiques aussi précises et aussi peu hypothétiques que les chiffres d'où elles découlent.

Parmi ces indications, deux sont absolument nouvelles ; c'est, en premier lieu, la solubilisation des résidus organiques incomplètement oxydés qui ouvre à la thérapeutique une voie encore inexplorée ; c'est, en second lieu, le renversement de cette erreur depuis longtemps accréditée que les oxydations sont augmentées dans la fièvre typhoïde, et que c'est à leur exagération qu'on doit attribuer l'excès de la calorification fébrile.

Je démontre, au contraire, chiffres en main, que

dans la dothiénentérie les oxydations sont diminuées, que la fièvre dépend d'actes chimiques différents des oxydations, que la méthode qui prétend abattre la température en frappant les oxydations qui l'engendreraient, repose sur une fausse hypothèse, et donne lieu à une pratique aussi dangereuse qu'anti-scientifique, puisqu'elle va dans le même sens que la maladie.

Comme il est prouvé que les oxydations sont diminuées, et que les déchets incomplètement oxydés sont moins solubles et plus toxiques que les résidus organiques qui ont subi une oxydation parfaite, la plus élémentaire logique consiste à faire subir à ces résidus une oxydation plus avancée qui les transforme en produits moins toxiques, plus solubles et par conséquent plus facilement entraînables. Et comme j'ai démontré que la rétention de ces résidus dans l'organisme était l'une des causes principales de l'état typhoïde, leur entraînement au dehors obviera à l'un des éléments majeurs de la gravité de la maladie.

Après avoir fixé les indications, il fallait aviser aux moyens de les remplir et s'assurer expérimentalement que les médicaments employés s'adaptaient bien au but qu'ils devaient atteindre.

Enfin, l'observation clinique vint corroborer l'exactitude des faits expérimentaux sur lesquels s'appuyait mon action thérapeutique, puisque la mortalité dans ma statistique brute s'est sensiblement abaissée, et que les troubles de la nutrition particuliers à la fièvre typhoïde ont précisément subi, sous l'influence de ce traitement, les modifications que celui-ci devait théoriquement produire.

J'ai voulu, en faisant ces leçons sur le traitement de la fièvre typhoïde, montrer comment la chimie pathologique pouvait être directement appliquée à la thérapeutique. Dans les leçons suivantes, sur la congestion rénale primitive, j'ai prouvé combien la chimie de la nutrition venait éclairer l'obscur problème de l'hypérémie rénale et donner le secret des formes qu'elle affecte, tout en fournissant un moyen sûr de fixer son pronostic.

Plus loin, dans la leçon consacrée aux hématomes de la dure-mère, j'ai fait servir la chimie au diagnostic et même au pronostic, en introduisant dans la science un moyen nouveau qui permettra, dans quelques circonstances, d'asseoir avec plus de certitude le diagnostic d'une lésion cérébrale destructive et de mesurer la marche extensive ou régressive de cette lésion.

En un mot, ces leçons ont eu principalement pour but de montrer aux élèves qui ont bien voulu les écouter, quelle aide immense le médecin praticien trouvera dans la chimie, et comment des recherches qui étaient restées jusqu'à présent purement théoriques pourraient être immédiatement appliquées à la pratique médicale.

Il n'est pas d'état morbide où les lois normales de l'échange ne soient modifiées soit d'une manière primitive et causale, soit secondairement.

Dans le premier cas, toute thérapeutique qui ne s'appuie pas sur l'exacte connaissance des troubles nutritifs, tombera infailliblement dans l'empirisme; mais si la chimie vient préciser à la fois et la nature des troubles nutritifs et l'action modificatrice de tel médicament sur ceux-ci, la thérapeutique qui découlera de cette étude aura mis de son côté le maximum des chances de succès, puisqu'elle sera nettement étiologique.

Et dans le second cas, le traitement basé sur la connaissance des troubles secondaires de la nutrition aura certainement plus de valeur pour modifier ceux-ci, et modifier par conséquent les éléments morbides surajoutés qui en dépendent, que la thérapeutique symptomatique qui forme encore aujourd'hui, quoi qu'on dise, le fond de nos médications.

Cette entrée de la chimie dans la pratique médicale n'est pas une substitution de la médecine de laboratoire à la clinique; ce n'est ni un changement de front, ni une doctrine nouvelle qui tente de s'implanter sur les ruines de ses devancières en attendant qu'elle subisse le même effondrement que celle-ci.

C'est tout simplement un nouveau moyen d'exploration et d'action mis au service de la clinique; c'est un moyen qui permet de pénétrer les arcanes de la nutrition élémentaire, et comme il est peu d'états morbides où celle-ci ne soit intéressée, son emploi doit s'étendre, tôt ou tard, à la pathologie presque tout entière; et la clinique bénéficiera ainsi des indications fournies par la connaissance de troubles nutritifs qu'elle ne soupçonnait, sans la chimie, que par leurs résultats.

25 août 1886.

LEÇONS

DE

CLINIQUE ET DE THÉRAPEUTIQUE

MÉDICALES

PREMIÈRE LEÇON

DES INDICATIONS PATHOGÉNIQUES CLASSIQUES DANS LE TRAITEMENT DE LA FIÈVRE TYPHOIDE

I

Étude de la valeur et de l'opportunité des principales méthodes de traitement de la fièvre typhoïde. — Les indications, la méthode, les moyens. — DE L'EXPECTATION SIMPLE ET ARMÉE. — Elle répudie tout système; c'est un traitement symptomatique déguisé. — Son rôle de transition.

MESSIEURS,

Pendant les deux mois qui viennent de s'écouler, nous avons vu passer dans nos salles seize malades atteints de fièvre typhoïde. Quinze ont guéri, un seul est mort. Et cependant nos seize cas peuvent se décomposer ainsi : huit cas graves, sept d'intensité moyenne, un très léger. Par conséquent le pourcentage donnerait 6,25 0/0 de mortalité générale, et 12,5 0/0 de mortalité dans les cas graves. Il conviendrait maintenant de vous exposer le traitement que j'ai suivi et les indications sur lesquelles ont été basées ses applications ; mais avant d'en arriver là, je voudrais discuter avec vous la valeur et l'opportunité des principales méthodes de traitement actuellement préconisées ; puis je vous dirai comment je comprends la fièvre typhoïde et quelle lumière la chimie biologique ou pour mieux dire les signes fournis par la nutrition projettent sur la connaissance des processus intimes dont l'état typhoïde est la conséquence. Quand cette deuxième étape de notre route sera terminée, j'espère vous démontrer combien sont claires et pour ainsi dire mathématiquement précises les grandes indications thérapeutiques qui dérivent d'une notion plus exacte de l'état de la nutrition dans la fièvre typhoïde ; il ne nous restera plus qu'à chercher ensemble les moyens de les remplir.

Dans le cours des conférences qui vont suivre, nous allons faire souvent appel aux recherches de chimie clinique. A maintes reprises déjà, je vous ai montré au lit du malade l'importance de cette étude et l'aide qu'elle pouvait apporter au diagnostic et au pronostic dans les cas difficiles aussi bien que dans la pratique de tous les jours ; j'ai la certitude de vous prouver dans les leçons qui vont suivre, que la pathogénie et la thérapeutique bénéficient aussi et dans une large mesure des conquêtes de cette science, qu'on pourrait dire nouvelle tant elle est peu cultivée.

C'est donc par une revue critique des méthodes classiques que je commencerai l'étude du traitement de la fièvre typhoïde ; comme la thérapeutique varie avec l'idée régnante sur la nature de la maladie, chacune de ces méthodes est basée sur une notion différente de physiologie pathologique ou de pathogénie, et son étude comprend les points suivants :

1° S'assurer d'abord si la *notion pathogénique directrice* est indiscutablement démontrée ;

2° Dans le cas affirmatif, rechercher si la *méthode thérapeutique* qu'on a fondée sur cette notion, lui correspond bien exactement ;

3° Enfin prendre à partie chacun des *moyens thérapeutiques* mis en œuvre, et démontrer qu'ils remplissent nettement le but qu'on se propose.

Toute méthode qui ne satisfera pas à ce triple critérium devra donc être tout au moins réservée. Je vous annonce de suite que la plupart des méthodes exclusives de traitement que nous allons passer en revue ne répondent pas à l'indication théorique sur laquelle on les a basées, et que la majeure partie de ces indications ne résiste pas à la critique. D'ailleurs, comme je mettrai sous vos yeux toutes les pièces du procès et que leur appréciation est avant tout une question de bon sens, vous pourrez juger librement vous-mêmes du bien fondé de mes critiques et de mes conclusions.

La première méthode que nous envisagerons, c'est l'EXPECTATION. Voilà un mot qui a soulevé bien des tempêtes ; il ne tend à rien moins qu'à représenter le médecin, assistant inactif et désarmé, aux coups que le mal porte au patient. S'il en était tout à fait ainsi, l'expectation ne saurait à aucun titre revendiquer la pompeuse appellation de méthode ; aussi M. Dujardin Beaumetz, qui s'est constitué son éloquent défenseur, lui a-t-il adjoint l'épithète d'*armée*. Expectation armée, voilà qui signifie tout autre chose qu'abstention. Elle attend tout de l'hygiène, surveille l'alimentation, lotionne la peau, désinfecte les garde-robes ; mais comme elle ne néglige ni les purgatifs ni les toniques, elle n'est au fond qu'un traitement déguisé. Vienne maintenant un symptôme qui, s'écartant de la normale, apparaît menaçant soit du fait de son exagération, soit par suite de son importance intrinsèque, comme la diarrhée, l'adynamie, l'ataxie, les congestions viscérales, etc., le médecin intervient : de l'expectation il passe à l'action, et oppose à chaque accident la médication qui lui convient, jusqu'au moment où le symptôme réfréné reprend sa place accoutumée dans le tableau morbide.

L'indication d'agir la plus urgente réside dans la température. C'est sur son examen que sera réglée l'intervention dont les agents seront, suivant les cas, les bains froids, l'alcool, le sulfate de quinine. Par conséquent, rien ne saurait être systématique dans l'emploi de ces moyens ; l'alcool lui-même ne doit pas être employé dès le début, mais bien réservé à certaines formes de la maladie ; quant au sulfate de quinine, son action sur l'axe cérébro-spinal en interdit l'usage continu et régulier.

Je n'insiste pas davantage ; vous voyez que l'expectation armée cherche ses moyens d'action dans tous les arsenaux thérapeutiques, donne ici l'alcool, là le sulfate de quinine, suivant l'opportunité thermique par exemple ; et comme elle ne repousse rien systématiquement, elle administre, le cas échéant, les bains tièdes et même les bains froids. A première vue, un tel éclectisme paraît dicté par la sagesse même, et cette méthode qui s'en va prenant à toutes les autres ce qu'elles ont de meilleur et n'agit qu'au moment utile, paraît devoir l'emporter sur celles-ci. Mais ne voyez-vous pas qu'elle n'est qu'un traitement symptomatique et que la caractéristique de cette singulière méthode est de n'en avoir aucune ? Au lieu de suivre une marche rationnelle entreprise dans un but déterminé, nous retombons dans une sorte d'empirisme quelque peu déguisé, et comme le dit fort bien M. le professeur Germain Sée « dans un traitement émietté de symptômes ». Les découvertes nouvelles sur la nature de la maladie restent lettre morte ; tout le progrès consiste dans une observation plus attentive de l'effet des médicaments sur les symptômes visés, en tenant compte, bien entendu, du mode particulier de ces symptômes chez le typhique. Certes, ce ne sont pas des connaissances à dédaigner, mais c'est faire aussi trop bon marché de la pathogénie de la fièvre typhoïde et s'immobiliser dans une thérapeutique qui, à l'heure actuelle, a donné déjà ses plus beaux fruits. Que l'expectation armée ait été une méthode d'attente, qu'elle ait servi de transition entre les erreurs du passé et les exagérations des méthodes trop systématiques d'aujourd'hui, je l'accorde volontiers, mais ce que je dénie, c'est qu'elle soit une méthode d'avenir.

Elle invoquera la statistique qui lui est plutôt favorable, mais non pas tant à cause de sa valeur propre comme méthode thérapeutique que par toutes les tentatives parfois dangereuses de celles qu'on lui oppose. Donc, si au point de vue doctrinal, nous devons être sévères pour elle, puisqu'elle est frappée d'impuissance scientifique dans sa base, pratiquement, au contraire, elle a le mérite de la commodité, et même l'apparence du succès ; elle a répondu à un besoin et rempli fort honorablement son rôle de transition.

II

MÉTHODE ÉVACUANTE. — Théorie de de Larroque. — Succès du début. — Objections de Guéneau de Mussy, Murchison, etc. — La méthode évacuante ne répond qu'à l'une des conditions de la maladie. — Ses moyens doivent être réservés à certaines indications spéciales. — EMISSIONS SANGUINES. — MÉDICATION TONIQUE. Rôle de l'alcool. — Objections de Murchison. — L'adynamie ne résume pas toute la physiologie pathologique de la fièvre typhoïde.

La MÉTHODE ÉVACUANTE de de Larroque compte encore aujourd'hui de nombreux partisans, et beaucoup de vieux praticiens n'hésitent pas à la mettre au premier rang. Elle s'appuie sur une théorie de la maladie que l'on a rééditée avec succès dans ces derniers temps, et qui ne laisse pas que d'être fort séduisante. Pour de Larroque, les liquides qui séjournent dans l'intestin se décomposent, produisent d'abord des altérations dans le canal intestinal, puis pénètrent dans l'organisme et engendrent les symptômes dits typhoïdes. Aussi faut-il entraîner au dehors tous les éléments d'irritation locale et d'infection générale, faire une sorte de lavage intestinal continuel dont les agents seront l'*eau de Sedlitz*, l'*huile de ricin*, le *calomel*.

Nous entrons, avec de Larroque, en plein traitement systématique. Il croit trouver la cause de l'état typhoïde et lutte systématiquement contre cette cause depuis le début de la maladie jusqu'à la convalescence. Les premiers succès furent retentissants : il ne perdit qu'un malade sur dix ; Louis et Beau déclarèrent que la méthode devait être préférée à toutes les autres. Louis proclama qu'elle abrégeait la durée de la maladie, et Grisolle lui donna l'appui de son autorité ; avec l'expectation, il perdait un malade sur quatre ; avec la méthode évacuante, la proportion de mortalité tomba à 1 sur 7. Mais vinrent bientôt les statistiques contradictoires : déjà Piédagnel perdait 19 malades sur 134, soit 14 0/0 ; dans le service d'Andral, la mortalité montait à 16,6 0/0 ; puis l'abus des évacuants entraîna des accidents dus au collapsus ; Chomel et Guéneau de Mussy les accusèrent de provoquer des vomissements, d'irriter la muqueuse digestive, de produire dans les intestins des mouvements souvent dangereux ; enfin Murchison et Griesinger déclarèrent n'en avoir retiré aucun résultat avantageux.

C'est que la méthode des évacuants vise seulement

une des conditions de la maladie; mais comme cette condition est réelle, sinon sous la forme que lui donnait de Larroque, du moins avec une manière de voir plus moderne, les purgatifs ne sont pas tombés dans l'oubli. Leur indication, qui n'était autrefois qu'une vue de l'esprit, est aujourd'hui réalisée, mais en partie seulement ; aussi ne doit-elle pas prendre le pas sur les autres et ne mérite-t-elle pas d'imposer une thérapeutique systématique. Si la médication de de Larroque a constitué un progrès réel sur ses devancières, on doit néanmoins l'abandonner en tant que *méthode*, et réserver l'emploi de ses *moyens* qui remplissent certaines indications, ainsi que nous le verrons plus tard.

Les extrêmes se touchent et se succèdent, comme dans toutes les réactions. Après les évacuants, les ÉMISSIONS SANGUINES dont je ne vous parlerai pas, mais qui ont régné pendant un temps, la MÉDICATION TONIQUE a occupé la scène avec une faveur qui continue encore. L'agression que va subir le patient est longue, disent les promoteurs de la méthode : donc il faut soutenir ses forces, empêcher l'adynamie pour faire durer le malade plus longtemps que la maladie. Comme l'on ne connaît pas la cause de la fièvre typhoïde, toute thérapeutique étiologique doit être mise hors de cause; ce qu'on doit considérer, c'est le malade, ce qu'on doit avoir en vue par-dessus tout, c'est de le protéger, en épargnant ses forces. L'*alcool* réalise admirablement cette indication. C'est un stimulant gastrique, nerveux et respiratoire; il com-

bat l'adynamie, il augmente les forces radicales en
sa qualité de dynamophore, comme disait mon maître
Gubler.

Quel changement depuis Louis! Nous voyons administrer aujourd'hui l'alcool à larges doses; il est
peu de typhiques auxquels, à juste titre d'ailleurs, on
ne prescrive les boissons alcooliques en quantités plus
ou moins élevées; et Louis, dont pourtant l'expérience
était grande, dit qu'en vingt ans de pratique, il trouva
sept fois seulement l'indication formelle de son application. Et plus près de nous n'a-t-on pas vu Murchison déclarer :

1° Que le traitement systématique par l'alcool ne
donnait pas de meilleurs résultats que l'expectation ;

2° Qu'il n'y avait aucun avantage à donner l'alcool
dès le début de la maladie;

3° Qu'il fallait réserver son usage pour les cas où
la circulation s'affaiblit?

Cependant l'introduction de l'alcool dans la thérapeutique de la fièvre typhoïde, la substitution de la
médication tonique à l'antiphlogistique, est une des
plus heureuses conquêtes de la deuxième moitié de ce
siècle; mais de là à ériger le traitement tonique en
système unique et absolu, il y a la distance d'une
vérité à une exagération.

Soumettons, en effet, la médication tonique, exclusive et systématique, à l'épreuve de notre critérium,
et nous verrons qu'elle pèche par l'insuffisance de la
notion pathogénique directrice, car l'adynamie ne
saurait résumer toute la physiologie pathologique de

la fièvre typhoïde. Et puis, nous ne pouvons plus nous contenter, à l'heure actuelle, de ces déterminations vagues, qui fort utiles en séméiotique, manquent de solidité dès qu'il s'agit de baser sur elles une doctrine physiologico-pathologique et thérapeutique. Il faut aller plus loin chercher le pourquoi de cette adynamie, et diriger un traitement contre ses causes et non contre leurs résultats. Il se trouve que l'alcool et les médicaments dits toniques, tels que le café et le quinquina, répondent merveilleusement à ces causes, mais il n'en reste pas moins acquis que les idées directrices d'adynamie et de tonicité, qui président à leur administration, sont insuffisantes, étant donné l'état actuel de nos connaissances, et qu'une systématisation qui a ces idées pour base risque fort de chanceler avec elles dans un court avenir.

Par conséquent, les toniques répondent, comme les évacuants, à certaines indications de la fièvre typhoïde; mais comme ils sont loin de les remplir toutes, leur emploi exclusif et systématique n'est pas justifié.

III

Des méthodes antithermiques. — Leur retentissement et leur faveur. — Les dangers de l'hyperpyrexie. — Arguments donnés par ses partisans. — Objections fondamentales qui viennent ruiner ces divers arguments. — L'action des bains froids ne saurait être jugée par leur effet antithermique. — L'élévation de la température est un acte secondaire. — Des méthodes antipyrétiques. — Elles cherchent à atteindre non pas l'élévation de la température en elle-même, mais sa cause que l'on place dans une augmentation des oxydations. — Les acides salicylique et phénique ne diminuent pas les oxydations. — Le sulfate de quinine enraye les oxydations sans abattre la maladie. — L'alcool. — La digitale. — Méthode cardio-vasculaire. — L'ergot de seigle.

Plus nous avançons, plus l'on sent que les théories sont débiles quel que soit le retentissement qui souligne leur naissance. Celle que nous allons étudier maintenant règne encore en maîtresse dans plus d'une école ; elle a paru si solidement assise sur la clinique et sur l'expérimentation, et l'anatomie pathologique lui a apporté un tel secours que sa fortune parut longtemps inébranlable. Je veux parler de la théorie de l'hyperthermie, sur laquelle ont été édifiées des méthodes thérapeutiques qui ont revendiqué pour elles le caractère vraiment scientifique et la précision mathématique.

L'hyperpyrexie est un élément constant de la fièvre typhoïde et constitue, sinon l'unique cause, du moins la source principale des dangers que présente cette pyrexie. Il existe un chiffre limite où la chaleur devient nocive par elle-même ; aussi la préoccupation urgente du médecin doit-elle être de ramener la température au-dessous de ce point dangereux : comme moyens d'appréciation, il a le thermomètre ; comme moyens d'action, le froid et les médicaments antithermiques, dont la physiologie expérimentale comme la clinique ont montré l'action dépressive sur la température.

Voilà la thèse ; étudions les ordres d'arguments sur lesquels on la base.

En premier lieu, l'expérimentation sur les animaux montre qu'un lapin mis à l'étuve meurt quand la température s'est élevée de 4 à 5 degrés au-dessus de la normale. Après l'agitation des premiers instants, viennent des accélérations cardiaques et respiratoires, des convulsious, puis la mort dans le coma ou le collapsus, quelquefois la mort subite. A l'autopsie, on trouve des congestions viscérales, des hémorrhagies interstitielles; les muscles ont une réaction acide, la myosine est coagulée. Toutes ces lésions ne sont que le premier acte de celles que l'on observe dans les organes des typhiques, comme dans les organes de tout individu qui a succombé à une maladie hyperpyrétique, quelle qu'elle soit. Elles proviennent du dédoublement sur place des matières albuminoïdes, et une expérimentation bien conduite peut leur donner naissance. D'ailleurs l'insolation réalise pour l'homme l'expérience de laboratoire dont il vient d'être question et montre le bien fondé des conclusions qu'on en tire. Et la chaleur n'a pas seulement une action désintégrante sur les protoplasmes, elle trouble aussi le fonctionnement du cœur, des vaisseaux et du système nerveux, et l'on doit rapporter à l'hyperthermie les désordres circulatoires ou cérébro-spinaux qui impriment une telle gravité à la fièvre typhoïde. Gravité et élévation de température sont en constant parallélisme; l'abaissement thermique spontané ou thérapeutique marche de pair avec une décroissance des accidents morbides. Enfin la courbe thermique étant l'expression du processus typhique, la modifier, c'est modifier également ce processus. La thérapeutique qui découle de cette manière d'envisager les choses n'attaque donc que le côté thermique de la fièvre. L'hyperpyrexie continue devient, comme le dit M. le professeur Sée, le maître symptôme qui seul mérite considération. On doit soustraire la chaleur produite, refroidir le malade ; les *lotions* et les *bains froids* sont les meilleurs agents de cette MÉDICATION ANTITHERMIQUE.

Mais de combien d'objections fondamentales sont passibles les expériences et les déductions soi-disant scientifiques qui ont donné naissance à cette méthode! D'abord la différence entre un lapin chauffé et un individu atteint de fièvre typhoïde me semble fondamentale, aussi ne m'attarderai-je pas dans une réfutation inutile, pour en arriver de suite aux faits cliniques.

L'hyperthermie, dit-on, engendre les dégénérescences élémentaires qu'on doit à tout prix éviter. Or, M. Vallin n'a-t-il pas vu ces mêmes dégénérescences se produire dans des cas où la température oscilla durant toute la maladie entre le maximum et le minimum de 36°,8 et 37°,8? Si cette seule preuve n'emporte pas votre conviction, vous rappellerai-je que dans nombre de maladies où la température s'élève autant que dans la fièvre typhoïde, ces dégénérescences sont exceptionnelles? Enfin, la clinique montre, à n'en pas douter, qu'il n'y a pas de corrélation absolue entre les accidents graves et la température quand celle-ci ne dépasse pas les chiffres hyperpyrétiques au-dessus desquels la maladie ne pardonne jamais. C'est ainsi qu'au début de quelques typhus abortifs, j'ai vu des températures de 40° à 40°,8, persister pendant plusieurs jours avec de faibles rémissions matinales; d'un autre côté, tous les cliniciens ont observé des cas dans lesquels des accidents ataxo-adynamiques formidables sont apparus en même temps que la courbe thermique s'abaissait d'une manière parfois considérable. Je puis vous citer à ce sujet l'histoire d'une jeune femme qui au sixième jour de sa maladie eut des accidents ataxiques de la plus haute gravité, lesquels furent précédés d'une chute de 40°,3 à 37°,8. Faut-il vous rappeler aussi les observations de Strube qui, pendant le siège de Paris en 1870, eut à traiter une série de cas où l'adynamie et l'intensité des phénomènes cérébraux étaient en raison inverse de l'élévation de la température?

Et comme si cette démonstration clinique n'était pas suffisante, n'avez-vous pas encore dans les résultats de la thérapeutique exclusivement antithermique des arguments irrésistibles? Vous voyez, par exemple, administrer à un typhique une haute dose de sulfate de quinine ou d'acide phénique; la courbe thermique s'abaisse rapidement et touche la normale; mais quelques heures après, elle est remontée à son ancien niveau; on donne une deuxième dose; la température s'abaisse de nouveau, puis remonte jusqu'à ce qu'une dose nouvelle vienne encore la faire descendre, et ainsi de suite. En agissant ainsi, on arrive certainement à briser d'une manière violente les allures de la maladie;

mais modifie-t-on sa marche, abrège-t-on son évolution, se met-on à l'abri de tous ces accidents dont la température est incriminée? Non, Messieurs, et maintes fois vous avez été témoins du contraire.

Et qu'on n'invoque pas comme argument contradictoire en faveur de la théorie de l'antithermie les effets de cette méthode des bains froids qui passionne aujourd'hui notre école de Lyon. Si pour Liebermeister et Brand, l'efficacité des bains froids est due à son action réfrigérante, comment pourrions-nous admettre cet exclusivisme devant l'action de l'hydrothérapie sur les systèmes nerveux et circulatoire, devant l'influence qu'elle exerce sur la nutrition? Réduire son action à une simple phénoménalité physique, c'est faire bon marché des choses certaines que nous savons aujourd'hui sur la physiologie pathologique de la fièvre.

Ce qu'ont oublié, en effet, les partisans de la méthode antithermique, c'est que l'élévation de la température est un acte secondaire; qui dit production de chaleur, sous-entend des actes chimiques générateurs de celle-ci, et jamais l'hypothèse des centres thermiques ne prévaudra contre la loi de Lavoisier. Donc l'idée qui préside à la méthode antithermique cache, sous son apparence scientifique, un caractère d'empirisme que vous avez certainement saisi.

On l'a d'ailleurs si bien compris, qu'à la doctrine de l'antithermie on opposa bientôt celle de l'ANTIPYREXIE. On repoussa comme erronée cette idée de Traube que la fièvre était due à une diminution dans la perte du calorique, on subordonna l'augmentation de la température à une augmentation parallèle de certains actes chimiques de l'organisme, et l'on résolut de frapper le mal dans sa cause, en combattant non plus la chaleur, mais ses actes générateurs.

La MÉTHODE ANTIPYRÉTIQUE ainsi comprise constitue un réel progrès, en ce qu'elle découle d'une juste conception de l'état fébrile ; mais si l'indication est réelle, vous allez voir que les moyens ne lui correspondent pas, au moins pour plusieurs d'entre eux.

En effet, quel est le raisonnement des défenseurs de l'antipyrexie? La fièvre est la conséquence d'actes chimiques de dénutrition et de combustion : en atténuant ces actes, on diminuera d'autant la calorification fébrile. Mais quel est le critérium qu'ils emploient pour asseoir leur jugement? c'est cette même calorification, ce sont les modifications apportées à la courbe thermique par l'emploi de la médication antipyrétique : pour eux, la chaleur mesurant l'intensité du processus destructif, peut servir par conséquent à apprécier l'action des antipyrétiques sur ce processus. Je vais vous prouver que rien n'est plus inexact et qu'avec un tel raisonnement, on retombe infailliblement dans une simple indication symptomatique. En d'autres termes, l'idée de la méthode antipyrétique est très exacte, mais le moyen à l'aide duquel on apprécie l'action des antipyrétiques est sujet à erreurs; il en résulte qu'il n'y a pas corrélation entre l'action réelle des médicaments qu'on emploie et le but poursuivi.

Passons rapidement en revue quelques-uns de ces moyens et en premier lieu l'*acide salicylique*.

Son action sur la température est aussi indiscutable que celle de la quinine, mais comment se produit cet abaissement? Voici la réponse de ses partisans : l'acide salicylique jouissant de propriétés antiseptiques agit sur les fermentations; puis comme il paralyse l'activité des éléments anatomiques, leur désintégration et l'oxydation combustive des produits désintégrés sont diminuées d'autant. Ces oxydations, dont l'accomplissement dégage de la chaleur, étant amoindries, la température s'abaissera et donnera ainsi la mesure de l'action vraiment antipyrétique exercée par le médicament.

Jetez les yeux sur le tableau ci-dessous que j'ai extrait de mes registres d'analyses, et vous jugerez :

TABLEAU I. — Action de l'acide salicylique sur la nutrition dans l'état normal, la fièvre typhoïde et le rhumatisme articulaire aigu.

DÉSIGNATION DES CAS.	DOSE EMPLOYÉE.	TEMPÉRATURES AVANT ET APRÈS LE MÉDICAMENT.	AVANT L'ACIDE SALICYLIQUE.		APRÈS L'ACIDE SALICYLIQUE.	
			MATÉRIAUX SOLIDES.	URÉE.	MATÉRIAUX SOLIDES.	URÉE.
Fièvre typhoïde.	4 gr.	41.2-39.4	49.14	9 gr.	68.03	16.7
Rhumatisme articulaire aigu.	4 gr.	39.4-38.4	48.95	13.7	68.81	25.08
État normal....	4 gr.	37.5-37.0	35.10	11.72	44.57	13.29

Comment, voici un médicament qui augmente la proportion des matériaux solides de 49 grammes à

68 grammes, de 35 grammes à 44 grammes, et l'on fait dépendre son action sur la température d'une diminution exercée par lui sur les désintégrations organiques ; l'urée s'élève de 13 grammes à 25 grammes, en même temps que la température s'abaisse et l'on invoque une diminution des oxydations ! Et pourtant, il diminue la température ! C'est vrai, mais cette diminution ne provient pas d'une diminution parallèle des désintégrations et des oxydations organiques ; l'acide salicylique, tout en abaissant la température, tout en exerçant sur le *métabolisme*, comme disent les Anglais, une action incontestable que je vous dirai dans une prochaine leçon, l'acide salicylique, dis-je, ne répond pas à l'idée théorique qui sert de fondement à la méthode antipyrétique et qui voit dans les oxydations exagérées la source de la calorification fébrile.

Je ne vous parle pas aujourd'hui de l'*acide phénique* dont j'ai l'intention de vous entretenir d'ici peu ; mais sachez que son action antipyrétique est passible des mêmes objections que celle de l'acide salicylique.

Tout différent est le *sulfate de quinine*, qui diminue réellement les désintégrations et les oxydations organiques, puisqu'il abaisse le taux des matériaux éliminés en bloc et celui de l'urée. Ainsi, chez un individu qui rend $40^{gr},07$ de matériaux solides et $19^{gr},95$ d'urée, l'administration de 1 gramme de sulfate de quinine abaisse les matériaux solides à $38^{gr},45$ et l'urée à $16^{gr},42$ (1).

(1) Chiffres extraits de mes registres d'analyses.

M. le professeur Germain Sée soutient que la quinine est un tonique cardio-vasculaire et qu'elle diminue les réflexes cérébro-spinaux. Ajoutez encore l'action antizymotique qu'on lui attribue et vous aurez le médicament idéal de la fièvre typhoïde. Pourquoi la pratique dément-elle cette conclusion? Pourquoi le traitement exclusif de la fièvre typhoïde par les hautes doses de sulfate de quinine produit-il des accidents dont on peut discuter la nature, mais dont personne ne songe à nier l'existence? C'est que probablement il ne suffit pas d'enrayer les oxydations pour abattre la maladie, que l'indication antipyrétique n'est pas la seule qu'il faille suivre, ou qu'enfin les doses médicamenteuses nécessaires pour atteindre le but qu'on se propose agissent comme des toxiques sur le cœur ou les centres nerveux!

L'*alcool*, qui a figuré tout à l'heure au premier rang des toniques, reparaît ici comme antipyrétique. Le fait est qu'il diminue réellement les oxydations, mais son action antipyrétique est un peu supérieure à son action tonique, car il diminue moins la désintégration organique que la combustion des produits désintégrés ; il enraye les déperditions, c'est surtout un agent d'épargne.

Comme la *digitale* abaisse la température, on la qualifie aussi d'antipyrétique. Mais on s'accorde pour admettre que son action est indirecte et qu'elle n'influence la nutrition que secondairement. Hirtz dit qu'elle excite le pneumogastrique paralysé par la fièvre et que son action dynamique sur le cœur, le poumon, les vaisseaux, est l'intermédiaire obligé de son influence sur la nutrition. Rabuteau et Mégevand mettent aussi au premier rang son action sur le système circulatoire. Il résulte de mes expériences que chez les fébricitants, la digitale augmente les matériaux solides de l'urine et l'urée, mais dans des proportions différentes, puisque le rapport de l'urée aux matériaux solides décroît sensiblement. Strictement, le moyen ne remplit donc pas l'indication qui est d'abaisser la température en abaissant les échanges organiques.

Puisque nous en sommes à la digitale, laissez-moi vous dire quelques mots de l'indication dite CARDIO-VASCULAIRE sur laquelle a été récemment fondée une méthode qui a eu ses succès et ses défenseurs, et dont M. Duboué a été l'inspirateur.

Les troubles nutritifs dont le système musculaire est le siège ont pour conséquence une diminution de sa contractilité ; les muscles cardiaques et vasculaires étant touchés comme les autres muscles cessent de fonctionner normalement, ce qui amène une diminution de tension dans tous les vaisseaux, d'où stase dans les organes, et conditions favorables à l'entrée en scène de l'asphyxie. Paralysie vasculaire et asphyxie, voilà toute la fièvre typhoïde. A cette théorie basée sur un iatro-mécanisme réel, mais trop compréhensif, s'adapte une médication dynamique dont l'*ergot de seigle*, médicament excito-moteur et vasculaire au premier chef, fait tous les frais. M. Duboué a le grand mérite d'avoir mis en pleine lumière un élément important de la maladie ; mais je me demande s'il ne va pas trop loin en subordonnant d'une manière aussi absolue la physiologie pathologique de la fièvre typhoïde à une question purement mécanique. Son traitement me paraît fort utilement applicable quand il s'agira de lutter contre des phénomènes congestifs ou hémorrhagiques, mais l'indication sur laquelle il s'appuie n'a pas une valeur primordiale assez dominante pour justifier sa systématisation.

IV

MÉTHODE ANTISEPTIQUE. — But qu'elle se propose. — Incertitudes sur le rôle du bacille typhique. — Les antiseptiques et les antipyrétiques; encore les bains froids. — L'antisepsie générale ne peut être érigée actuellement en méthode immédiatement applicable. — L'antisepsie intestinale. — Hypothèse sur la spontanéité possible de la fièvre typhoïde.

J'arrive, Messieurs, à la grande méthode du jour qui, forte des admirables découvertes de M. Pasteur et des échecs de ses devancières, inspire à l'heure actuelle une véritable révolution dans la thérapeutique.

C'est la MÉTHODE ANTISEPTIQUE. Jusqu'à présent on s'est appliqué à diminuer la fièvre, à tonifier l'organisme, à maintenir l'activité circulatoire, suivant qu'on attribuait plus ou moins d'importance à tel ou tel de ces éléments. Mais la fièvre, l'adynamie, la déchéance circulatoire, sont des actes secondaires, des résultantes : en les modifiant, on n'est pas sûr d'atteindre les conditions de leur genèse ! Et quand on va plus loin, quand on combat non la fièvre, mais les oxydations et les réactions chimiques diverses qui l'engendrent, on ne fait encore qu'une thérapeutique de seconde main. Au contraire, la méthode antiseptique qui frappe directement l'agent originel de tous ces désordres, réalise absolument l'indication qui tient le premier rang dans la hiérarchie pathogénique. C'est le traitement idéal par excellence, qui agit pour ainsi dire spécifiquement, et doit logiquement aboutir un jour à la jugulation de la maladie.

Atteindre le microbe directement, empêcher sa pullulation, tel est son but. Mais tant que l'ennemi ne sera pas connu, tant que son existence même restera l'objet d'un doute, quelle tâche aventureuse ! Que sait-on de certain sur ce microbe? Pour ne parler que des recherches récentes, sachez qu'Éberth, Mayer, Friedländer et Gafky, ont trouvé dans les tissus frais des typhiques un bacille spécial à côté duquel se rencontrent aussi d'autres bacilles qui se rapportent aux complications amenées par la nécrose et l'ulcération des follicules intestinaux. Le bacille spécial ne se retrouve pas dans d'autres maladies infectieuses. Voilà à quoi se bornent nos connaissances. Est-ce suffisant pour déclarer que ce bacille est pathogène et mérite le nom de bacille typhique, et peut-on hasarder la moindre conclusion plausible tant que ledit bacille n'aura pas prouvé par l'inoculation le pouvoir pathogène qu'on lui attribue? Comme l'inoculation ne donne aucun résultat, que la culture

elle-même n'a rien produit de positif, j'ai le droit
d'affirmer que la nature parasitaire de la fièvre typhoïde n'est pas encore démontrée (1). Or, qu'est-ce
que le traitement pathogénique d'une maladie dont
la pathogénie est encore un mystère ? On ne connaît
ni le microbe ni son mode d'activité ; son existence
même est encore discutable, et l'on veut agir en le
prenant pour point de mire de toute la thérapeutique ! Qu'arrive-t-il alors ? On frappe à l'aveugle, on
accumule antiseptiques sur antiseptiques espérant
que l'un d'eux atteindra le bacille coupable, et l'on
compromet à la fois la clinique et la théorie bactérienne.

C'est ainsi que l'on a vu revivre le traitement par le
calomel et les mercuriaux, et que l'acide phénique,
la créosote, la résorcine, la kaïrine, l'antipyrine, l'a-
cide borique, l'acide salicylique et les salicylates, ont
été prodigués à titre d'antiseptiques, en même temps
qu'on vantait leurs propriétés antipyrétiques. Les
défenseurs des bains froids ne manquèrent pas non
plus d'invoquer à l'actif de leur méthode une influence
antiseptique indirecte. Comme il est prouvé que ces

___

(1) M. Bouchard poursuit depuis des années l'étude d'un bacille qu'il
rencontre constamment dans les humeurs des typhiques, sauf les
sudamina ; mais jamais il n'a pu provoquer chez les animaux, par
l'introduction de ce bacille dans le tube digestif, le tissu conjonctif,
le sang, une maladie comparable à la fièvre typhoïde. Au contraire,
M. Tayon (*Comptes rendus de l'Académie des sciences*, 18 août 1884
et 9 février 1885), annonce avoir produit chez les chiens, les cobayes
et les lapins, à l'aide de cultures pures du bacille typhique, une
maladie dont les symptômes reproduisent ceux de la fièvre typhoïde,
mais ne confèrent pas l'immunité pour une seconde atteinte.

bains augmentent les combustions organiques, il était difficile de leur conserver la qualification d'antipyrétiques vrais et l'on supposa qu'en abaissant la température à titre d'antithermiques, ils empêchaient le développement du principe infectieux.

M. le professeur Bouchard, qui est l'un des défenseurs les plus autorisés de l'antisepsie, a procédé avec une méthode beaucoup plus sûre. Pour lui, la médication antiparasitaire n'a pas encore une certitude d'action suffisante pour s'imposer. Elle ne peut revendiquer à l'heure actuelle qu'une place à côté de la médication antipyrétique, car à part quelques rares faits acquis, elle n'a pas conquis ses entrées dans la clinique des maladies internes.

Il est donc aujourd'hui impossible de formuler un traitement antiseptique régulier et systématique de la fièvre typhoïde, mais il est permis d'affirmer que l'agent typhogène n'est pas inaccessible à la thérapeutique directe, qu'on peut l'atteindre tout en respectant le malade, et que l'antisepsie « théoriquement admissible est, dans certains cas, pratiquement réalisable ».

Mais avant de poursuivre cette réalisation sur le malade, il faut l'aborder expérimentalement, et M. Bouchard trace les règles qui devront présider à ces recherches : il faut connaître le microbe et ses mœurs, rechercher les substances qui sont toxiques pour lui; choisir, parmi ces substances, celles qui ne sont pas nocives pour l'organisme humain, les associer enfin suivant leur équivalent thérapeutique.

Nous pouvons nous rallier sans crainte à cette doctrine qui prépare expérimentalement l'avenir, sans compromettre le présent ; mais il n'en reste pas moins acquis qu'en ce moment le traitement antiseptique de la fièvre typhoïde n'est pas même à l'état d'ébauche ; c'est peut-être et probablement même le traitement de demain, mais ce n'est certainement pas celui d'aujourd'hui. M. Bouchard a déjà fait un pas en instituant les règles de l'antisepsie intestinale ; il associe l'iodoforme à la poudre de charbon, délaie le tout dans la glycérine, et après quelques jours d'administration de ce mélange, il voit disparaître l'odeur et diminuer la toxicité des matières fécales. C'est, en somme, l'ancienne indication de de Larroque modernisée, et c'est un moyen nouveau d'y répondre.

Il ne reste dans mon esprit qu'une seule objection à la méthode antiseptique telle qu'on la conçoit maintenant, c'est-à-dire bornée à la poursuite d'un microbe. Et cette objection, je vais vous l'exposer en peu de mots.

L'hypothèse du microbe générateur est-elle bien la seule qu'on puisse mettre en avant ? La fièvre typhoïde n'est-elle pas une maladie fabriquée de toutes pièces par le patient, et la spontanéité morbide ne refleurira-t-elle pas un jour dans cette question des ptomaïnes et des leucomaïnes que M. Armand Gautier vient de traiter si brillamment ! Je m'explique. Il y a des maladies infectieuses dont l'origine microbienne est indiscutable, appelons-les *maladies pasto-*

riennes; dans d'autres, au contraire, le poison vient de l'individu lui-même : les réactions biochimiques de la cellule vivante sont déviées de leur norme, parce que son mode de réaction vis-à-vis des milieux intérieurs et extérieurs est modifié; au lieu des dédoublements et des oxydations qui s'effectuent physiologiquement dans son protoplasme, elle engendre en plus grande quantité des produits jouissant de propriétés toxiques. La cellule animale et le microbe qui tous deux agissent à la manière des ferments donnent naissance normalement à des poisons. Or, les leucomaïnes que produit la cellule dans son fonctionnement régulier ne peuvent-elles être fabriquées en plus grande abondance quand ses fonctions s'exagèrent ou se pervertissent ! Et n'entrevoit-on pas dans cette modification de la vie cellulaire un élément pathogène qui prendra place à côté ou au-dessus de l'action des microbes? Je vous rappelle à l'appui de cette thèse deux arguments : le premier c'est que les phénomènes intimes de la vie cellulaire sont assimilables à de véritables fermentations, le second, c'est l'expérience célèbre dans laquelle MM. Lechartier et Bellamy ont montré que les cellules des fruits qui vivent ordinairement avec l'oxygène de l'air peuvent continuer à vivre quand elles en sont privées, et commencer alors un nouveau mode de fonctionnement caractérisé par la production d'acide carbonique et la formation d'alcool aux dépens des matériaux nutritifs accumulés en elles et autour d'elles.

Vous concevrez que je n'insiste pas davantage,

d'autant que j'aurais encore à vous proposer l'hypothèse du poison humain d'ordre chimique et venu du
dehors comme le microbe, mais j'en ai dit assez pour
vous convaincre de nos incertitudes sur l'origine
vraie de la fièvre typhoïde et pour légitimer les réserves apportées à l'application immédiate de la méthode antiseptique.

V

La pratique médicale n'a adopté systématiquement aucune de ces
méthodes. — Le traitement symptomatique et l'expectation armée
sont appliqués par la majorité des praticiens. — MÉTHODE SYSTÉ-
MATIQUE DE M. JACCOUD basée sur les indications cliniques constantes. — Ses moyens, ses résultats.

En résumé, Messieurs, tous les traitements systématiques que nous venons de passer en revue pèchent
ou par l'indication ou par le médicament. Tantôt c'est
l'indication qui est inexacte ou incomplète, tantôt
c'est le moyen d'action qui ne répond pas ou répond
mal au point particulier visé par l'indication.

D'ailleurs, la pratique de nos maîtres n'est-elle pas
tout à fait d'accord avec cette conclusion? Et voyez-
vous employer par qui que ce soit, en dehors des
adeptes de Brand, une méthode de traitement systématique basée sur la pathogénie de la maladie?
Non, et ce désaccord entre la manière de faire et
les tendances actuelles de la science, dénote bien
l'incertitude où l'on est encore sur la route qu'il convient de suivre. Avec des appellations diverses, c'est

toujours à la médication symptomatique qu'on en revient, puisque c'est toujours une prédominance symptomatique qui commande la thérapeutique, et le tout se résume en dernière analyse à l'expectation armée, mais avec des armes différentes suivant les théories qu'on adopte sur la genèse des symptômes en question.

Cependant, M. le professeur Jaccoud a tenté de réagir contre cette thérapeutique purement symptomatique en montrant qu'en dehors de toute question pathogénique, il y avait dans la fièvre typhoïde des indications constantes que l'on est certain de rencontrer par cela seul que la maladie existe, et que l'on doit remplir systématiquement et dès le début de la maladie, sans attendre qu'elles soient réalisées dans leur expression la plus élevée. Les voici :

1° L'infection typhique, l'intensité et la durée de la consomption fébrile créent de l'adynamie; il faudra donc épargner et soutenir, dès le début, les forces du malade, en prévision de l'agression qu'il doit subir.

2° La calorification excessive, abstraction faite de la consomption qu'elle entraîne, est une source de dangers pour le cœur et le cerveau; par conséquent il faudra combattre la fièvre.

3° Les lésions congestives de l'appareil broncho-pulmonaire produisent une diminution de l'hématose, d'où crainte d'asphyxie lente, surtout en présence de l'adynamie et de la faiblesse du cœur : c'est pourquoi l'on doit combattre les congestions passives de l'appareil respiratoire.

M. Jaccoud répond à la première indication, en s'abstenant de tout traitement spoliateur et débilitant, et par le régime, les toniques, les stimulants. L'emploi méthodique des antithermiques et des antipyrétiques remplit la deuxième. Enfin l'application persistante des ventouses sur la poitrine constitue le meilleur moyen de la troisième.

Je vous engage à lire dans son entier la remarquable leçon que mon éminent maître consacre au traitement de la fièvre typhoïde. Vous verrez avec quelle précision et quel succès vous pouvez manier à votre tour les divers moyens dont il conseille l'emploi. Le relevé de plus de 80,000 cas a donné à M. Jaccoud une mortalité de 19,23 0/0, et l'étendue de cette statistique permet de considérer qu'à notre époque le chiffre de 19 0/0 peut être accepté comme l'expression moyenne de la mortalité. Or, la statistique des malades traités par M. Jaccoud donne 71 décès sur 636 malales, soit une mortalité de 11,16 0/0. Comparez vous-mêmes et jugez.

Résumons d'un mot cette longue discussion : l'indication pathogénique n'a pas encore été posée ; les indications tirées des symptômes nous ramènent à l'expectation et à l'empirisme ; la méthode qui systématise les éléments constants de la maladie et les poursuit résolument dès le début, méthode que l'on pourrait caractériser de clinique, est celle qui paraît avoir jusqu'à présent le mieux satisfait la statistique et le raisonnement.

DEUXIÈME LEÇON

PHYSIOLOGIE PATHOLOGIQUE ET STATIQUE CHIMIQUE

DE LA FIÈVRE TYPHOÏDE

I

Les enseignements de la chimie biologique viennent éclairer la physiologie pathologique et le traitement de la fièvre typhoïde. — Du rôle de la chimie en médecine. — La découverte de la nature de la fièvre typhoïde ne peut modifier les indications basées sur l'état de la nutrition.

MESSIEURS,

Après avoir montré le côté faible de toutes les méthodes thérapeutiques qui se disputent la faveur médicale, il nous faut tenter d'établir des assises moins vacillantes, et de nous frayer une route sûre au milieu du dédale d'idées et de faits contradictoires qui paraissent échapper à toute direction univoque. C'est en vain que l'on a appelé à la barre la thermométrie, la microbiologie, etc., aucune n'a eu de valeur assez dominante pour devenir le fil conducteur que nous cherchions.

En sera-t-il de même pour la méthode que je veux vous exposer dans le cours de cette conférence? Il serait présomptueux de répondre par la *négative*, et quoique ma conviction soit fortifiée par un nombre

imposant de recherches, quoiqu'elle s'appuie sur des
chiffres et non sur des théories ou des conclusions
dites rationnelles, je veux laisser à vos esprits le soin
de porter le jugement qu'elle comporte, quand j'aurai développé impartialement tous les motifs de la
cause.

Cette méthode, vous l'avez compris, résulte des
enseignements de la chimie biologique. Cette introduction de la chimie dans les choses de la médecine
a eu, de tout temps, le triste privilège de soulever des
irritations qui ont eu d'autant plus de portée qu'elles
partaient de plus haut. Ceux qu'on stigmatise du
nom de chimiâtres, ont été repoussés également du
camp des chimistes et de celui des médecins, sans
trouver nulle part d'accueil sympathique : peut-être
avaient-ils mérité dans une certaine mesure ce cruel
ostracisme, en voulant subordonner la médecine à la
chimie, et régenter à l'aide de cette dernière les
opérations de la physiologie aussi bien que celles de
la clinique.

La vérité est tout entière entre ces deux opinions
extrêmes. La chimie nous révèle des modifications
intimes, d'ordre fonctionnel, qui échappent à l'auscultation comme au thermomètre et au microscope ;
elle élargit le champ de l'anatomie pathologique
en nous permettant de réaliser en quelque sorte sur
le vivant quelques-uns de ses desiderata ; elle donne
la mesure et le mode des actes nutritifs normaux et
pathologiques, et permet de lire dans la nutrition
élémentaire, comme l'auscultation du cœur permet

de lire dans les modifications matérielles et fonctionnelles des valvules cardiaques.

Déjà, de toutes parts, elle reprend un peu la faveur
dont elle était départie ; mais pour que cette œuvre
de rénovation ne soit point entravée par une réaction
toujours prête et toujours excessive, il faut de toute
nécessité que les promoteurs de la chimie n'oublient
pas le vieil axiome : Si la médecine n'a pas de
meilleure servante, elle n'a pas non plus de pire
maîtresse.

Donc, la méthode dont il s'agit est basée sur la
chimie biologique et cherche ses indications dans
l'état de la nutrition. Vous avez vu, en effet, dans
notre précédente conférence, que le poison générateur
de typhus abdominal nous était encore inconnu ; j'entends le microbe soupçonné des uns, et le poison
humain qu'admettent les autres. Par conséquent,
rien à faire de ce côté et vous en avez entendu la
preuve. Mais si ce poison nous échappe encore, ne
pouvons-nous étudier ses ravages ? N'est-ce point
ainsi qu'on procède de longue date, et n'arrive-t-on
pas souvent à combattre, voir même à dompter, un
ennemi masqué, mais connu par ses coups ? Et ces
ravages, n'est-ce pas dans les altérations de la nutrition, dans les modifications des lois de l'échange,
que nous apprendrons à les connaître ? Étudions
alors la nutrition du typhique, voyons comme elle
se comporte devant l'agression du poison ; apprenons,
en un mot, comment agit celui-ci, et quand cette première partie de la tâche sera accomplie, nous pour-

rons lutter logiquement, en face d'indications précises
et instituer une thérapeutique vraiment rationnelle. Et
plus tard, lorsque le microbe ou le poison seront connus, si des indications nouvelles surgissent — ce qui
n'est pas douteux — celles qui vont être posées n'en
deviendront pas caduques. Alors on résoudra peut-
être le séduisant problème de la jugulation ; mais la
maladie, une fois faite, son traitement relèvera toujours des indications d'ordre presque mathématique
que je vais essayer de vous exposer : elles ne chan-
geront pas plus, en tant qu'indications, que les chiffres
sur lesquels elles sont fondées, mais les moyens de
les remplir sont essentiellement perfectibles, et par
cela même variables.

II

Les lois de l'échange chez les typhiques peuvent être résumées par
trois propositions principales. — PREMIÈRE PROPOSITION : EXAGÉRA-
TION DE LA DÉSINTÉGRATION ORGANIQUE. — Des produits de cette désintégration dans l'urine, le sang, la bile, etc. — Conclusions.

L'étude chimique des lois de l'échange chez les typhiques a donné lieu à d'assez nombreux travaux : moi-
même j'ai repris la question, il y a quelques années,
en l'envisageant dans son ensemble et en accumulant
un nombre considérable de recherches pour atténuer
autant que possible les causes d'erreur ; aussi m'ap-
puierai-je exclusivement sur mes résultats personnels
qui ont pour eux la sanction du nombre, et dont tout

le monde est à même de vérifier l'exactitude (1). Dans cette étude fort complexe des lois de l'échange, il faut procéder par séries de propositions et de sous-propositions qui s'enchaînent l'une l'autre, réclament chacune leur preuve particulière, et aboutissent par une sorte de synthèse à une vue d'ensemble sur la physiologie pathologique de la maladie.

Il y a dans la fièvre typhoïde *exagération de la désintégration organique*, telle est la PREMIÈRE PROPOSITION fondamentale. D'un chiffre, en voici la preuve. Le typhique commun rend en moyenne en vingt-quatre heures 52 grammes de matériaux solides. Comme il ne mange pas, il est évident que ces matériaux proviennent pour la plus grande partie de la désintégration de sa propre substance ; ce qui le prouve encore, c'est le profond amaigrissement des typhiques, qui porte, disons-le de suite, sur les muscles autant et plus même que sur les autres tissus. J'ai calculé d'après les chiffres de la thèse de M. Layton (2) la moyenne suivante : jusqu'au moment de la convalescence, le malade perd en moyenne 238 grammes de son poids par jour ; c'est moins que le rhumatisant qui perd 373 grammes, et que le pneumonique qui perd 387 grammes ; mais multiplions ces chiffres par la durée de la maladie ; nous obtenons 5,130 grammes pour la perte totale de poids du rhumatisant,

---

(1) Albert ROBIN, *Essai d'urologie clinique. La fièvre typhoïde*, Paris, 1877.

(2) Thomas LAYTON, *Étude sur l'influence des causes qui altèrent le poids corporel de l'homme adulte malade*. Thèse de Paris, 1868.

5,294 grammes pour le pneumonique, et 6,531 pour le typhique (1). Wachsmuth obtint même des chiffres beaucoup plus élevés. L'un de ses malades perdit en vingt jours 8,400 grammes, soit 420 grammes par jour.

Si un adulte bien nourri rend 50 grammes de matériaux solides par jour, le fébricitant, qui ne mangeant pas en élimine 52 grammes, doit les emprunter à ses tissus, ce qui correspond à une usure considérable de l'organisme.

En voulez-vous encore une preuve ? A l'état normal, les sels inorganiques de l'urine sont pour la plupart d'origine alimentaire ; une portion plus minime dérive de l'usure des tissus. Dans la dothiénentérie, les sels de la première catégorie diminuent énormément, mais ceux de la seconde catégorie, dont les sulfates et particulièrement les sulfates conjugués peuvent être considérés comme les types, augmentent très sensiblement (2).

Les sels de potasse et l'azote urinaire sont, à peu de chose près, aussi abondants chez le typhique que chez un individu sain convenablement nourri ; et si l'on établit le rapport qui existe entre ces trois termes, azote, soufre, potasse, on arrive à cette conclusion, que dans la fièvre typhoïde, c'est le système

(1) Ce n'est pas la conclusion que Layton a tirée de ses recherches, mais c'est celle qui résulte des calculs que j'ai faits avec les chiffres qu'il produit.

(2) Albert Robin, *Essais de chimie appliquée à la thérapeutique. L'acide phénique et la fièvre typhoïde.* Arch. gén. de méd., 1885. — Voyez aussi plus loin la Xe leçon.

musculaire qui fait principalement les frais de la maladie (1).

Quels sont maintenant *les produits de cette désintégration ?* Ce sont des déchets qui sont loin d'avoir subi tous la même évolution. Les uns, complètement oxydés, comme l'urée, ont accompli dans l'organisme leur maximum d'effet utile. D'autres, comme l'acide urique et divers extractifs, se sont arrêtés à l'une des nombreuses étapes de l'oxydation totale. D'autres, enfin, proviennent d'une activité désintégrante normale ou pervertie ; ce sont les leucomaïnes de M. Armand Gautier.

L'intensité de la destruction est telle qu'une petite quantité de matières albuminoïdes et de substances grasses passe même librement dans l'urine, sans avoir produit aucun effet utile. Donc, dans ce liquide, de l'acide urique, des matières extractives, de l'albumine, de la graisse, en proportions anormales ; dans les fèces, encore de l'albumine, et puis des sels ammoniacaux d'origine probablement albuminoïde ; dans la bile, de la graisse, de la leucine, de la tyrosine, qui sont aussi des produits arrêtés dans leur évolution ; dans l'air expiré, un cinquième d'acide carbonique en

______

(1) J'étais déjà arrivé à cette conclusion dans mes études sur l'Urologie clinique de la fièvre typhoïde et des maladies typhoïdes : « Les faits précédents pourraient servir peut-être à différencier la fièvre typhoïde des phlegmasies ; la première s'attaque à tout l'organisme et surtout aux albuminoïdes et aux muscles ; les secondes tuent principalement les globules rouges : les analyses du sang et des urines paraissent bien d'accord sur ce point. » (Albert ROBIN, *loc. cit.,* p. 230.)

moins que dans l'état normal, fait important qui vient donner l'un des motifs de cette évolution imparfaite, en montrant que le produit définitif des oxydations totales est diminué ; dans le sang, enfin, moins d'albumine, moins de fibrine, mais aussi une quantité très augmentée de matières extractives ; telles sont les altérations dominantes des humeurs. Ne résulte-t-il pas de tous ces faits, que dans la fièvre typhoïde la dénutrition est aussi exagérée qu'anormale, que les oxydations sont imparfaites, que les déchets morbides encombrent le courant circulatoire et qu'ils cherchent à s'éliminer par tous les émonctoires ?

III

Deuxième proposition : Une partie des déchets produits pendant la période fébrile est retenue dans l'organisme. — Preuves de la rétention ; les extractifs dans le sang ; les éliminations dans les formes graves et dans les cas mortels. — Influence de la décharge des résidus organiques sur l'amélioration de la maladie. — Arguments à l'appui : sueurs critiques ; les décharges précritiques ; de leur rôle dans l'avortement de la fièvre typhoïde. — Les décharges précritiques de la convalescence. — Les décharges de créatinine. — Décharges intestinales. — Les décharges dans les fièvres typhoïdes à rechutes. — Rôle des petites hémorrhagies intestinales. — Argument tiré des pertes de poids des typhiques. — De la rétention dans les formes typhoïdes des phlegmasies.

Deuxième proposition. — Nous allons nous occuper maintenant de la manière dont s'accomplissent ces éliminations. Je prends comme exemple la fièvre typhoïde commune de moyenne gravité : pendant la période d'état ou des oscillations stationnaires de la température, la quantité moyenne de matériaux solides éliminés en 24 heures est de 52^{gr},30 ; quand viennent la défervescence et les oscillations descendantes de la température, cette moyenne monte à 53^{gr},40 ; pendant les premiers jours de la convalescence, elle s'élève plus haut encore et atteint 56^{gr},29. N'êtes-vous pas frappés par ce fait paradoxal que la plus petite quantité de matériaux solides correspond aux périodes où la fièvre est le plus élevée ; avec un maximum de fièvre un minimum de pertes, c'est-à-dire toute l'apparence d'une diminution dans les échanges organiques, quand la chaleur qui résulte de ces mêmes échanges augmente au contraire dans de grandes proportions! De deux choses l'une : ou bien la production de la chaleur fébrile est placée en dehors de toutes les lois physico-chimiques, à savoir qu'elle peut se produire sans actes chimiques générateurs, ce qui est inadmissible, ou bien cette défervescence et cette convalescence qui marchent de pair avec des éliminations plus grandes, donnent à penser que les matériaux détruits n'ont pu s'éliminer en totalité pendant la période fébrile et que leur sortie ne s'opère qu'avec l'amélioration de la maladie. Poursuivons : Si une partie des déchets fabriqués pendant la période fébrile est retenue dans l'organisme, n'est-il pas rationnel d'admettre que cette rétention est un élément morbide de la plus haute importance ; et si leur élimination est d'autant plus active qu'on se rapproche plus de la guérison, ne vient-il pas immédiatement à l'esprit que l'amélioration du mal est la conséquence du départ de ces déchets dont nous admettons la nocuité?

Telle est l'hypothèse. Je vais maintenant vous la prouver d'une manière irréfutable.

Il faut, pour cela, démontrer la réalité de la rétention, l'influence de celle-ci sur la gravité de la maladie, enfin la relation de cause à effet qui subordonne pour la plus grande partie la défervescence et la convalescence à de véritables décharges des déchets retenus.

La *réalité de la rétention* est prouvée par les faits suivants :

Les matériaux extractifs existent dans le sang en proportion d'autant plus grande que la maladie est plus grave ; et dans les formes bénignes, la quantité de ces matériaux trouvée dans le sang est toujours plus grande qu'à l'état normal.

La proportion normale des matériaux extractifs étant de 4 à 4,5 $^0/_0$ dans le sang, s'élève dans la fièvre typhoïde à 7^{gr},51 pour M. Hœpffner et à 9 grammes d'après mes analyses; les quantités trouvées ont été proportionnelles à la gravité du mal, et ont varié de 6^{gr},50 pour les cas les moins sérieux, à 7^{gr},80, 10^{gr},22 et 11^{gr},50 pour des malades de plus en plus sérieusement atteints.

Mais, dira-t-on, rien n'est plus légitime qu'une augmentation de matériaux solides ou extractifs croissant avec la gravité du mal, et cette augmentation n'implique pas nécessairement l'idée de rétention. Cette objection tombe immédiatement devant ce fait que la diminution des extractifs urinaires coïncide avec une augmentation des extractifs du sang et une aggravation manifeste de la maladie.

Le fait même de la rétention se dégage fort nettement déjà de la présence en excès dans le sang des déchets organiques, mais la preuve des deux autres desiderata que j'ai posés tout à l'heure va lui apporter encore d'autres arguments.

Vous avez vu, il n'y a qu'un instant, les étapes de l'élimination des déchets pendant la dothiénentérie commune; prenons maintenant les moyennes des cas graves, dans lesquels l'action du poison ayant été plus énergique, la destruction doit être plus intense. A la période d'état, l'élimination journalière se chiffre par 50 grammes, soit moins que dans la forme commune moyenne. Mais à la défervescence, elle monte à $56^{gr},50$, puis atteint $60^{gr},13$ pendant les premiers jours de la convalescence. Comparez ces chiffres avec ceux de la fièvre typhoïde moyenne, et cette proposition vous viendra naturellement à l'esprit que l'abaissement des matériaux solides dans la période d'état de la maladie coïncide avec une aggravation de celle-ci. Comme nous avons constaté tout à l'heure que les extractifs du sang étaient plus abondants dans les formes graves que dans les simples, il s'ensuit qu'on trouve alors en plus dans le sang ce qui est en moins dans l'urine, d'où confirmation de la rétention et de la nocuité des produits retenus. Enfin les éliminations ascendantes de la défervescence et de la convalescence appuient déjà la relation qui subordonne ces deux périodes évolutives à la décharge des matériaux retenus pendant la première.

J'ai dit que la diminution des matériaux solides de l'urine était conjuguée à la gravité : en effet, si la moyenne des cas graves est déjà moins élevée que celle des cas légers et moyens, elle s'abaisse encore dans les cas qui se sont terminés par la mort et descend à 45^{gr},55.

Je considère donc comme suffisamment démontrée la réalité de la rétention et le rôle exercé par celle-ci sur la gravité de la maladie. Reste à élucider définitivement la question déjà presque résolue de *l'influence de la décharge des résidus sur l'amélioration des symptômes.*

D'abord, on peut poser en principe que tout phénomène ayant un caractère critique s'accompagne de l'élimination par l'urine d'un excès de matériaux solides.

Ainsi, vers la fin de la période d'état surviennent parfois des sueurs, qui les unes sont indifférentes et n'ont aucune action sur la marche de la maladie, les autres sont pour ainsi dire critiques et précèdent la disparition des symptômes graves. Dans le premier cas, les matériaux solides de l'urine diminuent proportionnellement à la quantité de la sueur; dans le second, au contraire, ils augmentent très sensiblement en même temps que la quantité de l'urine, malgré la déperdition parallèle qui s'est effectuée par la peau. Les chiffres qui suivent vous fourniront la preuve de ce que j'avance.

TABLEAU II. — De l'influence des sueurs critiques sur la quantité de l'urine et l'élimination des matériaux solides.

CARACTÈRES DE L'URINE.	SUEURS CRITIQUES.	
	AVANT.	APRÈS.
Quantité......................... .	800.00	1000.00
Densité...........................	1026.00	1024.00
Matériaux solides..................	46.80	56.16
Température.......................	38,2-39.4	37.2-38.6

Voilà donc un phénomène qui tantôt est indifférent, tantôt prend une valeur critique ; dans le premier cas, l'élimination des déchets diminue, et dans le second elle augmente : cela ne démontre-t-il pas la subordination de l'amélioration au départ des déchets? D'ailleurs je vais vous fournir un argument plus convaincant encore.

Les premiers signes thermiques de la défervescence de la fièvre typhoïde sont accompagnés et très souvent précédés d'une décharge de déchets avec augmentation de la quantité des urines. Ces deux caractères prennent dans leur fréquence et le moment de leur apparition une valeur qui peut être utilisée au point de vue du pronostic, puisqu'ils accompagnent ou annoncent la défervescence.

Si la forme est grave, la décharge sera plus fréquente encore que dans les cas moyens où elle manque parfois ; dans les cas légers, elle est exceptionnelle. Voici une statistique qui rendra plus nettement ma pensée. Sur 100 cas de fièvre typhoïde pris en bloc, la décharge urinaire précède 55 fois de 1 à 6 jours le début de la période des oscillations descendantes; 17 fois, elle a lieu au début de cette période; dans 15 cas, elle n'apparaît qu'au cours de la convalescence; enfin elle manque totalement dans 17 % des cas. Envisageons, au contraire, d'une manière isolée les formes graves, nous trouverons que cette décharge est non seulement presque constante, mais encore qu'elle se produit dans l'immense majorité des cas, soit 6 fois sur 8, avant le début de la période des oscillations descendantes; elle prend donc alors une valeur prémonitoire de premier ordre.

Le tableau n° III vous donnera une idée des principales variétés que peut affecter cette décharge urinaire.

Remarquez sur ce tableau l'observation n° 3 dans laquelle les résidus organiques, qui atteignaient déjà $65^{gr},52$ le 10e jour, s'élevèrent à $89^{gr},21$ le 11e jour! Cette observation est celle d'une jeune femme qui me parut, à son entrée à l'hôpital, fort gravement atteinte. En présence de cette énorme et subite décharge j'annonçai que, malgré l'apparente gravité des symptômes, la défervescence était proche; en effet, le 13e jour le rémission matinale était de $1°8$; le 15e jour la température était revenue à la normale. Nous nous trouvions donc en face d'une véritable *forme abortive*, et je suis fermement convaincu que si la maladie a tourné court, c'est grâce à cette décharge qui a jeté brusquement hors de l'organisme tout ce que celui-ci avait produit de déchets toxiques.

TABLEAU III. — Divers exemples de la décharge prémonitoire de la défervescence.

DÉSIGNATION DES CAS.	JOURS DE LA MALADIE.	TEMPÉRATURES.	QUANTITÉ.	DENSITÉ.	MATÉRIAUX SOLIDES.	OBSERVATIONS.
1° Forme adynamique grave.........	21	38.3-40.2	600	1034	47.78	
	22	38.4-40.1	2400	1008.5	50.13	
	23	38.2-39.4	1500	1014.5	50.89	Début de défervescence.
2° Forme adynamique grave.........	20	39.0-39.8	1350	1017.5	55.28	
	21	39.5-40.0	1500	1016	54.16	
	22	39.6-39.0	1800	1012	50.54	
	23	39.6-40.0	2350	1012	65.98	
	24	39.0-38.0	2200	1010	54.05	Début de défervescence.
3° Forme abortive, paraissant grave au début...........................	10	39.6-40.0	1000	1028	65.52	
	11	39.4-40.0	1600	1026.5	89.21	
	12	39.4-40.0	1350	1023.5	74.23	
	13	38.2-39.6	1100	1027.5	70.70	Début de défervescence.
4° Moyenne de huit cas graves. Période d'état. Période prémonitoire de défervescence. Période de défervescence..	»	»	1123	1023.4	57.39	
	»	»	1509	1020.9	64.29	
	»	»	1492	1018.3	58.42	

Cette manière de voir n'est pas une hypothèse gratuite, car je pourrais vous citer nombre de faits où la chute subite de la fièvre et l'entrée immédiate en convalescence ont été précédées de décharges analogues. Je suis donc autorisé à prétendre que l'avortement de la fièvre typhoïde est la conséquence de l'élimination rapide et presque subite des déchets de la désintégration organique, avec cette réserve toutefois que le processus de désintégration ne continue pas son œuvre. En d'autres termes, voici deux typhiques violemment frappés au début, mais chez lesquels le processus de désintégration, d'abord considérable, s'atténue rapidement pour des motifs qui nous échappent; le premier rejette brusquement au dehors les produits de cette désintégration : la fièvre tombe brusquement aussi, la maladie avorte; le second élimine lentement les résidus organiques qui l'encombrent : la maladie va se prolonger sous sa forme commune, et la défervescence ne sera complète qu'au moment où l'excrétion totale de ces résidus sera terminée. Dans une de mes prochaines leçons, je vous donnerai des exemples de ces deux évolutions (1) dont la connaissance éclaire d'un jour nouveau la *pathogénie des pyrexies abortives*.

Tout ce que je viens de vous dire au sujet des éliminations qui précèdent la défervescence s'applique exactement au début de la convalescence. C'est ainsi que non seulement la quantité des déchets

(1) Voyez leçon IX.

éliminés pendant le dernier jour de la défervescence dépasse les proportions du jour qui précède et de celui qui suit, mais encore elle s'élève, dans plus de 75 0/0 des cas, au-dessus des moyennes qui représentent l'élimination journalière de ces deux périodes. Il y a donc une *période prémonitoire de la convalescence*, comme il y a une période prémonitoire de la défervescence. On ne saurait objecter que l'importance de ces variations est arbitraire et qu'il est impossible de spécifier le jour précis du début de la convalescence, car ayant choisi, pour marquer ce début, le jour où les températures du matin et du soir étaient au-dessous de 37°, 8 et 38°, j'ai toujours vu la décharge précéder de vingt-quatre heures environ cet état thermique. Puisque l'abaissement de la température qui marque le début des périodes de défervescence et de convalescence est le plus habituellement précédé, surtout dans les cas graves, d'une décharge urinaire, j'en conclus qu'il y a relation entre ces deux phénomènes et que l'un est la conséquence de l'autre, c'est-à-dire que l'abaissement thermique dépend alors d'une élimination des matériaux retenus dans l'organisme. Nous pouvons donc, dès à présent, établir cette formule que *les déchets des tissus détruits sont retenus dans l'organisme et que l'un des éléments principaux de la gravité de la fièvre typhoïde consiste dans l'intensité de la destruction des tissus et dans la rétention des produits de cette déchéance, enfin que leur départ est suivi d'une diminution dans les accidents qu'ils ont causés.*

En un mot, si la gravité est conjuguée avec la rétention, l'élimination coïncide avec la décharge ou la suit.

La symptomatologie de la fièvre typhoïde reconnaît donc deux facteurs : c'est d'abord le microbe ou le poison initial, générateur, inconnu dans son essence; puis ce sont les déchets qui résultent du conflit entre ce poison et les éléments anatomiques.

Nos grands devanciers, Andral, Bouillaud, Trousseau et tant d'autres, avaient eu l'intuition clinique de cette doctrine que je m'efforce de vulgariser ; mais ce qui n'était alors qu'une vue de l'esprit, une déduction des faits d'observation, est devenu pour moi une conviction mathématique que je voudrais vous faire partager. Aussi j'en veux accumuler les preuves.

Il est un corps, la créatinine, qui peut être considéré comme le type des matières extractives. Schottin, qui l'a particulièrement étudiée, a constaté qu'elle n'atteignait dans l'urine son chiffre maximum que vers la troisième et la quatrième semaine de la maladie. Voici des chiffres extraits de l'une de ses observations :

$$
\begin{array}{ll}
6^{e}\ \text{jour} \ldots & \text{traces.} \\
8^{e}\ — & \text{Id.} \\
11^{e}\ — & 0^{gr},21 \\
18^{e}\ — & 0\ ,28 \\
20^{e}\ — & 0\ ,30 \\
28^{e}\ — & 0\ ,30 \\
\end{array}
$$

Et comme corollaire, le même auteur a vu que, dans certains cas, l'augmentation de la créatinine dans l'urine avait eu lieu au moment même de la disparition des symptômes graves.

Mais le rein n'est pas la seule porte de sortie des déchets : leur élimination se fait par toutes les *voies d'émonction*, pulmonaire, intestinale, cutanée. Si l'une d'elles devient insuffisante, et que le rein puisse la suppléer, la part de gravité qui revient à la rétention des déchets diminue d'autant ; si la suppléance ne peut s'établir, c'est le contraire qui a lieu. Prenons pour exemple deux cas de fièvre typhoïde à forme thoracique sans diarrhée, c'est-à-dire dans lesquels la voie intestinale est fermée : dans l'un, les déchets urinaires sont considérables, la voie rénale supplée la voie intestinale ; dans l'autre, les déchets urinaires n'augmentent pas sensiblement : or, le premier cas est moins grave et guérit plus vite que le second.

L'étude de l'élimination des déchets dans les *fièvres à réversion* va nous fournir encore un argument. Dans cette variété de dothiénentérie, la proportion de ces déchets ne suit pas aux diverses périodes la marche progressivement ascendante qui caractérise les autres formes ; elle baisse à la défervescence et ne se relève que fort peu à la convalescence. Il semblerait que l'excrétion a été imparfaite pendant la première atteinte, et je vois dans cette évolution anormale un des éléments de la rechute.

En outre, Messieurs, vous vous rappelez la belle leçon de Trousseau sur les *hémorrhagies intestinales* dans la fièvre typhoïde. Rompant avec la tradition, le grand clinicien affirmait que ces hémorrhagies sont d'un pronostic plutôt favorable quand elles sont peu abondantes. Cette influence, qui était restée quelque peu mystérieuse, trouve sa raison d'être dans un supplément d'excrétion.

Je vais vous présenter maintenant les résultats d'un calcul qui porte en lui le plus haut enseignement. Si l'on additionne les pertes journalières en déchets urinaires des typhiques qui ont guéri, on observe d'abord que plus la forme est grave, plus la somme de ces déchets est élevée ; si l'on divise maintenant cette somme par le nombre de jours de la maladie, le quotient obtenu est sensiblement le même dans tous les cas, ainsi que vous pourrez vous en assurer en regardant le tableau n° IV :

TABLEAU IV. — **Des éliminations urinaires chez les typhiques suivant la gravité de la maladie.**

DÉSIGNATION DES FORMES.	PERTE TOTALE par les URINES.	DURÉE de la MALADIE	PERTE PAR JOUR.
	grammes.	jours.	grammes.
Formes bénignes	989	18	54.90
— moyennes	1477	27	54.74
— graves	2297	42	54.70

Il est facile de tirer la conclusion de pareils faits. La proportionnalité du poids des déchets à la gravité de la maladie indique une croissance graduelle de la désintégration organique. Le typhique gravement atteint détruit donc plus que celui qui n'a qu'une forme bénigne. A cette destruction devrait correspondre une élimination de 54^{gr},70 en moyenne par jour, et vous avez vu qu'elle n'était que de 50 grammes à la pé-

riode d'état; si à cette destruction augmentée correspond une élimination diminuée, l'idée de la rétention
s'impose.

Considérez encore ce qui se passe dans plusieurs
autres états morbides où l'intensité de la destruction
est beaucoup plus considérable que dans la fièvre
typhoïde, sans que pour cela l'on ait à enregistrer
dans ceux-ci, d'une manière générale au moins,
les signes d'une rétention intra-organique des produits de cette destruction. Il en est ainsi dans les
phlegmasies et particulièrement dans la *pneumonie* et
le rhumatisme articulaire aigu. Dans ces deux affections, la perte de poids par jour est d'environ 380 à
390 grammes, quand elle atteint seulement 238 grammes dans la fièvre typhoïde. Mais cette désintégration
plus intense est compensée par une élimination plus
considérable, puisque les deux maladies auxquelles
je fais allusion sont celles où les principes azotés de
l'urine et en particulier l'urée s'élèvent à leurs plus
hauts chiffres. Ce que je viens de dire s'applique aux
formes franches de ces affections. Mais il est des cas
où elles présentent un ensemble de symptômes qui
leur ont fait donner l'épithète de typhoïdes. Que se
passe-t-il dans ces cas? Avec une destruction qui est
certainement aussi intense, l'élimination est diminuée. Pour la pneumonie, elle tombe du chiffre
moyen de 65-70 grammes, à moins de 50 grammes
chez les individus qui ont succombé, à 60 grammes
chez ceux qui guérissent ; l'urée en particulier, qui
atteint en moyenne $35^{gr},50$ dans la pneumonie franche,

s'abaisse à 26ᵍʳ,30 environ ; l'acide urique lui-même
est loin d'arriver aux chiffres élevés qu'on rencontre d'habitude dans la pneumonie franche. J'en
dirai autant de la méningite cérébro-spinale à forme
typhoïde, de l'endocardite végétante, de la grippe et
de certains cas de rhumatisme articulaire aigu. Dans
toutes ces affections, l'apparition de l'état typhoïde
coïncide avec une élimination diminuée pour une destruction au moins égale, c'est-à-dire avec une rétention dans les tissus des déchets de leur activité. On
peut donc, au point de vue de la pathologie générale,
rapprocher l'état typhoïde en lui-même de la rétention des déchets dans les tissus, et subordonner celui-
ci à celle-là, quelle que soit la maladie protopathique
que cet état typhoïde est venu compliquer.

Je n'insiste pas sur la donnée pleine d'avenir dont
vous venez d'avoir un rapide aperçu. Vous avez compris, sans nul doute, sa portée synthétique au point
de vue de la *pathogénie des états typhoïdes en général*;
et vous verrez dans notre prochaine leçon l'application directe qu'on en peut faire à la thérapeutique de
ces états.

De quelque côté que nous abordions le problème,
notre deuxième proposition ne rencontre que des arguments positifs. Je la considère donc comme suffisamment démontrée et j'arrive à un autre ordre de
faits.

IV

TROISIÈME PROPOSITION : ÉTUDE DES DÉCHETS ORGANIQUES ; LES OXYDA-
TIONS SONT DIMINUÉES DANS LA FIÈVRE TYPHOÏDE. — Preuves tirées
de la proportion relative d'urée et de l'élimination de l'acide carbonique. — La fièvre est sous la dépendance d'actes chimiques
différents des oxydations. — Le traitement ne doit pas avoir pour
but de restreindre les oxydations. — Matières extractives, ptomaïnes et leucomaïnes.

Je vous ai montré tout à l'heure que si la désintégration organique était exagérée, elle était aussi
anormale : le moment est venu d'étudier les *résidus
de cette désintégration* et de faire intervenir le rôle qui
est dévolu à leur nature.

Dans cet ordre d'idées, un fait domine tous les
autres, c'est que les résidus organiques sont d'autant
plus dangereux que leur évolution est plus imparfaite.
Dans l'urine des typhiques, les produits d'élaboration
inférieure sont en proportion directe avec la gravité
de la maladie, tandis que les résidus qui ont accompli le cycle total de leur évolution sont en proportion
inverse de cette gravité ; par conséquent *à des désintégrations augmentées correspondent alors des oxydations diminuées*.

En effet, dans les *cas légers* de fièvre typhoïde, les
principes organiques de l'urine sont par ordre de
quantité :

1° L'urée, qui représente le maximum de l'évolution des matières albuminoïdes, produit soluble dans
l'eau et facile à éliminer ;

2° Les matières extractives et l'acide urique, qui représentent un degré d'évolution anormal ou moins avancé, produits peu solubles dans l'eau et difficiles à entraîner ;

3° L'albumine, produit incomburé, forçant, pour passer à travers le rein, les lois de la dyalise.

Dans les *cas graves*, la proportion est renversée de la manière suivante : il y a presque autant et parfois plus de matières extractives que d'urée. L'albumine est toujours plus considérable que dans les cas légers. Enfin, dans les *cas mortels*, il y a toujours plus d'extractifs que d'urée, et l'albumine augmente dans d'assez grandes proportions.

J'ai étudié jadis dix-sept cas de fièvre typhoïde au point de vue de l'élimination de l'urée. Jamais il n'a été possible de saisir un rapport entre la quantité de celle-ci et l'élévation de la température ; mais les chiffres suivants démontrent que la gravité de la maladie exerce une influence réelle, et que *plus les symptômes typhoïdes sont accusés, plus la quantité d'urée est faible, tandis qu'elle est d'autant plus élevée que la fièvre affecte une marche plus franchement inflammatoire.* Les moyennes de ces dix-sept cas m'ont donné les résultats suivants, qui n'ont besoin d'aucun commentaire :

**TABLEAU V. — De l'urée aux diverses périodes
de la fièvre typhoïde.**

PÉRIODES.	FORMES MOYENNES.	FORMES GRAVES.	FORMES MORTELLES.
Période d'état..........	25	23.7	10.67
— de défervescence	20.80	23.2	»
— de convalescence	16.35	22.1	»

Murchison, de son côté, a remarqué que l'urée
urinaire diminuait à l'apparition des symptômes cérébraux et augmentait lors de leur cessation. Voici
quelques analyses faites par le savant anglais qui
démontrent bien cette particularité :

1ᶜʳ cas. Pendant le délire. Urée..........	18ᵍʳ,8
Après — —	61 ,9
2ᵉ cas. Avant — —	27 ,2
Pendant — —	22 ,7
Après — —	31 ,6

Mettez cette diminution relative de l'urée, dans les
cas mortels par exemple, en relation avec ce que je
vous ai dit tout à l'heure sur l'augmentation grandis-
sante des matières extractives dans le sang des typhiques, au fur et à mesure que croît l'état typhoïde ;
comparez aussi avec les faits de Schottin sur la créatinine, et vous admettrez avec moi que *plus l'état typhoïde est accentué, plus les produits incomburés abondent dans l'organisme*, moins on y trouve de déchets
ayant subi leur complète évolution, ce qui conduit à
cette déduction un peu inattendue, mais dont la vérité

s'impose, à savoir que *plus l'état typhoïde s'aggrave, plus les oxydations sont compromises.*

Cette proposition, qui paraîtrait paradoxale sans la réalité des chiffres qui précèdent, s'accorde bien avec ce fait d'apparence inexplicable, que la quantité d'acide carbonique éliminée par le poumon dans la fièvre typhoïde est sensiblement diminuée. Ce caractère, qui avait été découvert par Doyère et par Hervier et Saint-Lager, a été mis en doute depuis lors, surtout après les recherches de Liebermeister et Leyden pour qui l'exhalaison d'acide carbonique augmenterait dans les proportions de 1,5 à 1. Mais ces auteurs envisageaient la fièvre en général, et Wertheim (1), qui a repris ces recherches, a démontré au contraire que l'excrétion d'acide carbonique de l'homme sain est à celle du typhique comme 100 est à 83,8, ce qui se rapproche très sensiblement des chiffres trouvés par Hervier et Saint-Lager.

La diminution connexe des deux grands produits ultimes de l'oxydation des principes ternaires et quaternaires de l'organisme fournit donc la preuve tangible de l'abaissement de ces oxydations.

C'est pourquoi j'admets que dans la dothiénentérie la fièvre est due bien plutôt à l'action toxique des déchets, à divers actes chimiques de désintégration de l'ordre des dédoublements ou des fermentations par exemple, qu'aux oxydations proprement dites. Par conséquent l'indication antipyrétique dans le sens

______

(1) WERTHEIM, *Experimentelle Untersuchungen über den Stoffwechsel, in Fieberhaftenkrankheiten.* Wiener med. Woch., 1878, n⁰ˢ 32, 34, 35.

clinique du mot, c'est-à-dire *l'indication de restreindre les oxydations pour abaisser la température, est vaine et dangereuse, puisqu'elle agit dans le même sens que la maladie.* Étant donné qu'il se passe dans les tissus du typhique des actes chimiques qui désintègrent ceux-ci, le but de la thérapeutique doit être de régulariser ces actes, par conséquent de favoriser les oxydations au lieu et place des dédoublements et des fermentations, afin que les produits de la fonte des tissus ayant subi une évolution parfaite soient facilement éliminables et d'une nature aussi peu nocive que possible.

Car les principes dont nous nous occupons jouissent d'une toxicité propre que des expériences anciennes et nombreuses ont bien mise en lumière ; en outre, elles se transforment très difficilement en urée ; lorsqu'on les injecte dans le sang, elles passent en grande partie sous le même état dans les urines.

Jusqu'à présent j'ai eu surtout en vue les déchets qui proviennent d'une insuffisance dans l'élaboration organique, déchets auxquels on donne le nom générique de *matières extractives*, et qui sont considérés par la plupart des auteurs comme des produits de l'oxydation incomplète des matières albuminoïdes dont l'urée représenterait le maximum d'évolution. Mais à côté de ces matières extractives résultant d'oxydations diminuées, on trouve aussi dans les tissus et dans l'urine des typhiques d'autres principes, beaucoup plus toxiques que les précédents, et qui proviennent non plus d'une oxydation imparfaite, mais d'une anomalie fonctionnelle des tissus, d'une perversion de la désintégration ou de la vie cellulaire ou enfin de la fermentation bactérienne des albuminoïdes : je veux parler des *ptomaïnes*, auxquelles on doit faire jouer un rôle considérable dans la pathogénie de ce que l'on appelle l'état typhoïde.

Leur existence dans l'urine des typhiques a été mise hors de doute par MM. Bouchard et Lépine. Moi-même je les avais découvertes en janvier 1879, non seulement dans les urines, mais aussi dans les tissus et particulièrement dans le foie dont j'avais retiré un alcaloïde très toxique et relativement abondant; les élèves qui suivaient alors la clinique médicale de la Charité ont pu voir ses redoutables effets.

A côté des ptomaïnes, il faut placer encore les *leucomaïnes* que vient de découvrir M. A. Gautier, et dont la production est un phénomène d'ordre général, corrélatif à la vie cellulaire; ces leucomaïnes jouent un rôle important dans la genèse des maladies, quand leur élimination devenant insuffisante, elles sont retenues dans l'organisme. Selmi (1) admet que les ptomaïnes sont l'un des produits de l'activité des

(1) Selmi dit en propres termes : « Les vibrions sont la cause première du dérangement dans l'état normal de l'économie par l'altération qu'ils produisent des humeurs et des tissus; les ptomaïnes engendrées sont la cause de phénomènes très graves quand elles ajoutent leurs effets pernicieux à l'action altérante des vibrions. *Gazette médicale de Paris*, 1878, p. 466 (Lettre de Selmi à M. Albert Robin). Je ferai remarquer à ce propos que j'ai été l'un des premiers à vulgariser en France la question des ptomaïnes. Voyez à ce sujet la *Gazette médicale de Paris* de 1878. *Des alcaloïdes cadavériques et de leur importance en toxicologie;* et *Lettre du professeur Selmi.*

microbes. M. Bouchard va même plus loin ; il pense qu'en raison de la spécificité microbienne, chacun d'eux fabrique un alcaloïde spécial (1). En outre, le savant professeur de la faculté de Paris croit pouvoir conclure de ses recherches que l'intestin est le grand laboratoire où se forment les ptomaïnes, qui, résorbées en partie, passeront ensuite dans la circulation, puis s'élimineront par les urines. Dans la fièvre typhoïde cette production de ptomaïnes dans l'intestin est très considérable, leur absorption très active et par suite leur quantité dans l'urine relativement plus grande : c'est sur cette manière de voir que M. Bouchard a fondé sa théorie de l'antisepsie intestinale.

La production d'alcaloïdes dans l'intestin est un fait indéniable, mais il serait imprudent de trop généraliser cette origine et d'avancer que les ptomaïnes ne se forment que là. Il faut faire aussi une très large part aux alcaloïdes qui proviennent de l'activité normale pervertie des éléments anatomiques et à ceux qui peuvent être engendrés par la fermentation bactérienne des tissus eux-mêmes.

Ce premier point étant posé, je suis parfaitement d'avis que M. Bouchard a raison quand il subordonne les ptomaïnes intestinales à l'action des ferments organisés ; mais comme, d'autre part, on trouve infiniment moins de microbes dans le sang et les organes

(1) On sait déjà que le micrococcus pyocyaneus fabrique un alcaloïde spécial, la pyocyanine ; et M. Domingo Frère, qui croit avoir trouvé le microbe de la fièvre jaune dans le Cryptococcus xanthogenicus, lui donne comme alcaloïde la xanthoptomaïne ? (*Académie de médecine*, 1884.)

des typhiques que dans les ulcérations intestinales, il me semble difficile d'affirmer l'origine exclusivement bactérienne des ptomaïnes trouvées dans ce sang et dans ces organes. Pour le sang, on peut invoquer la résorption intestinale, mais pour les tissus, l'hypothèse de leur activité propre doit être au moins discutée.

Vous vous rendez compte, Messieurs, de l'importance du nouvel élément que nous venons d'acquérir, en étudiant la nature des déchets des typhiques. Les uns sont incomburés et partant peu solubles et d'une difficile élimination ; les autres sont toxiques au plus haut chef. Le pourquoi de ceci nous échappe au même titre que la cause originelle de la maladie, et j'aime mieux vous avouer mon ignorance que de soulever des hypothèses qui ne reposent sur aucune preuve expérimentale décisive.

Retenez seulement que les résidus organiques qui proviennent des actes vitaux du typhique sont dangereux par eux-mêmes, et je ne saurais vous en donner de meilleur exemple que le résultat saisissant obtenu par M. Lépine dans ses recherches sur la toxicité relative des matières organiques de l'urine : tandis qu'à l'état normal les matières organiques n'entrent que pour 15 0/0 dans la toxicité totale de l'urine, les matières organiques des urines fébriles sont pour 45 0/0 dans la toxicité totale. Rappelez-vous encore que, comme l'a parfaitement dit M. Armand Gautier (1), nous n'avons que deux moyens à notre dis-

---

(1) A. GAUTIER, *Des alcaloïdes dérivés de la destruction bactérienne*

position pour nous opposer à cette auto-infection par les extractifs et les leucomaïnes, à savoir, l'élimination du toxique et sa destruction par l'oxygène. Et ce n'est pas là un des arguments les moins puissants que l'on puisse opposer à la doctrine de ceux qui ne voient dans la fièvre typhoïde qu'une température élevée et des oxydations exagérées, et qui veulent abattre l'une en restreignant les autres. Tout concourt donc à prouver que *loin de diminuer les combustions, il faut, au contraire, les activer* aux dépens des autres actes chimiques de l'activité cellulaire.

Quoi qu'il en soit, ce qui reste définitivement acquis, c'est l'intensité de la destruction, la réalité de la rétention des déchets, et enfin la toxicité de ceux-ci. Si nous ignorons le secret originel de deux de ces actes, nous pouvons du moins chercher à connaître le motif du troisième, en étudiant les causes de la rétention.

<h2 style="text-align:center">V</h2>

QUATRIÈME PROPOSITION : LES CAUSES DE LA RÉTENTION. — Nature des résidus. — Fonctionnement imparfait des émonctoires. — Élimination des médicaments chez les typhiques. — État du système lymphatique. — État de la tension circulatoire.

Envisagée en elle-même, l'intensité de la destruction ne doit avoir qu'une importance secondaire, puisque nous venons d'apprendre que l'élimination se fait bien dans des maladies où les déchets sont beaucoup

ou physiologique des tissus animaux. Ptomaïnes et leucomaïnes. Académie de médecine, 1886.

plus considérables que dans la fièvre typhoïde. Ceci étant incontestable, il est évident qu'il doit exister dans la dothiénentérie des conditions morbides particulières qui, toute question de quantité mise à part, retardent ou empêchent le départ des résidus organiques. Sans avoir la prétention de vous donner tous les termes de cette causalité, je crois néanmoins pouvoir vous en fixer les conditions dominantes, qui portent sur la *nature des résidus, l'état des portes de sortie, le changement apporté dans l'osmose élémentaire*, enfin, *l'état de la circulation.*

On peut dire d'une manière générale que la solubilité des déchets est en raison inverse de leur évolution; en effet, l'urée, produit de combustion parfaite, est très soluble et facilement éliminable, tandis que l'acide urique et les divers extractifs jouissent d'une faible solubilité dans l'eau et dans les liquides organiques, et atteignent rapidement leurs limites de saturation; alors les éléments anatomiques qui se déchargent osmotiquement de leurs déchets verseront ceux-ci beaucoup plus difficilement dans des plasmas déjà saturés de principes de même ordre. Cette modification de l'osmose normale entraînera la rétention intra-élémentaire des produits de la désassimilation. Ceci n'est point une vue de l'esprit, et la quantité parfois considérable de matières extractives que l'on peut extraire des organes des typhiques démontre péremptoirement le bien fondé de mon affirmation.

Et pourquoi cette surabondance d'extractifs? Parce que vis-à-vis d'une destruction augmentée, c'est-à-dire d'une quantité plus considérable de combustible, l'oxygène, le comburant, n'augmente pas ou diminue. Wertheim, dont je vous ai rappelé les recherches au sujet de la diminution d'acide carbonique exhalé, trouve aussi un amoindrissement de l'oxygène fixé. Puis Mathieu et Maljean ont constaté que, dans les maladies fébriles en général, la capacité respiratoire s'abaissait sensiblement par suite d'une diminution du pouvoir absorbant des hématies pour l'oxygène ; on sait enfin que Richardson a démontré que les poisons septiques pouvaient, suivant leurs doses, empêcher plus ou moins complètement l'absorption d'oxygène par les globules du sang. Tout concourt donc à confirmer cette diminution des oxydations réelles, qui constitue l'un des traits les plus caractéristiques de la fièvre typhoïde.

Le fonctionnement imparfait des émonctoires intervient aussi comme l'une des causes les plus actives de la rétention. Au premier rang vous devez placer les troubles de la sécrétion urinaire : ceux-ci sont si importants que vous pouvez, pour ainsi dire, poser en axiome que dans une dothiénentérie, si grave qu'elle soit, l'existence ou l'apparition de la polyurie doit toujours compter au nombre des signes les plus favorables ; la diminution de la quantité des urines, au contraire, figure parmi les symptômes d'un fâcheux pronostic.

Ce trouble dans les fonctions sécrétoires est trop évident pour que je m'attarde à vous en donner la complète démonstration. Le plus souvent il dépend d'une néphrite particulière dont M. le professeur J. Renaut a donné une magistrale description; et en dehors de celle-ci, les recherches de Mendelsohn (1) ont établi que les fièvres septiques expérimentales apportaient un trouble profond dans la circulation des reins. Pour m'assurer de la réalité de ces assertions, j'ai étudié chez le typhique l'élimination de certains médicaments comme l'acide phénique et le salicylate de soude. Or cette élimination est notablement retardée, puisque j'ai encore retrouvé des traces d'acide salicylique sept jours après une administration de 8 grammes, et que six jours après l'ingestion de 4 grammes d'acide phénique, l'urine du typhique en renferme encore une quantité plus considérable qu'avant la prise du médicament. D'ailleurs on savait déjà que l'état fébrile, par lui-même, retarde les éliminations, car il résulte des expériences de Scholze (2) que l'iodure de potassium injecté sous la peau d'un individu sain apparaît dans l'urine au bout de 10 à 15 minutes, tandis qu'on ne le retrouve qu'après 30 minutes dans l'urine du fébricitant. Vous concevez que dans cette *forme rénale* de la fièvre typhoïde dont j'ai donné le premier la description, toutes ces conditions d'élimination retardée sont réunies avec leur maximum d'intensité. Aussi est-ce peut-être la forme la plus grave de la maladie.

(1) MENDELSOHN, *On the renal circulation during fever*. American Journal of the med. science, 1883, p. 380.

(2) SCHOLZE, *Ueber die Ursachen der epikritische Harnstoffsausscheidung*. Dissert. inaug, Berlin, 1880.

Ce que je vous dis du rein s'applique également aux autres émonctoires : la peau, le poumon, le foie, l'intestin, dont les sécrétions vicariantes viennent si souvent en aide à la porte rénale, sont frappés à divers chefs, et leur faculté de suppléance s'en restreint d'autant.

Et ce n'est pas tout encore. Vous n'ignorez pas combien le *système lymphatique* et les organes dits lymphoïdes sont profondément touchés dans la dothiénentérie. Mais ce système lymphatique est pour ainsi dire l'émonctoire primitif; c'est lui qui pratique le drainage des tissus et prend par conséquent les résidus à leur origine : son altération ne retentira-t-elle pas sur l'économie de son fonctionnement? Voilà qui ne peut être mis en doute non plus que le retard éprouvé par le courant lymphatique de décharge qui doit forcer les obstacles ganglionnaires accumulés sur sa route.

Pour remédier à toutes ces insuffisances, il faudrait au moins une augmentation marquée de la *tension circulatoire*, une énergie plus grande des moteurs cardiaque et vasculaires. Mais ceux-ci ont subi, comme tous les autres organes, l'atteinte du poison ou du micro-organisme causal; ils sont frappés, eux aussi, dans leur structure et dans leur activité, qui faiblit quand il serait besoin d'un redoublement de force pour parer aux stases et pour vaincre la résistance des émonctoires.

VI

Physiologie pathologique du processus typhique. — Son évolution
en trois actes. — Caractère définitif des faits acquis. — Base certaine pour les indications thérapeutiques.

Nous sommes arrivés à la fin de notre tâche, Messieurs; il ne s'agit plus que de condenser dans un rapide tableau d'ensemble toutes les notions que je
viens de vous exposer sur la physiologie pathologique
du processus typhique.

Dans le *premier acte* de la maladie, l'organisme, en
état d'opportunité morbide, reçoit ou engendre le
poison générateur. Les tissus et les organes sont touchés à des degrés divers, mais tous subissent l'action
désintégrante du poison ou du micro-organisme
causal.

Alors s'entassent dans les tissus la lymphe, le
sang, les produits de cette destruction, et la cause
primordiale, qui continue son œuvre, en augmente à
chaque instant la proportion. Par suite d'une déviation des lois de l'échange et aussi parce que la quantité du comburant n'est plus proportionnelle à la
quantité du combustible mis en liberté, les déchets
organiques sont constitués en grande partie par des
matières extractives peu solubles, légèrement toxiques
par elles-mêmes, et par des composés alcaloïdiques
dont la nocuité est extrême. Et plus la maladie est
grave, plus les désintégrations sont augmentées,

mais plus aussi les oxydations réelles diminuent, par conséquent, plus abondent les principes extractifs et toxiques.

Par contre, devant cette surabondance, l'élimination fléchit. Pourquoi?

Parce que les déchets sont peu solubles et plus difficilement entraînables; parce que les émonctoires sont intéressés comme le reste de l'organisme et que leur activité fonctionnelle s'amoindrit au moment où elle devrait s'exagérer; parce que le courant lymphatique, ce collecteur des résidus, rencontre des obstacles ganglionnaires qui retardent son écoulement; parce que la saturation des plasmas par les extractifs change les conditions osmotiques nécessaires pour que les tissus puissent se débarrasser des produits qui les encombrent; parce qu'enfin les moteurs circulatoires, frappés eux aussi dans leurs forces vives, ne déploient plus la force nécessaire pour lutter avantageusement contre tant de diverses défaillances. C'est là tout le *second acte*.

Mais que toutes ces conditions soient réduites à leur minimum, que les résidus soient entraînés au fur et à mesure qu'ils sont versés dans la circulation générale, la maladie a toutes les chances pour rester simple, et évoluer naturellement, spontanément, vers la guérison, à moins de l'atteinte plus profonde d'un organe important ou de l'invasion fortuite d'une complication.

Si, au contraire, les causes de rétention que je viens de vous énumérer se réalisent et s'additionnent, si, par-dessus tout, l'émonctoire rénal est assez altéré pour que son activité fonctionnelle soit sensiblement réduite, sans qu'aucune sécrétion vienne jouer un rôle vicariant, il est de toute évidence que cette rétention de produits plus ou moins toxiques viendra ajouter un élément considérable de gravité à ceux qui résultent déjà de la nature elle-même du poison, et des lésions organiques générales et spéciales que celui-ci aura déterminées. Tel est le *troisième acte.*

Ces notions pathogéniques, qui toutes s'appuient sur la certitude et l'immuabilité du chiffre, sont autrement formelles que l'adynamie, l'hyperpyrexie, etc., qui garderont toujours, quoi qu'on fasse, un caractère symptomatique ; tandis que nous avons remonté à un degré plus élevé de l'évolution morbide, en mettant le doigt sur les processus originaux d'un ordre considérable de symptômes.

C'est une base d'opérations plus solide que ses devancières, si du moins l'on en juge par le luxe, la précision, je dirai même le caractère mathématique des éléments sur lesquels elle a été établie. Aussi pourrons-nous fonder maintenant des indications thérapeutiques aussi nettes, aussi définitives que cette formule pathogénique dont elles découlent.

TROISIÈME LEÇON

TRAITEMENT RATIONNEL DE LA FIÈVRE TYPHOIDE BASÉ SUR LA STATIQUE CHIMIQUE DE LA NUTRITION (1re PARTIE)

I

La statique chimique de la nutrition dans la fièvre typhoïde conduit à trois indications thérapeutiques principales. — PREMIÈRE INDICATION : l'ANTISEPSIE INTESTINALE. — Acide phénique. — Calomel. — Sulfure de carbone. — Salicylate de bismuth. — Charbon iodoformé ; ses avantages et ses inconvénients ; règles de son emploi. — La naphtaline ; son action sur l'estomac et les voies urinaires ; règles de son emploi.

MESSIEURS,

De l'étude pathogénique qui a fait l'objet de notre dernière leçon on peut déduire logiquement une série d'indications thérapeutiques dont je vais vous tracer d'abord le tableau général. Aux trois éléments essentiels de la maladie, le poison ou le microbe générateur, la désintégration exagérée, la rétention de produits difficilement éliminables et toxiques, répondent trois formules thérapeutiques que l'on peut résumer ainsi :

1° *Détruire le poison ou le microbe typhique. Diminuer les fermentations intestinales qui engendrent des alcaloïdes toxiques.*

2° *Défendre les tissus contre l'action nocive du poison*

originel, c'est-à-dire diminuer l'intensité de la destruc-
tion et accroître la résistance organique.

3° *S'opposer à la rétention, en favorisant par tous les*
moyens l'élimination des déchets.

Cette indication doit être subdivisée en plusieurs points secondaires. Nous savons que le peu de solubilité des résidus est l'un des obstacles à leur élimination ; puis vous vous rappelez que la solubilité est d'une manière générale en raison inverse du degré d'oxydation. Il faudra donc *solubiliser les résidus* et leur fournir assez d'oxygène pour que leur combustion parfaite s'accomplisse dans l'organisme. Ce point acquis, il s'agira de leur *fournir un dissolvant*, puis de veiller à ce que la *mécanique circulatoire* soit à la hauteur de sa tâche ; en dernier lieu, on *surveillera les émonctoires*, on leur viendra en aide, pour que les déchets solubilisés et dissous puissent être facilement entraînés au dehors.

Telles sont les indications qu'il s'agit de remplir. Nous allons les envisager successivement et étudier parallèlement les moyens à employer pour y faire face.

Je vous ai démontré qu'en l'état encore indécis de nos connaissances sur la nature du germe ou du poison morbide, la MÉTHODE ANTISEPTIQUE était loin d'avoir conquis son droit de cité dans la thérapeutique.

Nous n'avons donc entre les mains aucun élément sur lequel nous puissions nous baser pour remplir cette indication causale de premier ordre. A l'heure actuelle, il faudrait agir à tâtons et expérimenter sur le malade ; je préfère, comme je vous le disais dernièrement, ne rien livrer au hasard et m'adresser aux effets connus, tant que la cause reste inconnue. Donc la destruction du germe typhique demeure une indication d'avenir.

Reste l'ANTISEPSIE INTESTINALE, pour la réalisation de laquelle on a préconisé successivement le charbon, l'iodoforme (Bouchard et Vulpian), le sulfure de carbone (Dujardin-Beaumetz), l'acide phénique, le calomel et la naphtaline (Rossbach).

Je repousse l'*acide phénique* pour des motifs que je vous dirai dans une de nos prochaines leçons ; je crains le *calomel* (1) parce que, comme l'a judicieusement fait remarquer M. Bouchard, il débilite les typhiques et prolonge leur convalescence ; le *salicylate de bismuth* (2)

(1) M. Salet a remis en honneur le calomel employé déjà antérieurement par Serres, Becquerel, Widemayer, Mulenbeck, Weber, de Larroque, etc. Il donne à ses malades un centigramme de calomel toutes les heures, en même temps qu'il fait pratiquer des frictions mercurielles. Liebermeister affirme qu'il diminue la mortalité et abrège la maladie ; 377 malades traités sans calomel ont donné 69 morts, soit 18 0/0 ; et 223 malades traités par le calomel n'ont donné que 26 morts, soit 11,7 0/0. M. Bouchard n'a eu que 2 morts sur 31 malades ; mais la fréquence des hémorrhagies intestinales, la production d'évacuations dysentériformes, l'anémie consécutive persistante, la lenteur de la convalescence, ne permettent pas de considérer les mercuriaux comme la base du traitement de la dothiénentérie.

(2) Voici la manière dont M. Dujardin-Beaumetz emploie le sulfure de carbone. Il formule ainsi :

<pre>
Sulfure de carbone............................ 10 gr.
Eau... 500
</pre>

dans un flacon noir de 750 gr. Agiter. Ne prendre le liquide que par et le *sulfure de carbone* (1) ont été vantés par de trop hautes autorités pour qu'il me soit permis de les discuter, d'autant que je n'ai point sur eux une expérience suffisante ; cependant je reprocherai *à priori* au salicylate de bismuth de produire de la constipation et de fermer la porte aux décharges intestinales. Il ne nous reste donc à apprécier que le charbon, l'iodoforme et la naphtaline.

C'est à M. le professeur Bouchard que l'on doit l'introduction de l'*iodoforme* et du *charbon* dans le traitement de la fièvre typhoïde. Voici quelle est sa pratique. Il fait dissoudre $0^{gr},60$ d'iodoforme dans 100 centimètres cubes d'éther sulfurique, et mélange cette solution avec 100 grammes de poudre de charbon végétal. Quand l'éther est évaporé, le charbon iodoformé est incorporé dans 180 grammes de glycé-

décantation et remplacer par une quantité d'eau égale à celle qu'on vient de prendre.

La dose varie de 6 à 20 cuillerées à soupe par jour ; on les administre dans de la limonade vineuse ou dans du lait à la dose d'une demi-cuillerée à une cuillerée par demi-verre du véhicule.

(1) M. Vulpian formule ainsi le résultat de ses consciencieuses recherches sur le salicylate de bismuth : « L'influence de ce médicament sur les matières contenues dans l'intestin a été évidente, car chez la plupart des malades les selles avaient perdu presque toute fétidité, et il est probable que les substances typhogènes mêlées dans ces matières ont été détruites, en partie tout au moins. Cependant la durée de la maladie et sa gravité ne paraissent pas avoir été influencées par ce médicament. Il m'a paru légitime d'en conclure que l'intoxication typhique est accomplie lorsqu'on commence à soigner les malades atteints de fièvre typhoïde, qu'elle a lieu probablement du premier coup, dès la première absorption du poison typhogène, et qu'elle doit dès lors parcourir toutes ses périodes, évoluer entièrement, sans qu'il soit besoin pour cela d'une nouvelle absorption du poison. »

rine. Une cuillerée à bouche de ce mélange délayé dans un demi-verre de boisson est administrée au malade toutes les deux heures. J'ai employé chez plusieurs typhiques la méthode de M. Bouchard et j'ai constaté comme lui la désinfection absolue des matières fécales, et la coloration remarquablement claire de la peau; mais je me suis heurté si souvent à l'absolue répugnance des malades que j'ai dû renoncer à leur imposer un médicament qui leur inspirait une telle aversion. Puis ce traitement produit fréquemment l'accumulation dans l'intestin de masses de charbon; l'iodoforme détermine parfois des douleurs stomacales et provoque de l'assoupissement.

Vous savez aussi que les chirurgiens ont décrit une variété d'intoxication spéciale, dite iodoformisme, qui surviendrait après des applications topiques d'iodoforme, et qui serait caractérisée par des troubles digestifs, circulatoires et nerveux, dont le catarrhe gastrique, l'accélération et la faiblesse du pouls, l'agitation avec légers phénomènes psychiques, constitueraient les traits dominants. Binz et Hogyes, qui ont expérimenté sur les animaux, accusent aussi l'iodoforme de produire une dégénérescence graisseuse du foie, des reins et du cœur (1). J'ajouterai que l'iodoforme à de très faibles doses augmente la quantité des urines, mais qu'aux doses supérieures de $0^{gr},50$ par jour ou trop longtemps prolongées, il diminue sensiblement cette quantité.

(1) Voyez Berger, *Le pansement à l'iodoforme* (*Revue générale*). Revue des sciences médicales, t. XXI, p. 738, 1883.

Ainsi, d'une part, on sait depuis M. Bouchard que l'iodoforme peut rendre d'inappréciables services ; il désinfecte les garde-robes et sert même de topique pour les ulcérations intestinales, comme l'a constaté *de visu* M. le professeur J. Renaut ; d'autre part, à doses élevées ou prolongées, il diminue la quantité d'urine et peut provoquer des accidents digestifs, circulatoires ou nerveux, et favoriser la dégénérescence des parenchymes : par conséquent, il faut restreindre son emploi aux cas de diarrhée profuse ou fétide, n'employer que des doses faibles et ne pas dépasser $0^{gr},25$ à $0^{gr},30$ par jour, enfin l'interrompre fréquemment pour éviter les inconvénients d'une administration prolongée. Et pour remédier au dégoût que cause souvent le charbon iodoformé délayé dans la glycérine, administrez ce mélange dans des cachets de pain azyme.

La *naphtaline*, vantée par Rossbach, a été adoptée aussi par M. Bouchard. Personnellement, je l'ai employée aux doses de $0^{gr},50$ à $1^{gr},50$ par jour, divisées par paquets de 10 à 20 centigrammes, mélangées avec partie égale de sucre et aromatisées avec une trace d'alcool de menthe. Rossbach attribue à la naphtaline des propriétés merveilleuses et la croit même capable de juguler la maladie en cinq ou six jours, quand elle est administrée en temps opportun. J'avoue n'avoir rien observé de semblable ; mais la naphtaline désinfecte mieux encore les garde-robes que le charbon iodoformé, et je la conseillerais de préférence à ce dernier, si elle ne produisait souvent de l'ardeur uréthrale, voire même du ténesme, des douleurs rénales et vésicales, et quelquefois des vomissements, ce qui revient à dire qu'elle irrite l'estomac et les voies urinaires. Aussi, comme elle va à l'encontre d'une de nos indications formelles qui est d'assurer l'intégrité des portes de sortie, principalement de la voie rénale, nous devons repousser l'emploi systématique d'un médicament qui exerce sur les voies urinaires une action irritante quelconque. Il ne reste donc à la naphtaline d'autre indication que l'abondance et la fétidité des selles; vous ne devrez l'employer qu'au titre de désinfectant, à doses faibles et fractionnées, et la supprimer dès que l'effet cherché sera obtenu ou dès que vous observerez la moindre action sur les voies urinaires. Le meilleur réactif que vous ayez à votre disposition pour juger de cette action, c'est la coloration des urines qui deviennent foncées et même tout à fait noires quand on emploie des doses trop considérables ou trop prolongées. Qu'il y ait ou non des symptômes subjectifs d'irritation réno-vésicale, cessez donc immédiatement le médicament quand vous verrez l'urine se foncer en couleur.

II

DEUXIÈME INDICATION : DIMINUER LA DÉSINTÉGRATION EN ACCROISSANT LA RÉSISTANCE ORGANIQUE. — L'alimentation : bouillon, lait, beef-tea. — Les dynamophores : le quinquina, son action sur la nutrition ; sulfate et bromhydrate de quinine ; leur action sur la nutrition ; leurs inconvénients ; indications de leur emploi.

J'arrive à la deuxième indication. — Nous voulons,

vous ai-je dit, DIMINUER LA DESTRUCTION, EN ACCROIS-
SANT LA RÉSISTANCE DE L'ORGANISME. Pour remplir
cette indication, nous pouvons disposer de plusieurs
moyens, au premier rang desquels l'*alimentation* doit
être placée. Elle est un procédé de défense, pour
ainsi dire normal, et son emploi est d'autant plus
indiqué, que chez les typhiques l'assimilation, quoique
amoindrie, se fait encore dans une certaine mesure.
Cette idée de nourrir les fébricitants n'a plus rien
qui nous étonne aujourd'hui, après les luttes mémo-
rables soutenues par Graves et Trousseau ; elle est
entrée résolument dans la pratique de la plupart des
médecins, et n'est pas l'un des moindres progrès
obtenus par la génération médicale qui nous a précédés.

Il est bien évident que cette alimentation doit être
liquide : ses deux éléments principaux seront le bouillon et le lait.

Le *bouillon* est un aliment très inférieur, au sens
physiologique du mot. Il renferme de 20 à 30 grammes
d'extrait sec par litre, dont 8 à 12 grammes de matières minérales, et 12 à 18 grammes de matières organiques constituées principalement par des extractifs
avec une très petite quantité de matières albuminoïdes
et de graisse. Si l'on conçoit facilement que ces principes organiques ne puissent avoir de rôle réparateur,
on sait aussi que le bouillon est absorbé sans travail
spécial des sucs digestifs, qu'il excite la muqueuse stomacale à la sécrétion du suc gastrique, non seulement
en provoquant le réflexe sécrétoire, mais aussi par

suite de ses propriétés peptogènes sur lesquelles Schiff a justement insisté.

J'attache, en outre, une importance toute particulière aux matières salines contenues dans le bouillon.

En effet, j'ai démontré que les typhiques perdent journellement une quantité de principes salins relativement considérable, puisque ces sels ne proviennent pas de l'alimentation, mais sont empruntés à la propre substance du malade. Un typhique élimine par jour de 3 à 4 grammes de chlorure de sodium, de 1^{gr},50 à 2 gr. d'acide phosphorique, qui sont directement empruntés à ses tissus. Deux autres principes minéraux, histogénétiques par excellence, le soufre et la potasse, passent aussi dans l'urine en proportion peut-être plus considérable que chez un individu sain et convenablement alimenté. Il résulte de mes expériences qu'un typhique perd chaque jour 2^{gr},967 d'acide sulfurique et 1^{gr},733 de potasse. Ces pertes étant insuffisamment compensées par l'alimentation sommaire du malade, il en résulte que son organisme s'appauvrira d'autant plus en éléments minéraux que la maladie sera plus longue ; peu à peu, il s'acheminera vers l'*inanition minérale* dont l'expérimentation a révélé les graves effets sur les systèmes nerveux et musculaire.

Le bouillon, qui renferme la plus grande partie des sels de la viande, viendra donc répondre à cette urgente indication de l'inanition minérale, en restituant au moyen d'un véhicule liquide, très facilement toléré et d'une sapidité fort goûtée des malades, des éléments salins semblables à ceux qu'ils perdent.

Vous donnerez donc à vos malades un litre de bon bouillon par jour; et laissez-moi vous dire que j'ai rarement trouvé de typhique qui m'ait refusé de le boire ou qui ne l'ait pas toléré, quand il était convenablement administré.

Mais, Messieurs, le bouillon s'adresse surtout à la nutrition minérale; il nous faut un aliment plus complet sous tous les rapports. Or, en est-il un physiologiquement et cliniquement plus parfait que le *lait;* en est-il un qui soit plus facile à tolérer et à assimiler? Vous en donnerez un litre à deux litres par jour, c'est-à-dire que vous introduirez dans l'organisme de 40 à 80 grammes de matières albuminoïdes et de 4 à 8 grammes de sels fort semblables à ceux du sang.

Dans cette administration du lait, vous pouvez rencontrer des *intolérances*, mais elles sont beaucoup plus rares que ne le feraient supposer plusieurs travaux récents sur les troubles et les lésions gastriques des typhiques dont il me semble qu'on a exagéré la portée et la fréquence. Je puis vous donner comme certain que la plupart des cas d'intolérance du lait ne relèvent que de fautes commises dans son mode d'emploi. Vous comprendrez facilement que si l'on fait ingérer d'un seul coup à un typhique une grande quantité de lait, ce dernier, qui subit d'abord dans l'estomac une coagulation plus ou moins complète, va se concréter sous forme d'une grosse masse caséeuse difficilement attaquable par les sucs de l'estomac; que le lait arrive, au contraire, en petite quantité à la fois, au lieu d'un énorme amas caséeux vous obtiendrez des grumeaux plus facilement attaquables par les ferments digestifs, par conséquent plus facilement absorbables et fatiguant moins la muqueuse stomacale.

Donnez donc le lait par petites quantités fréquemment répétées, c'est le secret de sa tolérance.

Il vous arrivera cependant d'observer que certains malades vomissent le lait en dépit de toutes les précautions et sans qu'aucun artifice puisse remédier à ce très gros inconvénient. Il s'agit alors soit d'une intolérance particulière au sujet qui éprouve un dégoût insurmontable pour cet aliment, soit d'une détermination gastrique. Je dois vous dire que le fait est exceptionnel, puisque sur 307 typhiques auxquels j'ai donné des soins, je ne me suis trouvé que quatre fois en face de cette complication. Mais si peu fréquente qu'elle soit, elle n'en constitue pas moins, quand on la rencontre, un obstacle fâcheux qu'il faut apprendre à tourner. Dans un cas, j'y suis arrivé en substituant au lait le lait de poule de nos grand'mères, lequel a été parfaitement toléré à la condition d'être très peu sucré et additionné d'une trace de bon cognac. Dans deux cas, je ne pus faire tolérer le lait par aucun artifice. Le quatrième cas fut aussi rebelle, et comme l'indication alimentaire était, dans cette circonstance, d'une urgence absolue, j'arrivai, après maints tâtonnements, à un beef-tea particulier qui fit merveille.

Ce *beef-tea* est très nutritif à la condition qu'on sache le préparer. Comme vous ne trouverez ni dans vos livres, ni dans le *Manuel du parfait cuisinier* cette recette culinaire et thérapeutique, je vais vous la donner en quelques mots. Vous commencerez par faire préparer un excellent consommé que vous introduirez dans une bouteille en verre très épais dont vous aurez préalablement rempli le fond avec de petits cubes de bonne viande crue. La bouteille bien bouchée et solidement ficelée est chauffée pendant deux à trois heures au bain-marie, en ayant grand soin que la température de l'eau ne s'élève jamais au-dessus de 60 degrés. J'appelle votre attention sur un point capital : c'est le degré de température de l'eau. A 60 degrés commence la coagulation des matières albuminoïdes ; si vous dépassez cette limite, vous aurez du bouillon et non du beef-tea, et comme le second est incontestablement plus nutritif que le premier puisqu'il contient une assez forte proportion de matières albuminoïdes, comme d'un autre côté c'est d'un aliment que nous sommes en quête, cette précaution a la plus haute importance. Si vous coagulez les albuminoïdes de la viande, vous ne dissolvez avec l'eau du bouillon que des sels et des extractifs ; mais prenez du bouillon ainsi obtenu et chargez-le d'une petite quantité de ces albuminoïdes au lieu de les coaguler, vous aurez résolu un petit problème de chimie culinaire dont profiteront vos malades, Ainsi donc, un beef-tea habilement préparé pourra servir de succédané au lait quand celui-ci sera définitivement repoussé par le malade ou par son estomac.

A côté de l'alimentation qui fournit des matériaux pour réparer les pertes, doivent être placés les moyens médicamenteux qui ralentissent le mouvement de désassimilation, augmentent pour ainsi dire le dynamisme du système nerveux et assurent l'influence directrice de celui-ci sur la nutrition.

Au premier rang de ces *dynamophores* se place le quinquina que vous emploierez suivant la méthode classique sous forme d'extrait mou, incorporé à la dose de 2 à 4 grammes dans un véhicule approprié. Souvenez-vous cependant que l'extrait de quinquina est souvent mal toléré par l'estomac, qu'il provoque alors du dégoût pour les boissons alimentaires, même des vomissements; dans ce cas, n'insistons pas sur son emploi, car l'indication alimentaire prime absolument toutes les autres.

Pour bien établir cette action modératrice de l'extrait de quinquina sur la désassimilation, j'ai institué des expériences dont le tableau n° VI vous montre le résultat.

TABLEAU VI. — **Action de l'extrait de quinquina sur la nutrition** (4 grammes par jour).

DÉSIGNATION DES CARACTÈRES DE L'URINE.	AVANT LE MÉDICAMENT MOY. de deux jours.	PENDANT LE MÉDICAMENT MOY. de six jours.	APRÈS LE MÉDICAMENT MOY. de trois jours.
Quantité	1330cc	1105cc	1000cc
Densité	1010.5	1011.9	1013
Matériaux solides	32.52	30.45	30.33
Urée	18.94	17.01	14.85
Chlorures	3.02	2.96	3.49
Acide phosphorique	1.270	1.421	0.923
Rapport de l'urée aux mat. solides	57.8	56.04	48.9
— de Ph^2O^5 à l'azote de l'urée	14.4	17.35	14.05

Vous voyez que les matériaux solides, l'urée et les chlorures, subissent une sensible diminution ; l'acide phosphorique, au contraire, augmente légèrement ; enfin, le rapport de l'urée aux matériaux solides varie à peine dans le sens d'un très minime abaissement, et le rapport de l'acide phosphorique à l'azote de l'urée très abaissé avant l'action de l'extrait de quinquina se rapproche de la normale sous l'influence de ce médicament.

Voici maintenant comment j'interprète ces modifications : la désassimilation est diminuée sans que les oxydations subissent un abaissement proportionnel, et le processus de destruction se régularise, puisque les rapports des produits de cette destruction tendent à revenir à leur taux habituel. L'extrait de quinquina remplit donc mathématiquement l'indication que nous poursuivons.

Le *sulfate* et le *bromhydrate de quinine*, qui modifient puissamment la désassimilation, trouvent leur utilité dans tous les cas où l'extrait de quinquina demeurera insuffisant. C'est vous dire que je cherche dans la quinine son action tonique et retardatrice de la destruction et non un moyen d'agir sur la température. Jetez les yeux, en effet, sur le tableau n° VII qui résume quelques-unes de mes expériences sur l'action du sulfate de quinine employé aux doses modérées de 0^{gr},50 par jour.

TABLEAU VII. — **Action du sulfate de quinine sur la nutrition.**

DÉSIGNATION DES CARACTÈRES.	AVANT LE SULFATE DE QUININE MOY. de deux jours.	PENDANT LE SULFATE DE QUININE 0.50 PENDANT deux jours.	APRÈS LE SULFATE DE QUININE MOY. de deux jours.
Quantité........................	1755^{cc}	1280^{cc}	1210^{cc}
Densité.........................	1012.5	1013.2	1013.5
Matériaux solides................	51.33	39.45	38.22
Urée............................	18.25	16.42	12.46
Chlorures.......................	7.43	6.10	8.57
Acide phosphorique..............	1.929	1.852	1.43
Rapport de l'urée aux mat. solides..	35.55	41.62	32.60
— de Ph²O⁵ à l'azote de l'urée.	22.5	24.1	24.6

Les matériaux solides, l'urée, les chlorures, l'acide phosphorique, sont tous plus ou moins diminués, mais les rapports de l'urée aux matériaux solides et de l'acide phosphorique à l'azote de l'urée augmentent notablement. Par conséquent, le sulfate de quinine diminue la destruction sans ralentir l'oxydation, et comme l'extrait de quinquina, il tend à relever le rapport de l'acide phosphorique à l'azote de l'urée, ce qui serait, pour Zuelzer, la preuve de son action sur le système nerveux. Enfin, je me suis assuré, dans d'autres expériences, que le sulfate de quinine diminuait les soufres de l'urine dans une proportion de 25 à 30 0/0, tandis que l'urée diminue seulement de 10 à 20 0/0, ce qui conduit à avancer que la quinine amoindrit non seulement la destruction des matières albuminoïdes, mais aussi celle des organes riches en soufre. Comme il existe chez le typhique une dénutrition exagérée des principes sulfurés, vous voyez tout de suite que les préparations quiniques vont s'adapter aux faces les plus diverses de l'indication que nous visons actuellement.

Cependant, en restant placé sur le terrain de la nutrition et en faisant abstraction des indications et des contre-indications classiques, je vois un inconvénient dans l'emploi du sulfate de quinine. Vous vous rappelez que s'il est urgent de modérer la désassimilation, il y a tout avantage à activer la combustion totale des matériaux issus de celle-ci. Conséquemment, un médicament qui diminue les combustions ne doit être employé qu'avec une certaine modération, si l'on ne veut pas aller à l'encontre des indications formelles qui ont été précédemment posées. Or, c'est le cas des préparations quiniques, quand on force les doses au-dessus de $0^{gr},50$ à $0^{gr},60$ par vingt-quatre heures. Böck et Bauer (1) ont démontré, en effet, que si l'excrétion de l'acide carbonique diminuait sous l'influence du sulfate de quinine, l'absorption de l'oxygène s'abaissait aussi très sensiblement. Tous nos efforts devant tendre à activer l'oxygénation du sang, l'administration du sulfate de quinine présente donc certains inconvénients, à côté d'incontestables avantages, et l'on doit s'efforcer d'éliminer les uns sans se priver des autres.

Rien n'est plus facile. L'action sous-oxydante de la

____

(1) BOECK et BAUER, *Zeitschrift für Biologie*, t. X, p. 350, 1874.

quinine n'est réellement manifeste qu'à l'occasion de doses élevées. Et comme nous ne lui demandons pas d'effet antipyrétique, que ce n'est pas le degré de la température qui réglera pour nous son emploi, que l'action tonique est tout ce que nous attendons d'elle, il nous suffira d'en restreindre les doses et d'en modifier l'administration de manière à ce que celle-ci réponde bien au but qu'on se propose. Au lieu des doses massives et troublantes auxquelles la doctrine antipyrétique a habitué les praticiens, je vous recommande les doses minimes et fractionnées. Par exemple, 0^{gr},50 par jour en deux doses, à huit ou dix heures d'intervalle, pendant les dix à quinze premiers jours, alors que la destruction étant plus active doit être plus particulièrement combattue. Vous aurez soin de faire prendre après chaque administration un demi-verre de bouillon ou de limonade pour diluer la prise autant que possible et diminuer son action irritante sur la muqueuse de l'estomac. En résumé, c'est principalement dans l'intensité du mouvement destructif que je place les indications des préparations quiniques; la température, envisagée isolément, ne vous donnant que des renseignements imparfaits sur le degré de cette destruction, l'examen journalier de l'urine doit venir compléter les indications du thermomètre.

III

Des alcooliques. — Leur action sur la nutrition et sur les échanges
gazeux. — Interdiction des hautes doses. — Le vin. — L'acide
tannique du vin et de l'extrait de quinquina. — La bière. —
L'acétate d'ammoniaque. — Ses avantages et ses inconvénients.
— Le café. — Son action sur la nutrition.

Les *alcooliques* viennent sur le même rang que
l'extrait de quinquina, avec des propriétés plus accen-
tuées peut-être. Gubler disait de l'alcool qu'il est un
dynamophore mettant en jeu les forces latentes. Ce
qui est incontestable, c'est qu'il exerce une puissante
action sur la nutrition, et que cette action est précisément celle que nous cherchons à effectuer. M. le
professeur Germain Sée le considère « comme un
moyen de nutrition indirecte qui soutient les forces
générales de l'individu et trouve ainsi son application
pendant toute la durée de la fièvre ». On sait de
longue date qu'il diminue l'urée et l'exhalation de
l'acide carbonique, d'où l'on a conclu qu'il restreint
les oxydations. J'ai cherché à m'assurer du fait par
de très nombreuses expériences dont je vous donne
ici un exemple qui les résume pour la plupart.

TABLEAU VIII. — Action de l'alcool sur la nutrition.

DÉSIGNATION DES CARACTÈRES.	AVANT L'ALCOOL. MOY. de deux jours.	PENDANT L'USAGE DE L'ALCOOL. 60 gr. par jour MOY. de sept jours.
Quantité.........................	1740cc	1295cc
Densité........................	1013	1013.2
Matériaux solides.................	52.60	40.07
Urée...........................	35.91	19.95
Chlorures......................	5.74	5.77
Acide phosphorique..............	2.92	1.899
Rapport de l'urée aux mat. solides..	68.27	49.7
— de Ph^2O^5 à l'azote de l'urée.	17.40	20.4

Les traits principaux de cette expérience sont les
suivants : diminution des matériaux solides, de l'urée,
de l'acide phosphorique, du rapport de l'urée aux
matériaux solides ; augmentation du rapport de l'acide
phosphorique à l'azote de l'urée : ce qui équivaut à
dire que la désintégration organique est diminuée,
que les combustions sont encore plus abaissées que la
désintégration, mais que cet abaissement est la
preuve d'une plus grande régularité dans la désassimilation puisque les rapports des principes de l'urine
entre eux reviennent à la normale.

Voilà donc un mode d'action sur la nutrition qui
offrirait avec celui du sulfate de quinine la plus
grande ressemblance, si l'étude des variations dans les
gaz de la respiration ne venait imposer entre les deux
médicaments une différence essentielle. Le sulfate de

quinine, avons-nous dit, diminue à la fois l'oxygène absorbé et l'acide carbonique expiré. Il n'en va pas de même de l'alcool qui, d'après les expériences fort concluantes d'Henrijean (1), augmente de 16 0/0 la quantité d'oxygène absorbé. Ces résultats ont été confirmés depuis par Wolfers (2) qui vit continuellement augmenter l'absorption de l'oxygène et baisser le quotient respiratoire sous l'influence de l'alcool.

J'avais donc raison de vous dire que l'alcool satisfait nettement à notre seconde indication. Vous l'emploierez systématiquement, en ayant soin pourtant de ne pas arriver à des doses trop fortes. Souvenez-vous que l'absorption d'oxygène n'a lieu qu'avec des doses relativement modérées et que des doses élevées produisent exactement l'effet contraire. D'ailleurs, du minimum de 30 grammes au maximum de 80 grammes, la marge est assez étendue pour qu'on puisse s'y mouvoir à l'aise.

De l'alcool au *vin* la transition est facile. C'est dire que, suivant les susceptibilités du malade, suivant l'état de son estomac, vous emploierez tantôt l'un et l'autre, tantôt l'un ou l'autre.

En tout état de cause et quand bien même le malade accepte et tolère l'alcool, prenez comme règle de lui faire ingérer par jour de 200 à 300 grammes

(1) HENRIJEAN, *Sur le rôle de l'alcool dans la nutrition.* Bulletin de l'Académie de médecine de Belgique, p. 113, 13 janvier 1883.

(2) WOLFERS, *Untersuchungen über den Einfluss einigen Stickstoff-freier Substanzen, speciell des Alcohols, auf den thierischen Stoffwechsel.* Arch. f. die gesammte Physiologie, t. XXXII, p. 222, 12 octobre 1883.

de bon vin de Bourgogne légèrement étendu d'eau ou sous forme de limonade vineuse. Le vin est un moyen d'intégrer de la potasse, puisqu'il contient par litre 1^{gr},20 de celle-ci; et il ne faut pas non plus oublier ce fait qu'il renferme une petite proportion de *tannin*. Le tannin du vin et celui qui existe toujours dans l'extrait de quinquina ne constituent pas une quantité négligeable; c'est un moyen fort actif de modérer les fermentations putrides, et qui possède aussi la propriété de former avec les alcaloïdes des composés peu ou pas solubles. Ces deux modes d'action s'accordent directement avec l'indication d'antisepsie intestinale, et si la quantité de tannin ingérée sous les deux espèces ci-dessus est trop faible pour la remplir d'une manière absolue, nul n'est cependant en droit de dénier toute activité à une dose journalière de 1 gramme de tannin environ, car n'oubliez pas qu'avec 4 grammes d'extrait de quinquina et 300 grammes de vin de Bourgogne, on absorbe environ cette quantité d'acide tannique.

Très rarement, il est vrai, nous rencontrons des goûts particuliers, des idiosyncrasies spéciales qui repoussent le vin et l'alcool: j'ai connu un général de cavalerie qui connaissait fort peu le goût du vin et ignorait tout à fait celui de l'eau-de-vie, tant était grande sa répulsion instinctive pour ces deux liquides. Vous aurez alors la ressource de la *bière*, qui fournit de 40 à 45 grammes d'alcool par litre et de 5 à 6 grammes de matières azotées ainsi qu'une certaine quantité de sels. C'est donc une boisson alimentaire assez complète, qui possède en outre l'avantage d'être légèrement diurétique.

« Quand l'adynamie et la stupeur augmentent, dit M. le professeur Jaccoud, j'ajoute aux alcooliques l'*acétate d'ammoniaque* à la dose de 8 grammes par jour. » Cet excitant diffusible stimule le système nerveux ; mais, comme l'a démontré mon regretté ami Rabuteau, il ralentit aussi la dénutrition. Donc, il mérite de prendre place dans la catégorie dont nous nous occupons, sous la réserve formelle de l'indication d'adynamie croissante. Toutefois, je vous engage à ne jamais prolonger trop longtemps l'emploi de l'acétate d'ammoniaque, car il a la singulière propriété d'activer la dénutrition des tissus qui renferment du phosphore et du soufre, et d'augmenter par conséquent l'élimination des phosphates et des sulfates. Et cette variété de déminéralisation n'est certainement pas sans inconvénients, si l'on en croit les expériences faites sur les animaux et certains accidents de la phosphaturie de l'homme.

Il est un autre moyen, moins actif peut-être, mais à coup sûr plus facile à manier et dont je ne saurais trop vous recommander l'emploi, c'est le *café*. Dès 1832, Martin-Solon l'avait préconisé et son exemple a été suivi par beaucoup de nos maîtres. Je relèverai surtout son action d'épargne sur la nutrition. Si discutée qu'elle soit encore, elle m'a paru si évidente dans toutes mes expériences que je n'hésite plus à l'admettre. Le café ralentit la destruction tout en modifiant peu la quantité d'urée excrétée dont son action légèrement diurétique vient aider l'élimination : aussi Parker raconte qu'ayant administré 8 grammes d'extrait de café à un typhique arrivé au dixième jour de sa maladie et excrétant de 32 à 36^{gr},77 d'urée par vingt-quatre heures, il vit cette quantité monter à 48 grammes. En outre, le café favorise le mouvement d'assimilation par la stimulation qu'il exerce sur les organes digestifs. Ajoutez à cela ses propriétés de tonique cardiaque et d'excitant nerveux, c'est plus qu'il n'en faut pour justifier la faveur dont il a joui. Mais, à moins de cas tout à fait particuliers, il importe de ne pas donner de trop grandes doses, si l'on veut s'en tenir simplement à l'action tonique stimulante et modératrice de la destruction. Je tiens pour fort probable, examen fait des chiffres fournis par les expérimentateurs, que les divergences qui les séparent dépendent en partie de cette question de dose ; aussi ne vous conseillerais-je pas de dépasser par jour la dose de 10 grammes infusés dans 200 à 300 grammes d'eau.

IV

La clinique et la chimie s'accordent pour justifier les moyens thérapeutiques qui précèdent. — Utilité du diagnostic hâtif. — Indications diagnostiques fournies par les urines. — La thérapeutique doit être systématique dès le début de la maladie.

Tels sont, Messieurs, les moyens de remplir la deuxième indication, c'est-à-dire de diminuer la désintégration organique en respectant les oxydations et sans amoindrir l'excrétion des matériaux désassimilés.

Que pensez-vous maintenant de la méthode expectante, surtout quand on l'applique dans sa rigueur, c'est-à-dire quand on attend que toute la maison brûle pour porter secours. Cette désintégration organique exagérée n'existe-t-elle pas dès le premier jour de la maladie, ne continue-t-elle pas jusqu'à la fin de la période d'état? On doit donc la combattre sans relâche, dès qu'il est possible, et par conséquent assurer son diagnostic dans le plus bref délai, sans attendre, comme on le fait trop souvent, l'apparition des taches rosées pour se décider à la fois au diagnostic et au traitement. Nous possédons aujourd'hui un moyen de hâter la certitude qui jadis n'était dévolue qu'aux taches lenticulaires ; c'est d'associer à la clinique l'*examen méthodique des urines*, examen dont j'ai déterminé les bases dans ma thèse inaugurale, et dont je vais vous montrer la portée et vous donner les éléments principaux.

Quand, dans une maladie d'apparence typhoïde, on hésite entre une fièvre continue et une des affections qui revêtent le même aspect, si, tous les autres signes absolus faisant défaut, on trouve ce que j'appelle le *syndrôme urologique* de la fièvre typhoïde, il sera utile de joindre ce signe à ceux qui militent en faveur d'une dothiénentérie, et l'on pourra poser le diagnostic de cette affection. Mais ces syndrômes ont une valeur positive, et si l'on peut incliner vers la fièvre continue, quand dans une maladie d'apparence typhoïde on trouve un de mes syndrômes, on n'est pas en droit de conclure à son absence, quand le syndrôme fait défaut.

L'urologie de la fièvre typhoïde n'est point encore entrée dans la pratique, parce que la constitution du syndrôme exige un temps notable et comporte une connaissance approfondie des nombreuses circonstances morbides qui peuvent l'influencer : chaque élément du syndrôme pouvant varier singulièrement suivant les divers incidents de la maladie. Mais, en dehors de ces variations, qu'il est indispensable de connaître quand on veut tirer des syndrômes tout ce qu'ils peuvent donner et écarter des causes d'erreur incessantes, il est possible de résumer en une sorte de schéma les traits dominants du syndrôme le plus commun.

La *couleur* de l'urine est bouillon de bœuf à reflets rougeâtres ou verdâtres plus ou moins accentués.

L'urine est *trouble*, louche, moins ténue qu'à l'état normal.

La *quantité* est légèrement abaissée et varie de 900 à 1300.

L'*odeur* est urineuse, fade.

La *réaction*, très acide.

Les *sédiments* existant dans 16 0/0 des urines sont, par ordre de fréquence : l'urate d'ammoniaque, l'urate de soude, l'acide urique, les flocons purulents, la graisse libre, le phosphate ammoniaco-magnésien. Absence d'oxalate de chaux.

L'*urée* varie de 25 à 32 grammes.

L'*acide urique* est augmenté dans 70 0/0 des cas.

Les *matières extractives*, presque toujours augmentées.

L'*albumine* est constante.

Le *sucre*, toujours absent.

Les *chlorures*, très diminués, à 3^{gr},70 en moyenne.

L'*acide phosphorique total*, très diminué, 1^{gr},10 en moyenne.

Les *phosphates terreux*, très diminués dans plus de la moitié des cas.

L'*urohématine*, diminuée et souvent absente.

L'*indican*, constant avec plus ou moins d'abondance.

L'*hémaphéine* et l'*uroérythrine*, absentes.

Ce schéma répond aux périodes d'augment et d'état de la fièvre typhoïde commune de moyenne intensité ; les formes graves et compliquées, les formes rénale, adynamique, ataxique, ont leurs syndrômes spéciaux.

Mais, si restreint qu'il soit déjà, ce schéma paraîtra encore trop compliqué et par conséquent inapplicable au lit du malade ; aussi crois-je devoir vous signaler ses caractéristiques principales, renvoyant à ma thèse inaugurale pour les détails complémentaires.

Ces caractéristiques sont :

1° La coloration bouillon de bœuf ;

2° L'aspect trouble ;

3° La sédimentation ;

4° La présence de l'albumine ;

5° La diminution des phosphates terreux ;

6° La diminution ou l'absence de l'urohématine ;

7° La présence de l'indican ;

8° L'absence de l'hémaphéine et de l'uroérythrine.

La réunion de ces caractères, sans avoir la valeur du syndrôme complet, m'a servi souvent à affirmer un diagnostic douteux de fièvre typhoïde; et comme ils sont faciles à reconnaître, même sans connaissances chimiques spéciales, ils méritent d'entrer dans la clinique, en attendant que le progrès des études urologiques vulgarise les syndrômes complets dont les variations ont une importance bien autrement compréhensive.

Ces données urologiques aidant, vous pourrez arriver plus rapidement au diagnostic de la fièvre typhoïde et vous gagnerez plusieurs jours dans l'application du traitement, au grand bénéfice du malade auquel vous épargnerez souvent ainsi, entre autres choses, bien des accidents de la convalescence.

Déjà, je me rencontre ici avec M. le professeur Jaccoud qui recommande instamment l'application précoce de son traitement complet, et qui tient pour une faute lourde l'expectation jusqu'à production d'accidents notables. L'accord parfait commence entre la clinique et la chimie : je vous montrerai plus tard qu'il continue sur tous les points.

QUATRIÈME LEÇON

TRAITEMENT RATIONNEL DE LA FIÈVRE TYPHOIDE BASÉ SUR LA STATIQUE CHIMIQUE DE LA MALADIE (2° PARTIE)

I

TROISIÈME INDICATION ET SES QUATRE TERMES. — SOLUBILISATION DES RÉSIDUS ORGANIQUES. — DE LA SOLUBILISATION PAR COMBINAISON. — Les doctrines antipyrétiques actuelles doivent être complètement renouvelées. — Les médicaments solubilisants. — Leur mode d'action. — L'acide salicylique. — L'acide benzoïque et le benzoate de soude. — Leur action sur l'homme sain. — Expériences. — Action sur le typhique. — Expériences. — Une voie nouvelle en thérapeutique. — Règles d'administration de l'acide benzoïque et des benzoates. — Les doses. — Leur utilisation comparée chez l'homme sain et le typhique. — Mode d'administration. — Action de l'acide salicylique sur les voies digestives. — Importance de la dilution. — Contre-indications : état des voies digestives ; albuminurie notable ; myocardites.

MESSIEURS,

La TROISIÈME INDICATION comprend quatre parties principales que nous envisagerons successivement. Il s'agit de solubiliser les résidus organiques, de leur fournir un dissolvant, de maintenir l'énergie circulatoire, enfin d'assurer l'intégrité des portes de sortie.

Le problème de la SOLUBILISATION DES DÉCHETS doit être abordé de deux côtés, par *combinaison* et par *oxydation*.

La *première manière* consiste à combiner les résidus azotés qui encombrent les tissus et la circulation, — et nous avons montré que ces résidus sont particulièrement peu solubles et dangereux, — avec des médicaments qui les solubilisent et les rendent ainsi plus facilement entraînables. Remarquez qu'après l'action de ces médicaments, l'urine renfermera plus de matériaux azotés qu'avant leur administration, et que la méthode que je vous propose réalise absolument le contraire de la méthode antipyrétique qui appuie son jugement à la fois sur l'abaissement de la température et sur la diminution des résidus urinaires, et qui croit qu'en agissant ainsi elle ne néglige aucun des côtés du problème qu'elle s'est posé. Elle ne tient cependant aucun compte de la grosse question de la rétention qui prime largement toutes les autres, comme je vous l'ai surabondamment démontré. Et comme les moyens que nous allons employer sont classés aussi parmi les antipyrétiques, vous allez assister à cet effet paradoxal de médicaments qui abaissent la température en *paraissant* augmenter les combustions. Or il n'en est rien : car l'augmentation *relative* des matériaux azotés de l'urine ne provient pas d'une augmentation parallèle de la destruction organique, mais d'un départ plus rapide des matériaux retenus ; et si la température baisse, ce n'est pas parce que les oxydations diminuent, mais parce que les principes toxiques et pyrétiques encombrant le sang et les tissus sont éliminés au dehors à la faveur du médicament qui les solubilise.

Laissez-moi insister en passant sur cette *face nouvelle de l'antipyrexie* qui, après s'être trop longtemps confinée dans le critérium de la température, a trouvé une échappée plus étendue, en associant aux modifications thermiques le taux des oxydations, mais qui ne deviendra réellement scientifique que lorsqu'elle envisagera aussi tous les actes chimiques intra-organiques qui sont des producteurs de chaleur au même titre que les oxydations.

Parmi les *médicaments solubilisants*, deux seulement me paraissent remplir actuellement les conditions nécessaires, c'est l'acide salicylique que M. le professeur Jaccoud emploie très fréquemment, et l'acide benzoïque que vous me voyez souvent prescrire à la dose de deux grammes dans une limonade appropriée.

Ces deux acides, au lieu de s'oxygéner dans l'organisme, s'y combinent avec des éléments azotés dont le glycocolle peut être considéré comme le type, et se convertissent en acides azotés beaucoup plus solubles que l'extractif qui entre dans leur composition. L'*acide salicylique* se retrouve dans l'urine sous forme d'acide salicylurique, et l'acide benzoïque sous forme d'acide hippurique. En un mot, vous introduisez chez votre malade un composé ternaire, et il élimine par ses urines un corps quaternaire qui s'est chargé d'azote au passage.

Dans l'une de nos précédentes leçons, je vous ai montré, en effet, que l'acide salicylique et les salicylates augmentent l'élimination des déchets organiques, qu'il s'agisse de l'homme sain ou malade. Il nous faut étudier maintenant quelle est l'action de l'*acide benzoïque* et du *benzoate de soude*.

Voyons d'abord ce qui se passe chez l'*homme sain*. Parmi les expériences que j'ai instituées pour élucider ce point, j'en choisirai trois dans lesquelles l'acide benzoïque a été administré, pendant 4, 6 et 7 jours, à des individus bien portants et soumis préalablement durant 2 et 3 jours au régime d'entretien. Les résultats de ces trois séries d'expériences sont consignés dans le tableau n° IX.

Les matériaux solides subissent dans les trois cas une légère diminution ; l'urée s'abaisse, au contraire, dans de plus fortes proportions, et par suite, le rapport de l'urée aux matériaux solides tombe à un taux très amoindri. A première vue on pourrait induire de ces modifications, que chez l'homme sain, l'acide benzoïque diminue la désintégration organique, et qu'il paraît tendre à restreindre les oxydations. Mais si l'acide benzoïque s'élimine lui-même sous forme d'un composé azoté, où trouvera-t-il l'azote nécessaire, si ce n'est dans les éléments de première désassimilation qu'une évolution plus parfaite transforme en urée. Donc, chez l'homme sain, dans l'état d'équilibre azoté, l'acide benzoïque employé à doses modérées prend, pour former de l'acide hippurique, l'azote là où il le trouve, c'est-à-dire dans les produits de la désassimilation azotée qui devraient servir à former de l'urée. S'il abaisse les combustions, c'est parce qu'il entraîne sous une autre forme une partie des principes destinés à être brûlés.

TABLEAU IX. — Action de l'acide benzoïque sur la nutrition de l'homme sain.

DÉSIGNATION DES CARACTÈRES.	1re EXPÉRIENCE			2e EXPÉRIENCE			3e EXPÉRIENCE		
	AVANT L'ACIDE BENZOÏQUE trois jours.	2 gr. ACIDE BENZOÏQUE six jours.	APRÈS cinq jours.	AVANT LE MÉDICAMENT deux jours.	4 g. BENZOATE DE SOUDE quatre jours.	APRÈS six jours.	AVANT LE MÉDICAMENT trois jours.	2 gr. ACIDE BENZOÏQUE sept jours.	APRÈS deux jours.
Quantité	910cc	950cc	1078cc	1300cc	1145cc	1178cc	1515cc	1400cc	1400cc
Densité	1014.5	1013	1012.2	1015	1014	1013.3	1017.1	1017.3	1017.5
Matériaux solides	30.630	29.730	30.750	42.580	38.230	36.260	60.650	56.390	57.330
Urée	13.490	10.770	11.030	16.830	8.900	8.130	15.520	12.480	12.190
Chlorures	5.330	6.240	8.770	6.760	8.510	11.040	15.330	14.160	15.400
Acide phosphorique	0.899	0.717	1.001	1.430	1.183	1.118	2.041	1.360	1.260
Rapport de l'urée aux matériaux solides	43.620	36.250	33.970	39.520	23.350	23.300	25.750	22.100	21.260
— de Ph^{2}O^5 à l'azote de l'urée	13.900	14.400	21.100	19.100	29.000	29.900	28.000	23.300	22.100

Si cette hypothèse est exacte, on devra trouver, après l'action de l'acide benzoïque, l'azote total de l'urine augmenté, tandis que l'azote de l'urée diminuera ; et s'il est vrai que ce médicament ne diminue l'urée que parce qu'il entraîne les déchets à l'aide desquels elle se forme et non parce qu'il restreint réellement les combustions, on devra assister à l'augmentation de l'azote de l'urée quand on élèvera la ration alimentaire azotée ou quand on augmentera la désintégration azotée sans accroître parallèlement la quantité d'acide benzoïque administré.

L'expérience dont les résultats sont consignés dans le tableau n° X réalise les deux conditions auxquelles je viens de faire allusion.

TABLEAU X. — Action de l'acide benzoïque sur l'élimination de l'azote total et de l'urée.

DATES.	AZOTE DES ALIMENTS calculé d'après les TABLES DE KOENIG.	AZOTE TOTAL DE L'URINE.	AZOTE DE L'URÉE.	AZOTE DES COMPOSÉS autres que L'URÉE.	RAPPORT de L'AZOTE DE L'URÉE A L'AZOTE TOTAL.	OBSERVATIONS.
9 déc.	8.500	7.396	6.379	1.017	86.200	
10 id.	11.700	10.039	6.166	3.873	61.400	3 gr. acide benz.
11 id.	11.900	10.277	7.933	2.344	77.100	2 gr. id.
12 id.	11.500	10.001	8.323	1.678	83.200	
13 id.	10.800	9.435	8.597	0.838	91.100	

Avant l'administration du médicament 86,2 0/0 de l'azote total de l'urine étaient éliminés sous forme d'urée ; on donne 3 grammes, puis 2 grammes d'acide benzoïque : le rapport tombe à 61,4, puis 77,1 0/0 ; quand on cesse tout traitement, le rapport se relève à 83,2 et 91,1 0/0. Il est donc bien évident que sous l'influence de l'acide benzoïque l'azote total augmente plus que l'azote de l'urée, ce qui démontre qu'il se fait des décharges azotées sous une autre forme que l'urée.

Et vous voyez aussi que si l'on augmente l'ingestion de l'azote, sans augmenter l'acide benzoïque, l'azote de l'urée subit une élévation proportionnelle. Le médicament n'exerce donc pas, à proprement parler, une action directe sur les combustions, et s'il paraît les modérer, c'est tout simplement parce qu'il *entraîne le combustible*.

De l'homme sain passons au *typhique*, et jugez si cet acide benzoïque qui joue un rôle éliminateur si actif sans abaisser l'activité oxydante de l'organisme, sans activer le mouvement de désintégration, ne remplit pas très exactement le but que nous nous proposons. D'ailleurs, rien ne saurait mieux vous convaincre que la preuve mathématique fournie par l'expérimentation chez le typhique lui-même. Regardez le tableau n° XI où j'ai condensé les chiffres obtenus chez cinq typhiques avant et après l'usage de l'acide benzoïque.

Dans tous les cas, les matériaux solides et l'urée sont augmentés, et dans 4 expériences sur 5, le rapport de l'urée aux matériaux solides a subi aussi un accroissement notable. Puisque l'acide benzoïque n'augmente pas la désintégration, ces matériaux solides en excès proviennent en partie d'une meilleure utilisation des

TABLEAU XI. — Action de l'acide benzoïque sur la nutrition des typhiques (2 gr. par 24 heures).

DÉSIGNATION DES CARACTÈRES.	1er CAS.		2e CAS.		3e CAS.		4e CAS.		5e CAS.		MOYENNES.	
	AVANT.	PENDANT.	AVANT.	PENDANT.	AVANT.	PENDANT.	AVANT.	PENDANT.	AVANT.	PENDANT.	AVANT.	PENDANT.
Quantité.............	800cc	900cc	975cc	1540cc	775cc	1100cc	1000cc	1000cc	825cc	1250cc	.875cc	1158cc
Densité.............	1025	1027.	1024	1016.5	1021.7	1020.5	1018	1019	1027.5	1017.6	1022.6	1020.1
Matériaux solides.....	46.80	56.86	50.38	53.27	37.69	52.75	42.10	44.46	51.94	52.08	43.78	51.48
Urée................	28.16	33.43	32.10	34.16	19.90	31.60	23.02	25.97	25.53	31.79	25.74	31.39
Chlorures...........	4.00	5.85	3.16	4.77	2.20	7.48	8.00	7.20	2.07	4.35	3.88	5.93
Acide phosphorique...	2.04	2.02	2.80	2.96	0.83	1.10	0.50	0.43	1.94	1.61	1.62	1.62
Rapport de l'urée aux matériaux solides...	60.10	58.10	63.70	64.10	52.80	59.90	54.60	58.40	49.15	61.64	56.00	60.40
Rapport de Ph²O⁵ à l'azote de l'urée.......	15.50	12.90	18.70	18.50	8.80	7.40	4.60	3.50	16.20	10.80	12.70	10.60

produits de la désassimilation des typhiques et pour une autre part des produits azotés entraînés par l'acide benzoïque sous forme d'acide hippurique. Cet entraînement, loin d'entraver la combustion des extractifs azotés que l'acide benzoïque n'élimine pas, paraît favoriser au contraire leur oxydation, puisque le rapport de l'urée aux matériaux solides augmente dans la grande majorité des cas.

Quel que soit donc le point de vue auquel on se place, les deux médicaments éliminateurs dont il vient d'être question trouvent dans la rétention des extractifs une indication de première valeur qu'ils sont absolument aptes à remplir.

Les acides benzoïque et salicylique ne sont pas les seuls composés qui jouissent de la propriété de fixer de l'azote dans leur passage à travers l'organisme. Un grand nombre de produits se transforment dans l'organisme en acide benzoïque ou en acides aromatiques par un procédé d'oxydation, et ceux-ci s'éliminent à leur tour par les urines en combinaison avec le glycocolle. Le *toluène*, le *xylène*, le *mésitylène*, le *cymène*, sont dans ce cas. Il en est de même de l'*éthyl* et de la *propylbenzine*, des dérivés bromés, chlorés et nitrés des carbures aromatiques, et de plusieurs autres substances aromatiques comme la *benzylamine*, la *benzamide*, l'*acétophénone*, l'*acide cinnamique*, l'*acide phénylpropionique*, l'*acide quinique*. Les dérivés substitués de l'acide benzoïque se convertissent aussi en dérivés substitués de l'acide hippurique : tels sont les acides *métachlorobenzoïque*, *métanitrobenzoïque*, *oxyben-*

zoïque, qui se retrouvent dans l'urine sous forme d'acides *métachlorohippurique*, *métanitrohippurique*, *oxyhippuriques*, dont l'un n'est autre que l'acide salicylurique. Enfin, les acides *toluique, anisique, cuminique, phénylacétique*, se transforment dans l'organisme en acides analogues à l'acide hippurique. Ce sont les acides *tolurique, anisurique, cuminurique, phénacéturique*.

Je ne puis vous donner aucune indication sur l'utilisation possible de l'un quelconque de ces nombreux produits, et je me borne à vous indiquer cette voie nouvelle de la thérapeutique qui consiste à éliminer de l'organisme un produit dangereux et peu soluble, en le transformant par combinaison en un composé inoffensif et soluble. Hors ce que je vous ai dit des acides benzoïque et salicylique, tout est à faire dans cette direction, et je ne doute pas qu'on ne trouve parmi les corps dont je viens de vous parler quelque composé qui jouisse d'utiles propriétés thérapeutiques et dont on puisse poursuivre l'application.

Ce qu'il m'est possible de dire de suite, c'est que les acides métanitro-benzoïque et métachloro-benzoïque ne sauraient être utilisés à cause de la très faible solubilité de leurs dérivés, les acides métanitro-hippurique et métachloro-hippurique. Les acides anisurique, tolurique, mésitylénurique, cuminurique, qui se dissolvent aussi dans l'eau avec grande difficulté, encourent le même reproche. Au contraire, les acides paratolurique et phénacéturique qui passent dans l'urine après ingestion du toluol et de l'acide phénylacétique sont beaucoup plus solubles.

Voilà donc une voie aussi intéressante que nouvelle dont les applications s'étendent à toutes les maladies dans lesquelles il est nécessaire de faciliter l'élimination d'extractifs contenus en excès dans les plasmas, et qui ne peut manquer de donner de féconds résultats. Mais la recherche ne laisse pas que d'être fort délicate, car une étude approfondie de l'effet physiologique de ces médicaments doit précéder toute application thérapeutique, et je vous ai dit que cette étude n'a pas encore été commencée.

Dans l'état actuel de nos connaissances, nous ne pouvons compter que sur les acides benzoïque et salicylique, et je vous avoue que toutes mes préférences sont pour l'acide benzoïque et le benzoate de soude qui sont moins nocifs pour l'estomac et qui, à dose égale, entraînent plus d'azote que l'acide salicylique, à la condition qu'on ne s'écarte pas de certaines règles que je vais vous tracer (1).

C'est ainsi qu'il est inutile de donner des *doses trop élevées ;* on obtient de meilleurs effets avec des doses faibles et longtemps soutenues. Après de nombreux essais, j'ai adopté celle de deux grammes pour l'acide benzoïque et de quatre grammes pour le benzoate de soude. Lorsqu'on administre des quantités plus con-

---

(1) Piccabd (*Berichte der deutschen chem. Gesellsch.*, t. **VIII**, p. 817) confirme les assertions de Bertagnini sur la transformation de l'acide salicylique en acide salicylurique, mais il observe que dans la fièvre il passe dans l'urine une grande quantité d'acide salicylique n'ayant pas fixé d'azote.

sidérables, l'acide hippurique formé n'augmente pas proportionnellement, et l'acide benzoïque excédant passe dans l'urine ou se retrouve dans les matières fécales. Duchek avait déjà observé le même fait chez l'homme sain (1). Voici les chiffres auxquels il est arrivé :

Dose d'acide benzoïque.	Acide hippurique trouvé.	Acide benzoïque dans l'urine.
1 gr.	0.714	0.000
2 gr.	1.857	0.421
4 gr.	1.714	2.500

Ainsi, avec quatre grammes d'acide benzoïque, l'homme sain ne produit pas plus d'acide hippurique qu'avec deux grammes. Ceci tient fort probablement à ce que la quantité de glycocolle ou d'extractifs analogues existant dans l'organisme sain et capables d'entrer en combinaison avec l'acide benzoïque ne dépasse pas une certaine limite. Si on force la dose ou si on la continue pendant trop longtemps, on voit diminuer beaucoup l'urée, et les matériaux solides s'abaissent légèrement en même temps que tombe brusquement le rapport de l'urée aux matériaux solides, rapport qui peut être considéré en quelque sorte comme un coefficient d'utilisation.

On peut calculer en moyenne que 75 0/0 de l'acide benzoïque ingéré se retrouvent dans l'urine sous forme d'acide hippurique ; 4 0/0 environ passent à l'état d'acide benzoïque ou de benzoate, et 21 0/0 sont décom-

(1) Duchek, *Prager Vierteljahrschrift*, t. III, p. 25, 1854.

posés dans l'organisme ou éliminés par d'autres voies que l'urine. Si l'on dépasse la dose quotidienne de deux grammes, cette proportion de 21 0/0 d'acide benzoïque inutilisé croît considérablement.

Et il ne faudrait pas croire que l'organisme des fébricitants a une puissance synthétique plus considérable que celle de l'organisme sain. Au contraire, et l'on sait depuis les travaux de Th. Weyl et B. von Anrep (1) que les fébricitants transforment l'acide benzoïque en acide hippurique avec moins d'intensité que les individus sains. Voilà donc bien des motifs suffisants pour limiter la dose utile au minimum de deux grammes.

La question de dose étant jugée, arrivons au *mode d'administration*. Que vous employiez l'acide benzoïque ou l'acide salicylique, le benzoate ou le salicylate de soude, la première règle est de les faire absorber dans un état de dilution qui réduise au minimum leur *action irritante sur les voies digestives*, et je vous le répète, l'acide salicylique est, à cet égard, d'une nocuité bien supérieure à celle de l'acide benzoïque.

Je garderai toujours le souvenir de trois faits qui ont jadis frappé vivement mon attention.

Dans les deux premiers que j'ai observés pendant mon internat chez M. le professeur Jaccoud, il s'agissait de deux typhiques auxquels mon éminent maître faisait administrer de l'acide salicylique à la dose de

(1) TH. WEYL ET B. VON ANREP, *Ueber die Ausscheidung der Hippursäure und Benzoesäure während des Fiebers*. Zeitschrift für physiologische Chemie, t. IV, p. 169, 1880.

8 grammes par jour : tous deux furent atteints d'ulcérations pharyngées fort douloureuses qui déterminèrent secondairement un œdème assez prononcé pour gêner beaucoup l'inspiration et faire croire un instant à l'existence d'un œdème de la glotte, si bien que l'on discuta l'opportunité de la trachéotomie (1).

Le troisième fait est celui d'un cheval atteint de pneumonie gangréneuse et auquel mon ami Henri Benjamin administra 10 grammes d'acide salicylique dans le but de combattre la fétidité du jetage. L'animal ayant succombé quarante-huit heures après, on trouva, à l'autopsie, la muqueuse de l'œsophage et de l'estomac comme corrodée par de nombreuses et profondes ulcérations.

Il importe donc de *diluer* ces médicaments dans une grande quantité de liquide et de les administrer sous forme de limonade qu'on prépare de la manière suivante. On dissout à chaud l'acide benzoïque ou l'acide salicylique dans 500 à 600 grammes d'eau ordinaire; on ajoute par petites portions et en agitant continuellement 100 grammes d'eau de cannelle, puis un peu de cognac, quelques morceaux de sucre, et enfin une quantité d'eau suffisante pour parfaire un litre de limonade. Vous n'emploierez cette limonade que lorsque vous aurez affaire à des typhiques très altérés; mais ce n'est pas toujours le cas, et si vos malades se refusent à prendre de grandes quantités de

______

(1) Albert Robin, *Note sur l'action de l'acide salicylique dans la fièvre typhoïde*. Comptes rendus de la Société de Biologie, 1877, t. XXIX, p. 32.

liquide, gardez-vous de leur donner autre chose que du lait, du bouillon et du vin coupé d'eau, et dissolvez l'acide benzoïque dans une potion alcoolique. Et chaque fois qu'on fera prendre au malade une cuillerée de celle-ci, il faudra immédiatement lui faire boire une tasse de bouillon ou un verre d'eau rougie pour pratiquer dans l'estomac la dilution que je vous recommande.

Avec ces doses et ce mode d'administration, vous n'obtenez pas d'abaissement immédiat et marqué de la température; — vous savez que ce n'est pas le but que nous visons, — mais la courbe générale tend à s'élever moins haut et les défervescences sont, en général, plus rapides qu'il n'arrive ordinairement.

Il ne faut pas administrer indistinctement de l'acide benzoïque à tous vos typhiques, et parmi les *contre-indications* dont vous aurez à tenir compte, je mets en premier rang *l'état des voies digestives* et *l'albuminurie notable*.

Quand les typhiques présentent des complications gastriques, gardez-vous des acides benzoïque et salicylique et même de leurs sels; et si pendant leur usage le malade a des aigreurs, des nausées, des vomissements, de la douleur épigastrique, suspendez-les immédiatement.

Quant à l'albuminurie notable, elle constitue à mes yeux une contre-indication absolue; mais remarquez que je dis « albuminurie notable », c'est-à-dire albuminurie dépassant 1 gramme par litre d'urine, car j'ai montré depuis longtemps que l'urine de tous les typhiques contient à un moment donné des traces d'albumine, et je ne veux pas que vous considériez ces traces comme un obstacle à l'emploi de l'acide benzoïque. Il faut donc que cette albuminurie en quelque sorte normale prenne assez d'importance pour s'élever à la hauteur d'une détermination. Et dans ces conditions le motif de mon abstention est basé sur ce que l'organisme des individus atteints d'affections rénales parenchymateuses effectue fort difficilement la synthèse de l'acide hippurique. J. Jaarsveld et J. Stokvis (1) ont prouvé, en effet, que dans les néphrites parenchymateuses chroniques et aiguës, comme dans la dégénérescence amyloïde, l'acide benzoïque ingéré n'engendrait qu'une très faible quantité d'acide hippurique : parfois même, quand l'urine renferme de grandes quantités d'albumine, l'acide hippurique manque totalement. F. Kronecker (2) est arrivé à des résultats identiques, sauf quelques particularités de détail.

Comme une albuminurie marquée empêche ou diminue la synthèse de l'acide hippurique, laquelle est le but de notre thérapeutique, vous comprendrez facilement pourquoi je vous engage à ne pas donner d'acides benzoïque ou salicylique aux typhiques véritablement albuminuriques.

(1) J. JAARSWELD et J. STOKVIS, *Ueber den Einfluss von Nierenaffec=tionen auf die Bildung von Hippursäure.* Archiv für Experiment. Pathologie, t. X, p. 268-300, 1879.

(2) F. KRONECKER, *Ueber die Hippursäurebildung beim Menschen in Krankheiten.* Disscrtat. inaug., Leipzig, 1883, et Arch. f. Exp. Path. und Pharm., t. XVI. p. 344-360.

L'alcoolisme, la faiblesse de l'action du cœur, et les dépressions circulatoires qui ressortissent à la myocardite, constituent encore autant de contre-indications à l'emploi systématique de ces médicaments; je dois ajouter cependant que celles-ci s'adressent bien plus à l'acide salicylique qu'à l'acide benzoïque.

II

De la solubilisation par oxydation. — Ses conséquences. — Hématose pulmonaire. — Renouvellement de l'air. — Sa température. — Inhalations d'oxygène. — Maintien de l'intégrité de l'appareil respiratoire. — Position du malade. — Ventouses sèches. — Rôle de l'alimentation et des alcooliques dans l'hématose pulmonaire. — Hématose cutanée. — Lotions fraîches; rôle et mode d'action. — Action des bains froids sur la nutrition. — Mode d'emploi des lotions froides.

Pour solubiliser les déchets organiques, nous disposons encore d'une série d'autres moyens dont je vais rapidement vous tracer le rôle et vous montrer la valeur. Il ne s'agit plus de combiner les résidus azotés peu solubles à un médicament ternaire qui forme avec eux un produit nouveau d'une solubilité plus grande, mais de favoriser sur place, c'est-à-dire dans l'organisme lui-même, soit l'*oxydation plus parfaite des résidus* en question, soit une évolution moins anormale de la désintégration élémentaire.

Vous vous rappelez ce que je vous ai dit des ptomaïnes et des leucomaïnes et de leur production en excès dans la fièvre typhoïde. M. A. Gautier, l'éminent professeur de chimie de la Faculté de médecine, a montré que ces poisons sont fort oxydables et que leur combustion par l'oxygène était le plus puissant agent de leur élimination. Les déchets peu solubles oxydés et solubilisés, les ptomaïnes et les leucomaïnes brûlées et rendues inoffensives, la désassimilation régularisée par un rapport plus exact du combustible et du comburant, telles seront les conséquences d'une meilleure oxygénation du sang.

En un mot, il faut aider la grande fonction de l'hématose.

Occupons-nous d'abord de l'*hématose pulmonaire*, qui tient, sans contredit, le premier rang. Avant tout, il importe de *maintenir dans l'air que respire le malade l'oxygène en quantité et en tension convenables*. Aussi doit-on renouveler l'air de la chambre le plus souvent possible, et même, si la température extérieure le permet, je conseille de laisser ouverte pendant une partie de la journée la fenêtre de la chambre voisine de celle où se trouve le typhique, en maintenant entrebâillée la porte de communication.

La *température* sera maintenue entre 15 et 18 degrés centigrades, afin que chaque inspiration puisse introduire dans les poumons un volume réel d'air plus considérable que si la température était plus élevée. Vous n'imiterez donc pas ces fâcheuses pratiques que des préjugés enracinés imposent trop fréquemment à l'esprit des familles et des médecins, et qui consistent à tenir les malades dans un air confiné, vicié par leurs émanations et par celles des personnes qui les soi-

gnent, qu'on raréfie encore en le surchauffant artificiellement, en entourant le lit de rideaux, et en
enfouissant le patient sous un amoncellement de cou-
vertures. Supprimez donc rideaux et alcôves, afin que
l'air circule librement autour du lit, et tout en évitant
que la clarté du jour vienne frapper directement les
yeux, laissez la lumière et le soleil pénétrer largement dans la chambre.

Quand le malade est très cyanosé ou quand l'adynamie est prononcée, je vous engage même à employer les *inhalations d'oxygène bien pur*, malgré
l'avis contraire de Murchison, qui ne leur reconnaît
aucun avantage. Pour ma part, je les utilise très fréquemment, et j'ai eu à me louer maintes fois de cette
pratique. L'oxygène augmente incontestablement la
quantité de l'urée, et si mes expériences ne sont pas
assez nombreuses pour que je puisse vous les résumer
sous forme de tableau, sachez cependant que dans
deux cas où l'urée a été dosée avant et pendant la
période d'inhalation, j'ai obtenu $22^{gr},10$ comme
moyenne des deux jours qui ont précédé les inhalations et $24^{gr},52$ pour les deux jours pendant lesquels
celles-ci ont été pratiquées. L'oxygène m'a paru avoir
aussi une action assez évidente sur la cyanose, dont la
cause immédiate est un défaut d'oxygénation du sang,
quelle qu'en soit d'ailleurs la condition mécanique originelle. Du reste, je poursuis sur ce point des recherches qu'il est fort difficile de conduire à bonne fin
dans la pratique hospitalière et que j'ai dû restreindre aux cas de fièvres typhoïdes observées dans la pra-

ALBERT ROBIN.

tique civile, où l'on surveille les malades de plus près et où surtout les ordres du médecin sont mieux exécutés. Ce que j'ai déjà obtenu me donne la conviction que les inhalations d'oxygène sont un adjuvant extrêmement utile, et ce que la théorie faisait prévoir, la pratique semble le réaliser d'une manière complète.

Voici comment j'opère : d'abord 20 à 30 litres par jour me paraissent une dose suffisante, mais qu'on peut dépasser un peu sans inconvénient. Toutes les deux heures environ, je fais inspirer au malade 2 à 3 litres d'oxygène mélangé de son volume d'air. Quand il y a du délire, de l'agitation, de la prostration, quand, en un mot, le patient est incapable de pratiquer les inspirations, vous ferez diffuser de temps à autre de l'oxygène autour de lui, en dirigeant l'embout du tube de sortie vers ses narines et en choisissant, pour faire sortir le gaz, le moment d'une inspiration. Vous dégagez ainsi, toutes les deux à trois heures, 5 à 6 litres d'oxygène qui vient enrichir l'air respiré par le malade.

Mais pour que l'air pénètre dans la poitrine, au moins faut-il que l'appareil respiratoire considéré comme porte d'entrée de l'oxygène soit maintenu dans un état d'intégrité aussi parfait que possible. On devra, par conséquent, lutter sans relâche contre les *stases* et les *congestions pulmonaires* qui diminuent le champ respiratoire et restreignent d'autant l'absorption de l'oxygène. Pour cela, on veillera à ce que le malade ne reste pas toujours dans la même *position*, surtout dans le décubitus dorsal ; on le retournera de temps à autre sur le côté, et comme le refroidissement des extrémités inférieures favorise la congestion des poumons, on aura soin que la tête du patient soit un peu élevée et que ses pieds ne se refroidissent point.

Mais le meilleur moyen de modérer les congestions pulmonaires et d'agir sur l'élément pour ainsi dire mécanique de l'hématose, c'est l'application réitérée et systématique de *ventouses sèches* sur la poitrine, suivant la méthode recommandée par M. le professeur Jaccoud, c'est-à-dire 30 à 50 ventouses sèches une à deux fois par jour suivant les cas et l'état de la peau, sur le dos, la région sous-axillaire et la partie supérieure et antérieure du thorax.

D'ailleurs l'hématose est indirectement favorisée déjà par deux des moyens que je vous ai recommandés plus haut, à savoir : l'*alimentation* et l'*alcool*. C'est ainsi que Zuntz et Mering ont démontré que l'ingestion des aliments — et le lait peut être placé au premier rang de ceux-ci — augmentait dans une notable proportion les phènomènes chimiques de la respiration et les oxydations organiques (1). D'un autre côté, J. Wolfers s'est assuré que l'alcool augmentait la quantité de l'oxygène absorbé par la voie pulmonaire; comme l'acide carbonique expiré s'élève aussi, quoiqu'en de plus faibles proportions, on est en droit de conclure que cet oxygène est utilisé, par conséquent que l'al-

(1) Zuntz et Mering, *Inwiefern beinfluss Nahrungszufuhr die thieri- schen Oxydationsprocesse?* Archiv f. die gesammte Physiolog., t. XXXII, p. 173, 1883.

cool augmente aussi bien l'absorption que la consom-
mation de l'oxygène (1).

La *peau* est, elle aussi, un organe de respiration
dont l'intégrité devra être surveillée avec la plus grande
attention. On la débarrassera des produits de sécrétion
qui s'accumulent à sa surface et gênent son fonctionnement absorbant et éliminateur. Les *lotions fraîches*
que recommande à si juste titre M. Jaccoud me paraissent être le meilleur moyen à employer pour remplir
cette indication.

Mais ce rôle de lavage n'est qu'un des côtés de
l'action des lotions froides, et le but auquel elles tendent a une importance d'un tout autre ordre.

Je ne crois pas non plus que leur efficacité soit due
à leur action réfrigérante ; vous savez quelles objections j'ai adressées à l'idée de l'hyperthermie dont je
fais une conséquence, mais jamais une cause, et c'est
pourquoi je ne crois pas qu'un moyen qui agit réellement puisse devoir son activité à la soustraction pure
de la chaleur, puisqu'il est entendu que celle-ci n'a
pas par elle-même d'action nocive.

L'amélioration si souvent constatée à la suite des
lotions froides et, disons-le aussi, des bains froids,
n'est pas due à l'abaissement de la température, à une
simple soustraction du calorique. Avant toute autre
influence, les lotions et les bains froids exercent sur
le système nerveux de la peau une stimulation éner-

(1) Wolfers, *Untersuchungen über den Einfluss einiger Stickstoff-
freier Substanzen speciell des Alcohols, auf den thierischen Stoffwechsel.*
Archiv f. die gesammte Physiol., t. XXXII, p. 222, 1883.

gique et subite, qui retentit sur les centres nerveux
et par voie réflexe sur les échanges organiques qu'elle
régularise ; par suite, cet excitant du système nerveux
modifiera d'une manière parallèle tous les actes du
processus fébrile qui dépendent du système nerveux.
Et dans cette influence biochimique, l'action réflexe
si connue des lotions froides sur la circulation et la
respiration intervient aussi comme un élément d'une
importance que personne ne saurait méconnaître.

L'une des meilleures preuves que l'on puisse fournir
à l'appui de cette théorie, ce sont les modifications
urologiques que l'on a observées à la suite des bains
froids. Tout le monde s'accorde pour admettre qu'ils
augmentent l'urée et la quantité de l'acide carbonique exhalé par les poumons. D'après mes recherches,
ils élèveraient aussi la proportion de l'acide phosphorique à l'azote de 11 à 19 0/0, c'est-à-dire qu'ils
tendent à ramener le rapport aux environs de la
normale. Et comme le coefficient d'oxydation augmente après l'emploi du bain froid, j'en conclus,
en m'appuyant sur ces diverses données, que lotions
et bains froids n'exagèrent pas la désintégration
organique, ainsi qu'on le répète à tort, mais qu'ils
exercent une action des plus favorables sur les échanges qu'ils régularisent en activant les oxydations. Les
lotions froides répondent donc de toutes les façons à
l'indication que nous étudions en ce moment.

M. Jaccoud conseille de les pratiquer « avec du vinaigre aromatique pur qui procure une réfrigération
plus marquée et plus durable, qui excite plus active-

ment l'hématose cutanée, qui stimule l'innervation toujours plus ou moins troublée et défaillante, qui enfin maintient autour du malade une atmosphère odorante qui le ranime et assure la pureté de l'air. » Cette pra-tique est excellente, et je m'y rallierais sans réserve, si je n'avais rencontré quelques malades auxquels l'o-deur du vinaigre était absolument intolérable. Je vous conseille de pratiquer les lotions avec de l'eau fraîche additionnée d'un peu d'eau de Cologne ou d'une eau de toilette dont le parfum plaise au patient.

Vous ordonnerez de 4 à 8 lotions par jour, en vous basant au moins autant sur l'analyse de l'urine que sur la température. En effet, si vous admettez avec moi que le but essentiel des lotions froides est d'agir sur les échanges par l'intermédiaire d'une stimulation nerveuse, quel meilleur moyen trouverez-vous de juger de l'opportunité de leur emploi, que celui qui consiste à interroger la cendre de ces échanges? Vous com-mencerez donc par quatre lotions par vingt-quatre heu-res ; puis si l'urée n'augmente pas, si le rapport de l'u-rée avec les matériaux solides ne s'élève pas, vous don-nerez six lotions, pour arriver enfin à huit, si le résultat cherché n'est pas encore atteint. Je sais bien que ce critérium est autrement délicat que la température, et je ne me fais aucune illusion sur la fortune qui lui est réservée ; mais nul ne pourra contester qu'il soit rigou-reusement logique. J'ajouterai qu'au point de vue cli-nique je ne l'ai pas encore trouvé en défaut.

CINQUIÈME LEÇON

I

Suite de la troisième indication : dissoudre les résidus solubilisés.
— Les boissons abondantes et leur influence sur les échanges. —
Augmentation de l'urée. — Lavage des tissus. — Augmentation
des oxydations. — Élévation du coefficient d'oxydation. — Effet
sur l'élimination des matériaux solides. — Le bouillon et le lait.
— Diverses actions sur l'osmose, la tension circulatoire, la quantité de matières septiques nécessaires pour provoquer la fièvre. —
Mode d'administration des boissons abondantes.

MESSIEURS,

Au fur et à mesure que les résidus sont solubilisés,
il faut leur fournir *un véhicule qui les dissolve et les entraîne au dehors*. Cette indication est peut-être la plus
importante de toutes celles que je vous ai posées; elle
est, pour ainsi dire, le pivot de ma thérapeutique;
aussi m'y arrêterai-je tout particulièrement.

Les dissolvants, ce sont les *boissons abondantes*. Je
vais donc vous montrer comment les grandes ingestions de liquides agissent sur la nutrition dans l'état
de santé et de maladie, suivant ainsi la méthode avec
laquelle nous avons étudié jusqu'ici tous les éléments
de la thérapeutique de la fièvre typhoïde. Et je puis
vous assurer de prime abord que cette *action sur les*

échanges vient sensiblement en aide au *rôle purement mécanique de la dissolution*, sans compter encore diverses influences secondaires qui vous seront exposées en leur temps. On a fait de nombreux travaux sur l'*action que les grandes ingestions de liquides exercent sur la nutrition*, et malgré tout, la question revient pour ainsi dire périodiquement à l'ordre du jour ; les uns tenant encore pour l'inactivité des liquides, les autres beaucoup plus nombreux leur accordant une réelle influence (1).

Mais dans cette question controversée, il importe de ne pas placer toutes les expériences sur le même plan et de tenir compte avant tout de la valeur et de l'autorité des expérimentateurs. Partant de ce principe et après avoir soumis à un contrôle sévère les divers travaux publiés sur ce sujet, j'arrive à cette conclusion que les grandes ingestions de liquides augmentent plus ou moins notablement la quantité de l'urée et des sels de l'urine. Or, ce fait étant admis, on discute encore sur la question de savoir si cette augmentation de l'urée a pour cause un meilleur lavage

(1) A. Genth, *Untersuchungen über den Einfluss der Wassertrinkens auf den Stoffwechsel*, Wiesbaden, 1856.

J. Seegen, *Ueber die Ausscheidung des Sticks'offs*. Wiener Akad. Sitzungb., Bd. LXIII, p. 26, 1861.

Eichhorst, Pfluger's Arch., Bd. IV.

H. Weiske, *Versuche über den Einfluss des Kochsalz und des Wassers*, etc. Journ. f. Landwirthschaft, 1874, p. 370.

J. Mayer, *Ueber den Einfluss der vermehrter Wasserzufuhr auf Stoffumsatz im Thierkorper*. Zeitsch. f. kl. med., t. II, p. 34.

Rabuteau, *Traité élém. de thérapeut.*, 4e édit., 1884, p. 1224.

J Hoffmann, *Beiträge zur Urologie*, Berlin, 1884.

Voyez aussi la bibliographie indiquée par Voit, *Physiol. der Stoffwechsel*, 1881, p. 152.

des tissus et d'un entraînement plus parfait de l'urée normalement formée, ou si l'urée provient d'une augmentation dans la destruction organique.

Posée ainsi, la question risquait fort de rester longtemps sans solution, car elle omettait un élément de la plus haute valeur, à savoir, si l'élévation du chiffre de l'urée ne pourrait dépendre aussi, non pas d'une augmentation dans la désintégration organique, mais bien d'une exagération des combustions élémentaires.

La vérité est dans cette troisième hypothèse et je vais vous le démontrer, car j'ai repris moi-même cette étude, afin de pouvoir donner mon opinion personnelle dans le débat, et mes expériences sont venues confirmer de la manière la plus complète, d'une part, l'opinion des auteurs qui attribuent aux liquides pris en abondance une action puissante sur les échanges organiques, tandis que, d'autre part, elles prouvent que ces échanges ne sont pas augmentés absolument, mais que l'évolution des produits désintégrés s'accomplit d'une manière plus complète (1).

D'abord, il est incontestable qu'une partie de l'excédant d'urée a pour origine un lavage plus parfait des tissus; or, ce premier fait a une grande portée à mon point de vue : si les tissus et les humeurs sont mieux débarrassés des produits de leur désintégration, nul doute que le fonctionnement élémentaire ne bénéficie de cet entraînement d'un produit qui les encombre. Si

---

(1) Albert ROBIN, *De l'influence des grandes ingestions de liquides sur les échanges organiques et sur le traitement de l'obésité* (Soc. médicale des hôpitaux de Paris, et Gazette médicale de Paris, 1886).

ce fonctionnement s'accomplissait d'une manière anormale, n'est-ce pas placer les éléments dans des conditions meilleures qu'auparavant au point de vue des oxydations? On pressent donc qu'en assurant l'intégrité de la dépuration élémentaire, on va favoriser les oxydations organiques.

En effet, Forster (1) priva un chien de toute nourriture pendant sept jours; l'urée journalière oscilla de 12 gr. 1 à 12 gr. 8 du cinquième au septième jour. Il injecta alors dans l'estomac 3 litres d'eau; l'urée monta brusquement à 22 gr. 9. Un chien de Voit privé d'eau éliminait 16 gr. 7 d'urée; on lui fit ingérer 1957 gr. de liquide, l'urée s'éleva à 21.3.

Que les boissons prises en abondance augmentent l'urée, voilà un fait mis hors de doute par les expériences que je viens de vous rapporter. Mais il s'agit de fixer la part qui, dans cette augmentation, revient au lavage des tissus et de montrer que cette part est minime vis-à-vis de celle qui dépend de l'augmentation des combustions.

D'abord la différence en urée est beaucoup trop considérable pour ne provenir que d'un meilleur lavage des tissus; ensuite, dans les expériences de Voit, l'établissement de l'équilibre azoté égalisait, à peu de chose près, l'azote urinaire avec l'azote alimentaire. En admettant même que la différence constituât précisément cette réserve qu'un excès d'eau entraîne, on obtiendrait au plus 15 à 20 0/0 de la quantité d'urée en excès.

(1) Forster, *Zeitsch. f. Biologie*, t. XIV, p. 175, 1878.

Le reste doit donc provenir des tissus de l'individu en expérience. Enfin, à toute destruction de matières albuminoïdes correspond une élimination de soufre parallèle à l'azote des albuminoïdes désintégrés, et c'est justement ce qui arrive après l'ingestion d'une grande quantité d'eau, puisque Forster a vu l'acide sulfurique des sulfates de l'urine monter de $1^{gr},263$ à $1^{gr},563$ après absorption de deux litres d'eau.

Je tire donc cette première conclusion que l'augmentation de l'urée après ingestion d'une grande quantité d'eau tient, pour une faible part, à un lavage plus parfait des tissus, et provient, pour la plus grande part, des matières albuminoïdes de l'organisme.

Ceci posé, il s'agit de savoir si cette urée en excès dépend d'un accroissement de la désintégration organique ou d'une exagération des oxydations.

J. Mayer, à la suite d'expériences fort bien conduites, conclut que l'eau en excès n'augmente pas la destruction des matières organiques; c'est aussi l'opinion de Rabuteau, de J. Hoffmann, de Bischoff, etc. Mais ces expérimentateurs s'appuient sur des observations dans lesquelles l'ingestion d'eau n'a pas produit ou n'a produit qu'une faible élévation de l'urée; ils jugent, en un mot, la quotité des destructions par le poids de l'urée.

Certainement, l'urée est en rapport étroit avec le taux des combustions, mais celles-ci dépendent aussi de la quantité des principes combustibles offerts à l'oxydation, et je ne trouve pas dans les expériences précitées d'indication bien nette sur le régime alimentaire. Et quand je trouve ces indications, elles ne sont pas de nature à dissiper mes doutes. Aussi ai-je eu recours à un autre procédé qui consiste à comparer le poids de l'urée à celui de la totalité des matériaux solides éliminés par l'urine. Pour effectuer cette comparaison, j'ai pris d'abord les tableaux d'expériences de A. Genth, l'auteur qui me paraît avoir le mieux élucidé la question et avoir conduit ses expériences faites sur lui-même avec la plus grande précision. Voici les résultats auxquels je suis arrivé :

Dans une première série d'expériences *à blanc*, Genth éliminait $70^{gr},129$ de matériaux solides, contre $43^{gr},269$ d'urée, soit 61,6 d'urée pour 100 de matériaux solides. Il prend deux litres d'eau en sus de son régime habituel ; les matériaux solides s'élèvent à $73^{gr},057$, l'urée à $48^{gr},359$, soit 66,1 0/0 d'urée. Enfin, il porte l'eau à quatre litres, les matériaux solides s'élèvent à $75^{gr},356$, l'urée à $53^{gr},194$, soit 70,5 0/0.

TABLEAU XII. — Influence des boissons aqueuses sur les oxydations organiques. Calculs d'après les expériences de A. Genth.

RÉGIME.	MATÉRIAUX SOLIDES.	URÉE.	RAPPORT DE L'URÉE aux MAT. SOLIDES.
Régime ordinaire........	70.12	43.26	61.60
Id. +2 litres d'eau..	73.05	48.35	66.10
Id. +4 — ..	75.35	53.19	70.50

Il résulte de ces chiffres que l'ingestion de l'eau en excès augmente les combustions sans augmenter parallèlement la destruction organique, puisque les matériaux solides augmentent de 5^{gr},257, soit 7^{gr},5 0/0, quand l'urée s'élève de 9^{gr},925, soit 22^{gr},9 0/0.

Pour lever toutes les objections que l'on voudrait adresser aux expériences de A. Genth, je les ai reprises sur moi-même, et je suis arrivé à des résultats fort approchants, comme vous pouvez le voir dans le tableau que je mets sous vos yeux.

TABLEAU XIII. — Influence des boissons aqueuses sur les oxydations organiques.

RÉGIME.	QUANTITÉ D'URINE.	DENSITÉ.	MATÉRIAUX SOLIDES.	URÉE.	RAPPORT DE L'URÉE AUX MAT. SOLIDES.
1re Exp. Régime normal. Moy. de 5 j..	1200	1023.5	65.75	32.52	49.4
2e Exp. Régime normal + 1 litre d'eau en dehors des repas Moy. de 5 jours...	2100	1013	65.33	34.76	53.2

Vous voyez combien la concordance est exacte, puisque les matériaux solides restent stationnaires et que l'urée s'élève de 2^{gr},24, soit 6.7 0/0 pour un seul litre d'eau ingéré en sus de la quantité habituelle.

Comme l'urée est le produit le plus parfait de l'oxydation des principes azotés, le rapport qu'affecte l'azote de cette urée avec l'azote total de l'urine doit servir à mesurer le taux des oxydations, et je le dénomme à ce titre « coefficient d'oxydation ». D'une manière beaucoup plus approximative, on peut prendre aussi comme coefficient d'oxydation le rapport de l'urée aux matériaux solides envisagés en bloc; celui-ci est très variable suivant les individus et les circonstances pathologiques, mais chez un même sujet, avec une alimentation identique, il suffit aux besoins de la clinique. Et comme les tableaux qui précèdent démontrent que ce coefficient augmente avec l'ingestion d'eau, ils viennent confirmer encore la valeur que j'attribue à l'augmentation de l'urée, et contribuent à établir définitivement que les liquides pris en abondance augmentent les oxydations sans augmenter parallèlement la désintégration organique.

Cette conclusion est appuyée indirectement aussi par les recherches de Wilischanin qui remarque que chez les animaux rendus artificiellement fébricitants, les grandes ingestions d'eau ralentissent la perte du poids et abaissent d'un demi-degré environ la température fébrile (1).

Par conséquent, l'ingestion de grandes quantités de liquides, en même temps qu'elle fournit un dissolvant aux déchets organiques et qu'elle assure leur élimination, s'associe donc très exactement à ces deux grandes indications de la fièvre typhoïde : favoriser la dépuration organique, accroître les oxydations sans augmenter la désintégration élémentaire.

(1) P Wilischanin, *Ueber den Einfluss von grossen Wassermengen auf das Fieber*. Centralblatt f. die med. Wissensch., n° 38, 1883, et Jegened. klin. Gazeta, n° 21, 1883.

Mais avant de conseiller l'administration de l'eau pure, il importe que [nous étudiions la manière dont elle modifie l'élimination des substances salines. Je vais reprendre dans ce but les expériences de Genth et vous en présenter le résumé dans le tableau ci-dessous :

TABLEAU XIV. — **Influence de l'ingestion de grandes quantités d'eau sur l'élimination des matériaux salins de l'urine. Calculs d'après les expériences de Genth.**

DÉSIGNATION DES PRINCIPES.	AVANT L'EXPÉRIENCE.	2 LITRES D'EAU.	4 LITRES D'EAU
Chlore............	7.730	9.250	8.910
Acide sulfurique...	2.820	3.040	3.290
Acide phosphorique	3.670	3.780	3.930
Potasse...........	5.050	6.120	5.200
Magnésie.........	0.197	0.154	0.109
Chaux............	0.147	0.109	0.128

L'acide sulfurique, le chlore, l'acide phosphorique et la potasse augmentent sensiblement sous l'action des grandes ingestions d'eau ; la chaux et la magnésie tendent au contraire à diminuer. Il résulte de ces faits que l'eau prise en grande quantité, tout en favorisant l'oxydation et la dépuration organiques, augmente aussi les pertes de l'individu en matériaux salins, au moins pour la plupart de ceux-ci. Or, on sait quel rôle important les principes inorganiques tiennent dans la nutrition, et quels sont aussi les dangers de la *déminéralisation organique*. Je vous prouverai dans une prochaine leçon que tous les médicaments qui tendent à augmenter une déminéralisation à laquelle la fièvre typhoïde dispose par elle-même doivent être scrupuleusement proscrits de la thérapeutique. C'est pourquoi, malgré les avantages incontestables que je viens de vous signaler, l'eau pure ne saurait être la boisson exclusive des typhiques. Mais il ne s'agit que de tourner la difficulté.

Les boissons que vous donnerez en abondance doivent contenir des principes salins semblables à ceux de l'organisme, afin de remplacer ceux qui seraient entraînés par une trop grande circulation de liquide. Le *lait*, le *bouillon*, dont nous avons parlé déjà comme aliments, n'agissent-ils pas absolument dans ce sens : pris à la dose de 2 à 3 litres, ils nourrissent et stimulent par leurs éléments alibiles; ils fournissent la quantité d'eau nécessaire pour dissoudre les déchets organiques; ils viennent, par cette même quantité d'eau, en aide aux oxydations sans accroître la destruction; ils entraînent au dehors les déchets qu'ils ont dissous et dont ils ont favorisé l'oxydation; ils remplacent enfin par les sels qu'ils introduisent les sels analogues que le volume d'eau ingéré fait éliminer en excès.

Il est encore plusieurs effets des boissons abondantes sur lesquels je voudrais appeler brièvement votre attention. C'est ainsi qu'en diminuant la concentration du sang, elles hâtent l'exosmose des tissus qui versent plus facilement dans la circulation les produits de désintégration dont ils sont chargés. Comme toute cette masse de liquide doit passer par la circulation avant d'être excrétée, elle augmente forcément la masse du sang, d'où une tension plus forte de celui-ci, ce qui active d'autant les éliminations. Si la masse circulatoire est plus considérable, sa densité est moins forte, par suite son écoulement plus facile, ce qui équivaut à une meilleure irrigation des tissus. En dernier lieu, les liquides excrémentitiels étant plus dilués, leurs propriétés nocives sont diminuées d'autant, et l'action irritante qu'ils peuvent exercer au passage sur leurs émonctoires doit être amoindrie dans les mêmes proportions.

Ce n'est pas tout : il est un autre effet des boissons abondantes, qui, s'il n'est pas encore vérifié, ne mérite pas moins d'être pris en sérieuse considération : c'est cette assertion de P. Wilischanin, que lorsqu'on fait absorber à des animaux une quantité considérable de liquide, il faut augmenter sensiblement la proportion de matières septiques qu'on doit introduire dans l'organisme pour provoquer la fièvre.

Vous voyez donc, que de quelque point de vue qu'on les considère, les grandes ingestions de liquides répondent aux indications pathogéniques les plus urgentes de la fièvre typhoïde ; aussi ne saurais-je trop insister sur cette partie capitale de son traitement.

Vos malades devront boire environ 4 litres de liquide dans les vingt-quatre heures ; et pour quelques-uns que vous rencontrerez qui trouveront cette quantité exagérée et ne voudront pas l'ingérer, vous en observerez un bien plus grand nombre qui ne demanderont qu'à boire davantage. Rien n'égale la soif ardente et comme inexorable de certains typhiques qui boiraient sans discontinuer, s'ils en avaient la possibilité ; j'ai vu des malades qui absorbaient jusqu'à 8 litres de liquide en vingt-quatre heures. C'est vous dire que, loin de chercher à modérer cette soif, vous devez, au contraire, vous en féliciter, à la condition que pour la satisfaire vous n'oubliiez pas les conseils que je vous ai donnés précédemment à propos de l'administration du lait et dont le principal peut se résumer en deux mots : peu à la fois et souvent.

Pour arriver à ce minimum de 4 litres qu'il vous sera permis de dépasser quand l'estomac de vos malades jouira d'une tolérance suffisante, vous avez déjà le *lait* qui figurera pour un litre et demi à deux litres, le *bouillon* pour un demi-litre à un litre, l'*infusion de café*, l'*alcool*, pour 150 à 200 grammes; vous parferez les 4 litres avec de la *limonade vineuse,* la *macération de quinquina,* l'*eau de Vals* ou de *Saint-Galmier additionnée de sirop de groseilles* ou *de limons,* l'*eau rougie,* etc., suivant les préférences et la tolérance des malades. Enfin, comme ligne générale de conduite, ne donnez pas de médicaments sous une forme concentrée, mais dissolvez-les toujours dans une grande quantité de liquide afin d'ajouter le pouvoir éliminateur de l'eau à l'action personnelle du médicament employé.

II

MAINTENIR L'ÉNERGIE CIRCULATOIRE. — Digitale. — Ergot de seigle. — AIDES A L'ACTION DE TOUS LES ÉMONCTOIRES. — Voies pulmonaires. — Du vésicatoire. — Des émissions sanguines. — Influence favorable des hémorrhagies intestinales légères et des épistaxis. — Mode probable de leur action : suractivité de la transsudation interstitielle. — Voie cutanée. — Des sueurs critiques et de leurs caractères. — Réponse aux objections tirées de la minime quantité de matériaux solides entraînés par la sueur. — Action du jaborandi à doses massives et fractionnées. — Voie rénale. — Boissons et médicaments. — Rétention d'urine. — Voie intestinale. — Alcool. — Purgatifs. — Avantages et inconvénients. — Leurs indications, constipation et fétidité. — Le calomel. — Les purgatifs salins. — Lavements d'eau froide.

Les déchets organiques étant oxydés, solubilisés, dissous, il importe maintenant de MAINTENIR L'ÉNERGIE CIRCULATOIRE. Mais la plupart des moyens que je vous ai recommandés, l'*alimentation*, l'*alcool*, le *café*, l'*extrait de quinquina*, etc., viendront concourir à ce but auquel les qualités nouvelles du liquide circulant mettront moins d'entraves. Les *lotions fraîches* par leur action stimulante contribuent aussi à relever l'activité cardio-vasculaire. C'est seulement si le cœur faiblissait que vous auriez le droit d'appeler à votre aide la *digitale* et l'*ergot de seigle* que M. Duboué (de Pau) recommande avec tant d'insistance. Mais rappelez-vous que ces deux médicaments ne doivent pas être maniés à la légère et qu'il n'en faut pas exagérer les doses. Habituellement, j'associe l'infusion de 50 centigrammes de poudre de feuilles de digitale à 2 grammes d'ergotine, et je gradue son administration sur l'état du pouls. La faiblesse, l'irrégularité et la fréquence du pouls étant des signes indicateurs de l'emploi de ces deux moyens associés, suspendez-les dès que le pouls se régularisera, perdra de sa fréquence, ou prendra de la force. Et vous remarquerez qu'en général il n'est pas nécessaire d'employer de fortes doses pour atteindre ce résultat. -

Nous arrivons peu à peu, Messieurs, à la fin de nos indications ; il faut à présent que les émonctoires évacuent ces « humeurs peccantes », comme disaient si justement nos aînés dont on a tant ridiculisé le bon sens prophétique. Nous devons MAINTENIR OUVERTES LES PORTES DE SORTIE, éviter scrupuleusement l'emploi de tout médicament qui agirait sur elles dans le sens de la restriction ; veiller aux éliminations par le poumon et la peau, surveiller la diurèse et les évacuations alvines.

Des *voies pulmonaires*, je n'ai rien à vous ajouter, puisque tout procédé qui aide à l'absorption de l'oxygène sert aussi à l'élimination de l'acide carbonique, et ce que je vous ai dit de l'action de l'*aération*, de la *position*, des *ventouses*, des *inhalations d'oxygène*, s'applique exactement aussi à l'indication actuelle. Il n'est pas jusqu'à l'*ergotine* et la *digitale* qui n'exercent secondairement aussi quelque influence sur les congestions hypostatiques du poumon.

Mais supposons — et le fait se réalise souvent — que tout cela soit insuffisant. Sommes-nous désarmés et devons-nous nous abstenir toujours et quand même du *vésicatoire* prudemment manié, à cause de son action sur le rein, ou des *émissions sanguines* locales à l'aide de sangsues ou de ventouses scarifiées ? Je le crois si peu que, le cas échéant, je n'hésite pas à recourir à cette pratique. Je sais que cette manière de faire va à l'encontre de ce que vous voyez faire journellement dans les hôpitaux où l'on craint en général de faire perdre à un typhique une seule goutte de son sang, mais je me suis trop fréquemment assuré des services que peuvent rendre ces moyens pour que je ne croie pas de mon devoir de vous les indiquer et de vous les recommander, dans les cas relativement rares où les autres auront échoué.

Rappelez-vous, à ce sujet, l'influence favorable que Trousseau attribuait aux *hémorrhagies intestinales légères*, la disparition des violentes céphalalgies du début à la suite des grandes épistaxis, le sommeil tranquille et réparateur qui suit parfois celles-ci, et vous trouverez là autant d'arguments pour justifier mon conseil.

Sachez même que, dans quelques cas rares, ces *épistaxis* ont une réelle valeur critique. M. le professeur Jaccoud disait déjà que l'épistaxis du second septenaire est salutaire chez les individus robustes atteints d'accidents cérébraux congestifs auxquels elle sert de dérivation critique. J'ai vu, pour ma part, deux cas absolument saisissants qui ne laissent aucun doute sur le rôle franchement favorable de quelques épistaxis.

Dans le premier, il s'agissait d'un homme de vingt et un ans, arrivé au 14ᵉ jour d'une fièvre typhoïde commune dont l'hyperthermie était la dominante, puisque du 9ᵉ au 14ᵉ jour, la température du soir ne s'était jamais abaissée au-dessous de 40° avec des ascensions à 40°4 et 40°6 et de faibles rémissions matinales de 1 degré au plus. Le matin du 14ᵉ jour survint une épistaxis abondante après laquelle le malade se sentit profondément soulagé ; le soir la température était à 37°8. Pendant les huit jours qui suivirent, le thermomètre ne dépassa pas le soir 38°8, et la convalescence commença le 22ᵉ jour où les deux températures du matin et du soir descendirent définitivement au-dessous de 38°.

Dans le second cas, une épistaxis abondante fut également le signal d'une défervescence presque subite, chez un homme de vingt-sept ans. L'hémorrhagie eut lieu dans la soirée du 15ᵉ jour, la température du matin ayant été de 39°9 et celle du soir de 40°2. Le lendemain matin, on trouvait 38°2 et le soir 38°9 ; le 18ᵉ jour les deux températures du matin et du soir étaient au-dessous de 38°.

L'action des émissions sanguines, quoique assez complexe, peut être rapportée à deux facteurs principaux : c'est d'abord l'élimination immédiate d'une certaine quantité de principes toxiques, et puis c'est encore un phénomène purement physique qui s'accorde bien avec le but que nous cherchons à atteindre et sur lequel je vais vous donner une brève explication.

Worm-Muller et Lesser ont montré, il y a quelque temps déjà, qu'on peut enlever à un animal une certaine quantité de sang, sans que sa pression artérielle baisse sensiblement, et ils attribuent à tort aux parois vasculaires la propriété d'accommoder la capacité de l'arbre circulatoire aux quantités variables du sang en circulation. Mais, dans un travail récent, Von Regeczy (1) prouve que le rétablisse-

(1) Voy. Regeczy, *Die Ursache der Stabilität des Blutdruckes*. Arch. f. die gesammte Physiologie, Bd XXXVII, p. 73, 1883.

ment de la pression est dû à ce qu'il se fait des tissus aux capillaires une très active transsudation de lymphe interstitielle. Par conséquent, cet appel vers la masse sanguine des liquides qui sont en contact avec les éléments anatomiques et qui sont chargés des produits de leur désintégration, activera d'autant le drainage des tissus et facilitera d'abord l'exosmose de leurs déchets, puis leur définitive décharge.

Après le poumon, l'*émonctoire cutané*, car la peau respire et transpire. Je vous ai dit les moyens d'assurer l'hématose périphérique, et je n'ai plus que de courtes observations à vous présenter sur la *sueur considérée comme véhicule éliminateur*. Vous avez vu, maintes fois, des malades dont la peau était restée âpre, brûlante et sèche pendant de longs jours, être pris tantôt d'une moiteur douce, tantôt et plus rarement d'une sueur profuse qui juge, comme on dit, la maladie. Comme je vous l'ai exposé dans l'une des précédentes leçons, vous reconnaîtrez cette sueur critique à ce que l'urine de la même période, loin de diminuer proportionnellement, augmente sensiblement au contraire, sans que le chiffre des matériaux solides qu'elle tient en dissolution soit abaissé. La vraie crise ne se fait pas par la peau aux dépens du rein; elle s'effectue par tous les émonctoires à la fois, et les chiffres que j'ai donnés dans ma thèse inaugurale sont tout à fait convaincants. Les *sueurs critiques* ont parfois une odeur toute particulière, d'une fadeur nauséeuse et plus rarement d'une remarquable fétidité. Je me souviens d'avoir assisté un jour à une crise sudorale de ce genre qui sauva littéralement la jeune typhique chez laquelle elle survint. La fétidité de la sueur était telle, que la mère de la malade, qui la soignait avec un dévouement de tous les instants, dut sortir de la chambre pour ne pas montrer le dégoût insurmontable qu'elle ressentait. Elle revint néanmoins s'installer au chevet de sa fille, la changea de linge et ne la quitta que vers le soir. Or, dans la nuit, elle fut prise d'une diarrhée profuse, avec coliques et sensation de brûlure rectale, et elle observa que les matières qu'elle rendait avaient exactement la même odeur fétide que les sueurs de sa fille.

Il est bien certain que la sueur élimine moins de matériaux solides que l'urine, et théoriquement on devrait toujours favoriser la sécrétion rénale plutôt que la sécrétion cutanée, mais cette considération tombe devant le fait pratique de la crise parallèle par le rein et la peau, d'autant qu'il se peut parfaitement que les glandes sudoripares éliminent aussi des principes toxiques particuliers pour lesquels elles affectent une préférence élective.

Mais précisément parce que la véritable crise est un effort naturel et spontané de la « vix medicatrix », les sudorifiques véritables seront sans utilité. C'est ainsi que j'ai essayé autrefois le *jaborandi* sur le conseil de mon ami le Dr Coutinho qui m'avait dit avoir modifié avec ce puissant médicament la marche et la durée de la maladie. L'un des patients était dans un état semi-comateux et n'avait point uriné depuis vingt-quatre heures : je lui administrai par cuillerées à bouche toutes les heures, c'est-à-dire à doses fractionnées, une potion de 125 grammes contenant 1 gramme d'extrait de jaborandi. Le malade eut une faible moiteur, mais le résultat le plus curieux fut un retour de la sécrétion urinaire qui atteignit 600 grammes dans les vingt-quatre heures et coïncida avec une amélioration marquée de la stupeur (1). Encouragé par ce premier résultat, je recommençai l'expérience sur d'autres malades, avec des doses massives, mais sans obtenir rien qui fût digne d'être noté. Il ne reste donc d'applicable que cette propriété du jaborandi donné à doses fractionnées d'augmenter la sécrétion urinaire quand celle-ci est très amoindrie (2).

Et n'avons-nous pas insisté déjà sur le meilleur des diaphorétiques naturels, à savoir les *boissons abondantes*, dont l'action peut être aidée par celle des *stimulants diffusibles* et aussi par celle de l'*alcool*.

Elles s'adressent aussi bien à l'*indication rénale* qu'à l'indication cutanée et constituent le plus inoffensif des diurétiques. La quantité de l'urine a, dans la fièvre typhoïde, une valeur de premier ordre, et il suffit de vous rappeler ce que je vous ai dit de la physiologie pathologique de cette maladie pour comprendre toute l'importance que j'attache à ce que cette quantité

---

(1) Albert Robin, *Études physiologiques et thérapeutiques sur le jaborandi*, page 67, Paris, 1875.

(2) « Donné à doses fractionnées, le jaborandi m'a paru produire des effets diurétiques assez évidents; c'est, du moins, ce qui est arrivé dans quatre cas où j'ai employé ce mode d'administration : un cas de fièvre typhoïde, un de pneumonie aiguë, deux de maladie de Bright. Albert Robin, *loc. cit.*, p. 66.

s'élève le plus possible. On peut même poser ce principe que le maintien de la quantité de l'urine à *un chiffre élevé pendant la période d'état demeure un signe favorable quelque graves que soient les symptômes présentés par le malade.*

Murchison et les médecins anglais avaient eu déjà l'intuition de ces choses, et ils recommandent d'activer la sécrétion rénale à l'aide du *petit lait nitré* ou de la *teinture de digitale* associée au *nitrate de potasse*, à l'*éther* ou aux *acides minéraux*. D'ordinaire, les quatre à cinq litres de boissons que prendront vos malades suffiront pour assurer cette diurèse qui entraîne au dehors les déchets toxiques dissous ou oxydés, et vous n'aurez recours aux moyens de Murchison qu'au cas où la quantité de l'urine se maintiendrait quand même à un chiffre très abaissé, ou bien lorsque le malade refuse absolument de boire, ou enfin dans les faits exceptionnels où les grandes quantités de liquides ne sont pas tolérées.

A cette indication de l'émonctoire rénal se rattache aussi l'obligation classique de *surveiller attentivement l'état de la vessie* afin de parer immédiatement à la *rétention d'urine* qui constitue un accident si fréquent de la dothiénentérie, et dont les conséquences seraient fort à redouter avec la méthode thérapeutique que je défends.

Il ne me reste plus qu'un mot à ajouter au sujet de la *porte intestinale*. L'*alcool*, d'abord, est aussi un excitant de la sécrétion biliaire, laquelle est avec le poumon la grande voie d'élimination du carbone. Puis vous avez dans les *purgatifs* un moyen de chasser en dehors les matières fermentescibles contenues dans les intestins avec les ferments qui les accompagnent, et d'exciter en même temps les sécrétions éliminatrices de la bile et de l'intestin ; en d'autres termes, vous aidez au départ des toxiques que le sang renferme, et vous empêchez l'absorption des toxiques qui sont en contact avec la muqueuse intestinale.

Mais rappelez-vous ce que je vous ai dit au sujet de la méthode thérapeutique de de Larroque : l'évacuation intestinale ne doit point être érigée en système ; c'est un adjuvant de traitement, ce n'est rien de plus. Aussi, tout en préconisant l'usage des purgatifs, me voyez-vous m'élever énergiquement contre l'abus qu'on en fait.

Hippocrate les proscrivait rigoureusement dans la fièvre ardente ; Huxham déclarait qu'au début des fièvres lentes nerveuses, ils constituaient une intervention dont le médecin et le malade avaient toujours lieu de se repentir. Et plus près de nous, Chomel, Murchison, Noël Guéneau de Mussy, ont protesté comme il convient contre leur emploi systématique, en indiquant les dangers auxquels cette pratique exposait le malade.

La méthode de M. le professeur Jaccoud m'a toujours paru la meilleure. Elle prend comme critérium l'état des fonctions alvines et ne purge que quand il y a *constipation*.

Car, outre que celle-ci favorise l'irritation mécanique des follicules clos et des plaques de Peyer ulcérées, elle est une condition de la fermentation des matières alvines et de la production de principes putrides et toxiques que la muqueuse peut absorber. Cette idée de l'absorption me préoccupe tellement que je considère aussi l'extrême *fétidité* des garde-robes comme une seconde indication des purgatifs.

Quant aux *règles qui doivent présider à l'administration* de ceux-ci, elles sont extrêmement simples. D'abord quel purgatif doit-on employer? Vous connaissez les fortunes diverses du *calomel :* vanté autrefois comme ayant la propriété de faire avorter la maladie ou de la rendre plus bénigne, il avait été discrédité par les recherches de Griesinger qui déclarait n'en avoir obtenu aucun résultat avantageux. Il a été récemment étudié à nouveau par M. Hallopeau qui l'associe au salicylate de soude et à la quinine, et par M. Bouchard qui ne lui demande pas ses effets purgatifs, mais qui poursuit la saturation mercurielle. L'éminent professeur conclut que le calomel semble exercer une heureuse influence sur la marche de la maladie, mais qu'il abaisse la vitalité du malade. Enfin, Ebstein, qui l'a récemment expérimenté chez douze malades, ne lui reconnaît aucune propriété utile ou nuisible (1).

Si le calomel joignait à son action purgative une influence antiseptique de premier ordre, et cela sans avoir d'inconvénients pour le malade, je n'hésiterais pas à vous le recommander; mais M. Bouchard nous

____

(1) W. Ebstein, *Die Behandlung des Unterleibstyphus*, Wiesbaden, 1885.

montre qu'il n'en est rien; alors pourquoi le préférer aux *purgatifs salins* dont l'effet est beaucoup plus régulier, qui servent à l'élimination sulfo-conjuguée du phénol, de l'indol et du scatol intestinal, et qui aident enfin la sécrétion biliaire? Par conséquent, employez les *eaux minérales purgatives*, de Birmenstoff, de Sedlitz, d'Hunyadi Janos, que vous donnerez à petites doses quand vous vous trouverez en face de l'une des deux indications qui légitiment leur emploi : la constipation et la fétidité des garde-robes.

Vous agirez encore sur l'intestin à l'aide de *grands lavements d'eau froide* administrés matin et soir. Ils exercent sur les fibres lisses une action stimulante qui réveille leur contractilité et lutte contre le météorisme ; ils sont un excellent moyen de lavage local ; ils rafraîchissent les malades, et ils entraînent au dehors les produits pyrétogènes et toxiques qui proviennent des fermentations intestinales. Et si on a la précaution de les additionner d'une *cuillerée de liqueur de Labarraque*, on ajoute à toutes ces propriétés une action antiseptique non douteuse.

III

Résumé général du traitement. — Les indications cliniques et les indications chimiques conduisent, sauf quelques exceptions, à l'emploi de moyens identiques.

Après avoir étudié dans le détail tous les moyens d'action que vous opposerez à la fièvre typhoïde, il est indispensable de résumer dans une vue d'ensemble les traits principaux de la méthode thérapeutique dont je vous ai dit le motif, les étapes et les procédés.

Vous connaissez les indications à remplir, vous savez comment y répondre et quelles armes la thérapeutique met entre vos mains, il ne reste plus qu'à faire la synthèse de ces éléments divers et à les condenser dans une formule rapide et compréhensive qui nous servira de conclusion.

Et je ne saurais mieux remplir cette tâche qu'en vous exposant le traitement que, d'une manière générale, j'ai appliqué à tous les typhiques auxquels j'ai eu à donner des soins depuis mon entrée dans les hôpitaux :

Mes malades ont reçu par jour de 4 à 5 litres de liquide, soit 1 litre 1/2 à 2 litres de lait, 1/2 à 1 litre de bouillon, 1 litre de limonade dans laquelle on fait dissoudre 2 grammes d'acide benzoïque ou 4 grammes de benzoate de soude, puis 1 litre de boissons diverses : eau rougie, limonade vineuse, infusion de café, ou d'une des boissons quelconques précédemment indiquées.

Toutes les deux heures, ils ont pris une grande cuillerée à soupe d'une potion contenant 3 grammes d'extrait de quinquina et 50 grammes d'alcool.

Matin et soir, pendant les deux premiers septénaires, et en se réglant, comme je vous le disais, sur l'intensité du mouvement destructif, il leur a été administré $0^{gr},25$ de sulfate de quinine.

L'intestin a été vidé et rafraîchi deux fois par jour avec un grand lavement d'eau froide additionnée d'une cuillerée de liqueur de Labarraque, et quand l'abondance et la fétidité de la diarrhée en imposaient l'indication, on a pratiqué, dans la mesure du possible, l'antisepsie intestinale.

Le malade a été purgé à son entrée quand il présentait de la constipation ou quand il n'avait que de rares évacuations liquides. Pour les administrations ultérieures des purgatifs, on s'est fondé sur la fétidité et l'abondance des garde-robes, de sorte que certains patients ont été purgés presque tous les jours, tandis que d'autres n'ont pas absorbé six verres d'eau de Sedlitz pendant toute la durée de leur affection. Dans tous les cas, les doses journalières ont été minimes et la plus grande n'a pas dépassé un verre à boire.

Des ventouses sèches au nombre de 25 à 30 ont été appliquées presque chaque jour sur la poitrine. Dans quelques cas, ces applications ont été réitérées deux fois dans les vingt-quatre heures.

Enfin, tandis que les trois quarts des malades ont été soumis aux lotions froides, le dernier quart a été traité par les bains tièdes simples ou par les bains tièdes progressivement refroidis, mais sans que cette médication ait été appliquée d'une manière systématique, car les bains n'ont été administrés qu'à l'occasion de symptômes nerveux ou quand le coefficient d'oxydation s'abaissait outre mesure. Dix malades seulement, atteints de la forme lente nerveuse de la maladie, ont été baignés pendant toute la durée de leur affection. Je dois dire que tous ont guéri.

A quelques différences près, ne remarquez-vous pas que ces médicaments, cette alimentation, ces lavages ou ces bains, représentent en somme les lignes principales de la médication à laquelle s'est arrêté mon maître, M. le professeur Jaccoud, et qui lui a donné les beaux succès de pratique qu'il rappelait il y a deux ans dans son cours de pathologie interne à la Faculté de médecine? Pour instituer sa méthode thérapeutique, M. Jaccoud s'est exclusivement fondé sur la clinique, sur les indications fournies par l'observation attentive et prolongée des malades. Au contraire, je suis parti d'un point de vue tout à fait opposé; je n'ai rien voulu demander à la température, j'ai repoussé toute intervention basée sur l'hyperthermie; la physiologie et la chimie pathologiques avec l'expérimentation ont été mes seuls guides.

Parties de deux points si éloignés et suivant des voies absolument différentes, la chimie et la clinique se sont rencontrées sur un terrain commun, et cette concordance n'est pas l'une des moindres preuves de la rigueur que possède la formule thérapeutique que je vous propose.

Cette formule thérapeutique s'adresse à la fièvre typhoïde envisagée en elle-même et sans tenir compte de ses modalités diverses, de ses complications. C'est le traitement fondamental qui doit être indistinctement appliqué à toutes les fièvres typhoïdes quelles qu'elles soient, parce que toute fièvre typhoïde comporte les indications que vise ce traitement. Mais il ne faut pas oublier les indications d'ordre particulier que fait naître telle forme spéciale, tel accident plus ou moins fréquent. Si le traitement fondamental n'en est pas influencé dans ses parties essentielles, au moins devra-t-il être complété ou quelque peu modifié devant l'entrée en scène d'un fait anormal. C'est pourquoi je veux maintenant vous tracer les règles de ces modifications, en étudiant le traitement des complications de la fièvre typhoïde.

SIXIÈME LEÇON

I

Manière d'envisager les complications. — LES COMPLICATIONS STO-
MACALES. — Les vomissements et leurs causes. — Intolérance spéciale pour un médicament, sulfate de quinine, alcool, extrait de
quinquina. — Début de complications pulmonaires et cérébrales.
Muguet primitif. — Rétention d'urine. — Perforation et début
d'une rechute. État de la langue et du pharynx. Alimentation.
— Traitement des vomissements; acide carbonique, laudanum. Les
étapes de la révulsion, emploi du vésicatoire. Inhalations d'oxygène. — Vomissements de la convalescence. — Dilatation de l'estomac.

MESSIEURS,

Nous avons traité jusqu'à présent la fièvre typhoïde
normale ou commune; aujourd'hui, nous ne devons
plus considérer la maladie dans son ensemble, mais
seulement les cas où un symptôme prend sur tous les
autres une prédominance marquée qui le rend dangereux en lui-même, et ceux où une véritable complication vient troubler l'évolution morbide. Dans cette
nouvelle étude, nous nous appuierons encore sur la
solide étude de physiologie pathologique qui a déjà
servi de base à la thérapeutique rationnelle que je
vous ai exposée, et comme elle sera notre fil conduc-

teur au milieu des indications nombreuses et souvent
contradictoires que nous rencontrerons à chaque pas,
elle donnera plus d'autorité à celles qui concorderont
avec ses enseignements ainsi qu'aux moyens que nous
emploierons pour les remplir.

En bonne pathologie générale, je devrais ici établir la distinction habituelle que comportent les mots
de formes, de localisations, de complications, de prédominances symptomatiques. Cette division, qui serait
de mise dans un cours de pathologie, perd un peu de
son importance sur le terrain clinique, surtout vis-à-
vis de la thérapeutique. Aussi me servirais-je presque exclusivement du mot complication en rangeant
sous cette rubrique l'apparition de tout incident de
quelque nature qu'il soit, qui vient donner une note
dissonante dans le concert si souvent tumultueux des
expressions de la dothiénentérie.

Nous nous occuperons d'abord des complications
qui peuvent surgir du côté du tube digestif.

Comme l'alimentation constitue l'une des indications majeures de la thérapeutique des typhiques,
nous devons, avant tout, combattre avec la dernière
énergie tout ce qui peut entraver l'ingestion de la
masse de liquides que le malade doit absorber; je
fais allusion aux COMPLICATIONS STOMACALES, sur lesquelles l'attention a été réveillée dans les dernières
années.

Je vous ai déjà fait remarquer qu'on avait singulièrement exagéré la fréquence de ces complications gastriques que, pour ma part, je n'ai qu'excep-

tionnellement rencontrées. Comme le disait fort judicieusement Louis, il ne faut pas prononcer le mot de détermination gastrique parce que le typhique a de l'anorexie, un état saburral, de l'épigastralgie et même des vomissements, car on peut en trouver autant dans n'importe quel état fébrile. Je reconnais l'importance et le danger des complications gastriques réelles, mais elles sont relativement rares, et alors même qu'un typhique vomit, il ne faut pas conclure immédiatement à leur existence. Ce n'est pas à dire qu'elles n'existent pas ; loin de là, elles peuvent à ce point prédominer qu'elles deviennent l'indication essentielle, comme M. Chauffard l'a montré dans sa thèse inaugurale.

Mais avant d'affirmer que le *vomissement* est lié à une complication gastrique et de modifier votre thérapeutique en conséquence, faites l'enquête que je vais vous dire, et vous verrez combien de cas sont imputables à une tout autre cause.

Cherchez en premier lieu s'il n'y a pas une *intolérance gastrique spéciale pour l'un des médicaments administrés*. Dans deux cas que j'ai présents à l'esprit, les vomissements ont cessé comme par enchantement alors qu'on supprima le *sulfate de quinine* donné jusque-là aux doses immodérées et répétées de 1^{gr},50 à 3 grammes par jour. D'autres fois, c'est l'*alcool* qu'il faut incriminer, ou plutôt c'est l'abus de l'alcool : diminuez la dose ou donnez du vin étendu d'eau ou de la bière, et l'estomac retrouvera toute sa tolérance. C'est enfin l'*extrait de quinquina* que certains typhiques tolèrent difficilement, peut-être à cause du tannin qu'il renferme. Ce sont là les médicaments auxquels l'estomac est d'ordinaire le plus sensible ; mais sachez que tout médicament, quel qu'il soit, peut rencontrer une muqueuse stomacale qui ne l'accepte pas ; aussi l'intolérance gastrique médicamenteuse est-elle la première cause de vomissements que vous devrez rechercher.

Songez ensuite que cet accident éclate d'une manière *réflexe* au début de beaucoup de *complications pulmonaires*, d'une pneumonie ou d'une broncho-pneumonie, ou encore au moment de l'invasion d'une *complication cérébrale*. C'est ainsi que Chédevergne, dans une épidémie observée à l'hôpital des Enfants, nota six fois des vomissements sur sept cas de fièvre typhoïde avec complications cérébrales.

Puis regardez le pharynx, et cherchez s'il n'est pas envahi par ce *muguet primitif* dont M. Duguet a raconté les particularités en 1886 à la Société médicale des hôpitaux, et qui est ordinairement la cause de nausées et de vomissements.

Il n'est pas jusqu'à la *vessie* que vous ne deviez percuter avec soin, car j'ai vu des vomissements disparaître après le cathétérisme qui évacua au dehors 700 grammes d'urine retenus dans la vessie.

Il est inutile de vous parler des vomissements qui éclatent subitement comme l'expression d'une *perforation* ou d'une *péritonite ;* mais vous connaissez moins, je suppose, ceux qui, survenant après quelques jours d'apyrexie ou vers la fin de la défervescence, marquent le début d'une *rechute*. En dernier lieu, comme il n'est petit point qui n'ait son importance dans cette vaste étude de la fièvre typhoïde, je veux encore vous faire remarquer que l'*état fuligineux de la langue* et la *sécheresse du pharynx* des typhiques sont des conditions adjuvantes des vomissements. Aussi, en débarrassant par des lavages réitérés et de minutieux soins de propreté la langue et le pharynx des produits qui les recouvrent, vous aurez souvent la chance de voir céder bien vite les vomissements, quand ils ont pour point de départ des irritations localisées à la partie postérieure de la langue qu'innerve le nerf nauséeux (1).

Quand vous avez passé en revue toutes ces causes de vomissements et que celui-ci ne relève d'aucune d'entre elles, dirigez toute votre attention sur l'alimentation du malade. Donnez les boissons alimentaires à petites doses; si cela ne suffit pas, refroidissez-les. Quand l'intolérance pour le lait, par exemple, sera absolue et résistera à tous les petits moyens que je vous ai précédemment indiqués, ne vous entêtez pas dans une lutte dont l'estomac du malade fait les frais, et supprimez résolument ce liquide. Vous ordonnerez alors, soit le bouillon, soit le beef-tea; à leur défaut tentez le vin de Champagne frappé et étendu d'eau, et pour ceux de vos malades que la sapidité du vin de

---

(1) Le Dr Lorut signale encore les lombrics comme cause de vomissements avec état nauséeux survenant dans les cinq premiers jours de la maladie. (*Étude sur la fièvre typhoïde rémittente vermineuse, qui a régné dans les environs de Cusset*, in-8, 1859.)

Champagne écœurerait, vous avez la ressource des vins plus légers quoique riches en acide carbonique, comme le vin d'Arbois champagnisé.

La vieille *potion de Rivière* vous rendra quelques services, mais ne faites pas trop de fond sur elle et n'insistez pas sur son emploi si elle ne réussit pas de prime abord. Mon maître Gubler recommandait encore avec insistance l'administration du *laudanum* à la très faible dose de deux gouttes diluées dans une cuillerée à café d'eau de Vichy et prises quelques minutes avant la petite tasse de lait ou de bouillon. Quel que soit le mode d'action de ce petit moyen, sachez qu'il réussit fréquemment, à la condition qu'on se maintienne dans les doses faibles et que la quantité de laudanum ingéré dans les vingt-quatre heures ne dépasse pas en tout dix à douze gouttes.

Mais montons l'échelle des difficultés et supposons que tout ce qui précède ait échoué! Serez-vous désarmés? Non, car vous avez encore à votre disposition la longue série des révulsifs et des applications externes.

Le badigeonnage à la *teinture d'iode*, les onctions douces avec le *liniment térébenthiné*, la *sinapisation*, le *vésicatoire ammoniacal* et enfin le *vésicatoire* classique, telles sont les étapes successives que vous aurez à parcourir. Évidemment le vésicatoire constitue une ressource ultime; et en considération des accidents rénaux auxquels il expose le malade, il est nécessaire d'observer certaines précautions quand on se décide à l'employer.

Le vésicatoire aura 8 centimètres de hauteur sur

12 centimètres de largeur ; avant de l'appliquer, on interposera entre la peau et lui un papier de soie de même dimension imbibé d'huile camphrée et soigneusement exprimé. L'emplâtre lui-même sera camphré par le procédé habituel. Après six à huit heures au plus, si la toile cantharidienne est bonne, la vésication est suffisante et se manifeste par une vive rougeur, mais sans qu'il y ait encore de cloche bien formée. Il suffit de placer alors sur la rougeur un cataplasme de farine de graine de lin pas trop chaud, pour voir rapidement apparaître les bulles que vous connaissez tous. En procédant avec ces précautions, vous éviterez neuf fois sur dix les déterminations rénales du cantharidisme.

Parmi les applications externes, je vous recommande l'*emplâtre de thériaque et belladone* appliqué sur la région épigastrique. Noël Guéneau de Mussy dit s'être trouvé fort bien de cette pratique, à laquelle je dois aussi un succès.

Comme dernier moyen, vous pouvez emprunter à l'obstétrique un des moyens auxquels elle a recours dans les vomissements incoercibles de la grossesse, je veux parler des *inhalations d'oxygène* fort justement préconisées par mon collègue et ami M. Pinard.

Quant aux vomissements qui apparaissent pendant la *convalescence*, ma conviction est qu'ils dépendent ordinairement d'une alimentation surabondante ou insuffisante, et dans la plupart des cas, il vous suffira de porter votre attention sur ce point pour trouver facilement son motif et par conséquent son remède.

Dans quelques cas plus rares, sur lesquels MM. Germain Sée et Mathieu ont justement insisté, les vomissements de la convalescence sont causés par une *dilatation de l'estomac*, consécutive à la fièvre typhoïde. Mais, si j'en juge par les résultats de ma statistique, cette complication serait beaucoup moins fréquente que ne le supposent les auteurs que je viens de vous citer.

Ainsi MM. Germain Sée et Mathieu notent la dilatation de l'estomac dans cinq cas sur six, et M. Legendre, dans une thèse récente, une fois sur deux. Au contraire, en réunissant tous les cas sur lesquels je l'ai recherchée, j'arrive à peine à un sur vingt; et cependant mes malades ont été soumis aux grandes ingestions de liquides, qui, si l'on en croit la théorie aujourd'hui classique de M. Bouchard, seraient l'une des causes déterminantes de l'ectasie gastrique. Il n'en reste pas moins acquis que chez les typhiques convalescents, on doit surveiller attentivement l'état de l'estomac, afin de réglementer plus sévèrement encore l'alimentation s'il apparaissait quelques signes de dilatation. La *teinture de noix vomique*, les petits *vésicatoires volants* sur l'épigastre, constituent une deuxième ressource, qui, si elle ne suffit pas dans tous les cas, vous donnera au moins le temps d'attendre que la convalescence soit assez avancée pour que vous puissiez diriger toute votre attention sur l'état de l'estomac.

II

DE LA DIARRHÉE. — Sous-nitrate de bismuth, lavements, ipéca, tannin, fomentations, etc. — Diarrhée de la convalescence. — Du météorisme et de son traitement. — DES HÉMORRHAGIES INTESTINALES. — Ergotine, limonade sulfurique, alcool, transfusion, etc. — Traitement des conditions prédisposantes de l'hémorrhagie intestinale ; inconvénients des bains froids, de la médication salicylée, des purgatifs répétés, des lavements trop abondants, de la constipation. — Rôle de l'adultération du sang. — PERFORATIONS INTESTINALES.

Après les vomissements, passons à la DIARRHÉE. Quand ce symptôme obligatoire de la fièvre typhoïde devient-il un danger par lui-même? La limite est aussi difficile à fixer que l'intervention inopportune me paraît dangereuse, puisque vous ne tendez à rien moins qu'à fermer une de ces portes de décharge que toute ma thérapeutique cherche à maintenir largement ouverte.

L'abondance des selles, et surtout la réaction qu'elles produisent sur le malade, la survenance du collapsus après de grandes débâcles, seront nos moyens d'appréciation. Dans ce dernier cas, par exemple, n'hésitez pas à modérer cette diarrhée. Si le danger est pressant et que le *sous-nitrate de bismuth* n'ait produit aucun résultat, vous pourrez avoir recours à l'*ipéca* à doses fractionnées, soit une infusion de 1 gramme dans 250 grammes d'eau que l'on administrera par cuillerées toutes les demi-heures. Dans les cas moins urgents, les lavements avec dix gouttes d'*acétate de plomb* et cinq à six gouttes de *laudanum*, la *poudre de Dower* à la dose de $0^{gr}.25$ à $0^{gr}.50$, le *tannin* sous forme de *teinture de ratanhia* ou de *cachou* incorporée dans une potion alcoolique, enfin les *fomentations* chaudes sur l'abdomen avec de l'*huile de camomille camphrée*, seront utilement employés, suivant les circonstances, pour modérer le flux intestinal.

Quand la diarrhée survient en pleine *convalescence*, c'est encore l'*alimentation* qu'il faut le plus souvent incriminer et surveiller. Revenez à la diète lactée, aux œufs frais, en même temps que vous conseillerez de petits lavements amylacés et laudanisés.

Vous devez combattre aussi le MÉTÉORISME, qui est lié à une parésie intestinale, qui diminue le champ de l'hématose, et qui, outre qu'il expose à l'hémorrhagie et à la perforation intestinales, favorise les résorptions à la surface de l'intestin. Tenez-vous-en d'abord aux *applications externes*, aux frictions douces sur le ventre avec l'huile camphrée, ou avec un mélange d'*essence de térébenthine et d'alcool*, et aux *boissons aromatiques et stimulantes* comme l'*infusion d'anis*, d'*angélique* ou de *menthe poivrée*; puis essayez l'*acétate d'ammoniaque*, la *liqueur ammoniacale anisée* additionnée d'un cinquième de *liqueur d'Hoffmann* et donnée par 15 à 20 gouttes à la fois. Le *charbon*, si universellement conseillé, n'a d'autre propriété que celle d'absorber les gaz : c'est beaucoup, si l'on veut; mais il ne faut point oublier qu'il ne peut rien sur la contractilité de cet intestin qui se laisse passivement distendre ; on doit donc le considérer seulement comme un adjuvant utile au traitement, en l'associant à la poudre ou à l'*extrait de noix vomique*, dont l'action sur les muscles lisses est indéniable. On peut mélanger, par exemple, 0^{gr},20 de poudre de noix vomique à deux cuillerées à bouche de charbon en poudre, et donner matin et soir l'une de celles-ci, délayée dans l'eau additionnée d'un peu de glycérine ; on se trouvera bien, en même temps, d'embrocations sur le ventre avec un mélange de teinture de noix vomique et de *baume de Fioravanti*. Si une diarrhée profuse accompagne le météorisme, Murchison recommande le mélange à parties égales d'*hydrargyrum cum creta* et de *poudre de Dower*. Vous pourrez même, le cas échéant, utiliser les applications d'*eau froide* et même de *glace* sur le ventre ; il n'est pas jusqu'au *bain froid* dont l'emploi ne soit indiqué quand tous les moyens qui précèdent deviennent insuffisants.

Voici maintenant des complications intestinales plus redoutables encore et qui peuvent entraîner en quelques heures la mort des malades, c'est l'hémorrhagie et la perforation.

L'HÉMORRHAGIE INTESTINALE, je vous l'ai dit, est loin de revêtir toujours une pareille importance ; mais comme il est presque impossible, au moment où elle apparaît, de savoir dans quelles limites elle se maintiendra, la prudence conseille de la traiter dès que l'on trouve du sang dans deux selles consécutives. Ne faites d'exception que pour ces hémorrhagies qui se produisent dans les huit à dix premiers jours : elles sont liées le plus souvent à un état congestif de la muqueuse intestinale, et leur gravité est relativement minime.

Le malade sera maintenu dans un *repos absolu;* on ne le déplacera, on ne le remuera qu'en cas d'extrême urgence, et tout mouvement spontané lui sera temporairement interdit. Tous les médicaments habituels seront immédiatement supprimés ; on ne donnera plus que du *lait glacé* et administré à petites doses, ou des *boissons acidulées également glacées.* Il faudrait que la dépression des forces fût significative pour que vous fussiez autorisés à continuer l'alcool ou le vin, dont on forcerait cependant la dose si l'adynamie était extrême. Et sans plus attendre, faites prendre chaque heure une grande cuillerée de la potion ci-dessous dont je tiens la formule de Gubler :

Ergotine Bonjean......................	4^{gr}
Acide gallique.......................	0, 50
Sirop de térébenthine.................	30
Eau de tilleul.......................	120

Conjointement avec cette potion, vous ferez alterner une solution de trente gouttes de *perchlorure de fer* dans 125 grammes d'eau distillée, qui sera prise aussi par grandes cuillerées toutes les heures, de sorte qu'à chaque demi-heure le malade prendra l'une ou l'autre potion.

Si l'hémorrhagie ne cesse pas, appliquez une vessie pleine de glace sur le ventre et injectez sous la peau un gramme de solution d'*ergotine* d'Yvon, qui, préparée avec de l'eau de laurier-cerise, représente en poids celui de l'ergot de seigle qu'on a employé pour la préparer, c'est-à-dire qu'un gramme de cette solution correspond à un gramme d'ergot. Elle a, de plus, le grand avantage de ne point irriter le tissu cellulaire sous-cutané.

La *limonade sulfurique*, l'*eau de Léchelle*, les lavements froids avec 2 à 3 grammes d'*extrait de ratanhia* et 10 gouttes de laudanum, sont aussi des moyens actifs qui répondront utilement aux hémorrhagies de moindre gravité.

Quand, au contraire, tout ce que je viens de vous indiquer sera resté sans effet, vous disposerez encore de trois armes que vous ne devez manier qu'avec la plus extrême prudence, en raison des dangers auxquels elles exposent ; c'est d'abord l'*alcool* à doses progressivement croissantes ; puis si l'on en croit Maurice Raynaud, les *bains froids ;* enfin, c'est la *transfusion*, à laquelle le Dʳ Gibert (du Havre) a dû un succès vraiment miraculeux.

Comme je n'ai point eu l'occasion d'utiliser aucun des moyens précédents, je me borne à vous les signaler, sans vous donner d'opinion personnelle sur leur valeur et leurs indications particulières. Cependant le bain froid, qui ne compte à son actif que le cas de Maurice Raynaud, a été accusé si souvent de favoriser les hémorrhagies que je n'oserais vous le conseiller. Quant à la transfusion, M. le Dʳ Darène a réuni dans sa thèse inaugurale neuf observations (1) sur lesquelles trois se sont terminées par la guérison. Ce résultat est d'autant plus encourageant que le même auteur affirme que celles de ces transfusions qui n'ont pas réussi ont été au moins inoffensives.

L'*ulcération* étant la cause prochaine de l'hémorrhagie, nous ne disposons malheureusement d'aucun moyen pour agir directement sur elle; tout au plus doit-on tenter de modifier ses conditions prédisposantes, quelque vagues que soient nos connaissances sur ce point.

Parmi ces conditions, on a placé au premier rang le traitement par la méthode des bains froids. En 1873, Biermer disait déjà que les hémorrhagies intestinales étaient alors plus fréquentes que par les autres médications, et que c'est à cet accident que la mort devait être imputée dans la majorité des cas. Schulz, d'Heidelberg, vit la proportion des hémorrhagies s'élever de 2,4 à 9,6 0/0 quand il substitua le traitement hydriatique aux anciennes méthodes. Wunderlich fils, relevant la statistique des malades soignés par son père à Leipzig, de 1868 à 1872, constata que sur 155 typhiques baignés, les hémorrhagies intestinales s'élevaient à la proportion de 10.3 0/0, tandis que 98 malades soignés d'une manière différente n'en fournirent que deux. M. le professeur Peter, dans sa remarquable communication à la Société médicale des hôpitaux en 1877, cite

(1) J.-B. DARÈNE, *Étude sur la transfusion du sang à la suite des hémorrhagies intestinales de la fièvre typhoïde.* Thèse de Paris, 1883.

encore plusieurs cas qui mettent bien en relief le danger d'hémorrhagie auquel expose la médication balnéaire.

Les partisans de cette méthode répondent que Brand, réunissant 4,890 cas des statistiques de Reinhardt, Griesinger, Conradi, Liebermeister, etc., n'a trouvé que 271 hémorrhagies intestinales, soit 5,6 0/0, chiffre qui ne dépasse pas la moyenne habituelle de cette complication. Puis vient Goldtammer qui réunit 5,636 cas traités par les bains froids avec 240 hémorrhagies, soit 4,2 0/0, et 13,653 cas traités sans bains avec 520 entérorrhagies, soit 3,9 0/0. D'où cette conclusion que la méthode des bains froids n'augmente pas sensiblement la fréquence de l'hémorrhagie intestinale.

J'ai administré des bains froids à une soixantaine de malades sans observer une seule hémorrhagie intestinale, mais ce chiffre est trop faible pour avoir une valeur quelconque devant les statistiques imposantes citées tout à l'heure. Si favorables que soient ces dernières, j'avoue que je suis impressionné par les faits des adversaires de la méthode, et que la vieille théorie du refoulement du sang vers les parties profondes ne laisse pas que de m'impressionner encore. Il y a peut-être quelque chose de plus réel, ce sont les mouvements et les efforts auxquels ces bains répétés toutes les trois heures exposent les malades, et je me demande si ces efforts n'ont pas dans la genèse de l'hémorrhagie une part plus grande que la réfrigération elle-même. Au surplus, comme les bains froids n'interviennent qu'à titre accessoire dans le traitement que je vous ai proposé, la question ne mérite pas, à notre point de vue, de nous arrêter plus longtemps. Vous ne donnerez le bain froid que dans des cas bien déterminés que j'essayerai de vous catégoriser plus tard.

Vous vous souvenez des faits d'ulcérations pharyngées et stomacales survenus sous l'influence de l'acide salicylique et dont je vous ai parlé dernièrement. Ces faits sont à rapprocher de l'opinion de M. le professeur Germain Sée et de M. Hallopeau, qui ont noté la fréquence des hémorrhagies intestinales chez les malades soumis à la *médication salicylée;* Fischer, entre autres, les aurait constatées quatre fois sur 23 cas, proportion tout à fait inusitée. Les *purgatifs* répétés seraient passibles des mêmes reproches, car dans les observations de de Larroque les hémorrhagies intestinales sont très fréquemment notées. Il en est de même des lavements trop abondants qui distendent mécaniquement l'intestin, et peut-être aussi des vomitifs, puisque Guinaud cite un cas où une entérorrhagie fut provoquée par une forte dose d'ipéca.

Il résulte de tous ces faits que les médications et les médicaments dont il vient d'être question doivent être employés avec la plus grande réserve quand on aura à traiter des malades chez lesquels des épistaxis répétées, par exemple, laisseront soupçonner une tendance hémorrhagique, et qu'au cas où ils auraient été utilisés, on devrait les proscrire immédiatement à la première menace d'hémorrhagie intestinale.

Un dernier conseil : Murchison rapporte que 8 fois sur 60 l'entérorrhagie a été précédée de *constipation,* et l'observation de Noël Guéneau de Mussy corrobore tout à fait l'opinion du médecin anglais. Il est évident qu'un bol fécal durci, venant au contact d'une ulcération intestinale, aura grande chance d'irriter ou d'éroder celle-ci, et par conséquent de la faire saigner. Je me rappelle aussi avoir constaté à l'autopsie des typhiques morts d'entérorrhagie, que des matières fécales durcies étaient comme incrustées dans les ulcérations intestinales. C'est là une sorte de traumatisme que vous devrez vous attacher à prévenir par un judicieux emploi des laxatifs.

L'hémorrhagie intestinale est conditionnée par l'adultération du sang et causée par l'ulcération ; le traitement qui consiste à décharger le sang des produits toxiques qu'il renferme agit déjà dans le sens de la prophylaxie ; l'emploi des précautions que nous venons d'étudier vise en outre toutes les conditions prédisposantes qui sont actuellement connues ; vous aurez donc mis de votre côté toutes les chances d'éviter cette redoutable complication.

La PERFORATION DE L'INTESTIN est plus grave encore parce que nos moyens d'action sont à la fois limités et incertains. Le but à atteindre est d'immobiliser l'intestin afin de permettre la formation d'adhérences qui ferment la solution de continuité et s'opposent à l'épanchement de son contenu. On mettra la malade dans l'*immobilité* la plus absolue, on supprimera tout aliment, toute boisson, toute médication. Si la soif est très vive, vous permettrez de petits morceaux de glace et exceptionnellement quelques tranches d'orange glacée dont la pulpe ne sera pas avalée. Vous vous garderez aussi de palper ou d'explorer l'abdomen, sur lequel on placera une vessie pleine de glace. A l'intérieur, vous emploierez suivant la méthode de Graves l'opium à haute dose, un centigramme d'extrait thébaïque toutes les demi-heures, et au cas où l'estomac ne le tolérerait pas, il vous reste la ressource des *injections hypodermiques* de chlorhydrate de morphine. On a préconisé aussi les applications de *pommade mercurielle* sur l'abdomen pour prévenir et modérer la péritonite consécutive à la perforation.

III

COMPLICATIONS DU CÔTÉ DES VOIES RESPIRATOIRES. — Révulsion. — Ventouses scarifiées. — Inhalations de vapeur d'eau. — Médicaments divers. — COMPLICATIONS LARYNGÉES. —.Leur gravité et les insuccès de la thérapeutique. — Trachéotomie. — Manière de prévenir ces complications et de diminuer leur gravité. — Application de la méthode antiseptique. — COMPLICATIONS DU CÔTÉ DE L'APPAREIL CIRCULATOIRE. — Leur traitement. — Contre-indication des bains froids.

Après les complications du côté du tube digestif viennent celles qui affectent les VOIES RESPIRATOIRES. Vous savez déjà combien il est important d'assurer l'intégrité de la porte pulmonaire qui est le siège de l'échange gazeux principal de l'organisme. La *révulsion* à l'aide de cataplasmes sinapisés, les embrocations avec l'essence de térébenthine, avec un liniment ammoniacal, forment la première série des moyens révulsifs dont vous vous servirez. En cas d'insuccès, vous avez à votre disposition, suivant l'état du malade, les *ventouses scarifiées* et les *vésicatoires*. Quand l'adynamie est profonde ou qu'il existe une tendance à la gangrène, le vésicatoire est formellement contre-indiqué. En tout cas, chaque fois que vous croirez devoir le prescrire, n'oubliez pas les règles que je vous ai tracées, il y a un instant, à propos des complications gastriques, et à moins d'urgence réelle, évitez d'appliquer ce vésicatoire sur les parties déclives, comme le dos, qui supportent le poids du corps ; vous exposeriez votre malade aux graves dangers de l'escharification. Quant aux ventouses scarifiées, je vous ai montré que les petites émissions sanguines n'avaient pas toujours le mauvais effet qu'on leur attribue, pourvu qu'elles ne soient point pratiquées sur des individus trop affaiblis.

La *révulsion*, les *toniques* et les *stimulants*, tels sont les meilleurs moyens de lutter contre les complications pulmonaires, et tout ce qui va suivre n'est qu'accessoire. M. Guéneau de Mussy recommande l'*acide benzoïque ;* nous ne nous y arrêterons pas, puisqu'il fait partie déjà du traitement systématique de la maladie. Griesinger et Skoda ont proposé les *inhalations d'essence de térébenthine* à la dose d'une cuillerée dans une tasse d'infusion de tilleul, qu'on projette doucement avec un pulvérisateur dans l'atmosphère qui entoure la figure du malade. Je n'ai jamais employé ces pulvérisations dont Griesinger se loue fort, mais j'ai dû récemment un véritable succès au moyen suivant, que je vous livre sans commentaires : il s'agissait d'un cas de dothiénentérie à forme thoracique : la poitrine était pleine de râles et la dyspnée très vive : l'adynamie était trop prononcée pour qu'on osât tirer du sang ou mettre un vésicatoire, et les ventouses sèches, la sinapisation, restaient sans résultat. Me souvenant d'avoir vu mon maître Gubler calmer de violentes bronchites par des *inhalations de vapeur d'eau*, je fis installer auprès du lit un récipient plein d'eau chaude qu'une forte lampe à alcool porta rapidement à l'ébullition ; puis l'on ferma les rideaux en ménageant simplement une ouverture à leur partie supérieure. De temps à autre, on entr'ouvrait les rideaux pour renouveler l'air, mais le malade resta sept à huit heures dans cette atmosphère de vapeur d'eau. Il s'ensuivit un tel bien-être que le traitement fut recommencé le lendemain, et j'eus la joie de voir guérir cet individu, sur le compte duquel j'avais porté tout d'abord un grave pronostic.

On a encore conseillé le *carbonate d'ammoniaque*, les *antimoniaux*, auxquels je reproche leur action hyposthénisante et l'irritation stomacale qu'ils déterminent, enfin l'*ipéca* à dose vomitive. Pour ce qui est de ce dernier, vous ne l'emploierez que si la détermination broncho-pulmonaire prend un caractère suffocant ou s'il existait des signes non équivoques d'obstruction bronchique. Encore, comme le conseille Noël Guéneau de Mussy, devriez-vous, pour prévenir le collapsus, tonifier d'abord le malade avec du vin d'Espagne, et avoir une potion cordiale sous la main pour remédier au premier indice de dépression.

Enfin, vous vous servirez quelquefois avec avantage,

contre les complications pulmonaires d'ordre hypostatique, de la potion à la *digitale* et à l'*ergotine* dont je vous ai donné la formule et le mode d'emploi dans notre dernière réunion.

Un mot maintenant des COMPLICATIONS LARYNGÉES, qui méritent de figurer au rang des plus redoutables. Pour ma part, je n'ai eu à enregistrer pour ainsi dire que des insuccès dans les cas graves de laryngo-typhus que j'ai observés. Les applications révulsives autour du cou, l'atmosphère de vapeur d'eau, le vésicatoire, les frictions mercurielles, les insufflations de tannin, les vomitifs, n'auront d'efficacité que dans les cas légers. Quand la dyspnée devient menaçante, l'inspiration sifflante et difficultueuse, la *trachéotomie* s'impose comme dernière ressource : opérez alors, sans attendre les dernières limites de l'asphyxie, et si rares que soient les succès, vous ne devez pas refuser au malade cette suprême chance de salut. On a employé quelquefois les attouchements directs avec le *tannin*, l'*alun* et la solution faible de *nitrate d'argent*, mais je n'en ai obtenu aucun effet assez marqué pour que je croie devoir insister davantage.

Les découvertes récentes de MM. les professeurs Cornil et J. Renaut sur le processus de la laryngite nécrosique et sur le rôle des micro-organismes dans l'évolution de celle-ci laissent cependant pressentir que la méthode antiseptique pourra trouver dans le traitement de cette terrible complication de la fièvre typhoïde l'une de ses plus utiles applications.

En effet, les auteurs que je viens de vous citer ont

démontré que la laryngite typhoïdique était une inflammation diffuse à exsudat fibrineux, débutant dans la portion la plus superficielle de la muqueuse, et au sein de laquelle on trouve les mêmes bacilles que dans les plaques de Peyer, les ganglions mésaraïques ou le rein. Or, ces lésions ouvrent en quelque sorte la porte à des parasites bucco-gutturaux, grands bacilles, leptothrix, microcoques, qui s'implantent dans l'épithélium ramolli par l'œdème inflammatoire et sur les petites ulcérations qui criblent la muqueuse. Ce sont ces parasites qui sont les agents du laryngotyphus.

Cette démonstration a pour corollaire immédiat l'emploi de la *méthode antiseptique*, et mon ami le professeur J. Renaut l'a immédiatement appliquée en faisant l'antisepsie préalable du vestibule, non contre la laryngite typhique, mais contre les microbes à action gangréneuse secondairement insérés sur la muqueuse malade. Dans ce but, toutes les fois que le typhique a la voix rauque, le larynx douloureux, qu'il présente les signes d'une gêne laryngée, M. J. Renaut fait trois ou quatre fois par jour, et pendant dix minutes chaque fois, un spray de *liqueur de Van-Swieten* dans la bouche largement ouverte. Dans tous les cas où ce traitement, pour ainsi dire préventif, fut employé, la laryngite s'arrêta court. Quoique je n'aie pas encore eu l'occasion d'appliquer ce procédé de traitement, il me paraît si rationnel et il émane d'une autorité pour laquelle j'ai tant d'estime, que je n'hésite pas à vous le recommander.

Passons maintenant à une autre série de complications, qui elles aussi impriment à la maladie un haut cachet de gravité. Ce sont les accidents qui frappent le SYSTÈME CIRCULATOIRE et particulièrement le cœur, qui en sa qualité de moteur central tient sous sa dépendance toute la mécanique de la circulation et de l'excrétion. Ils ont été fort bien décrits par M. le professeur Hayem qui a soigneusement étudié aussi leur anatomie pathologique. L'affaiblissement du choc précordial et des bruits du cœur, les souffles doux passagers, la faiblesse, le polycrotisme et l'irrégularité du pouls, les intermittences cardiaques, les tendances syncopales, sont autant de symptômes qui indiquent que le myocarde faiblit devant sa tâche, et qui commandent une surveillance de tous les instants.

Vous éviterez au malade toute émotion, tout mouvement brusque; vous insisterez sur les *toniques* et les corroborants, sur l'*acétate d'ammoniaque*, le *café* ou la caféine à petites doses, et au besoin il vous sera loisible de recourir à de faibles *injections de morphine* dont mon collègue, M. Huchard, a vanté l'efficacité. Si ces moyens demeurent infructueux, il vous reste la ressource de la *digitale*. Avant d'en venir aux doses vraiment actives, tâtez la susceptibilité de votre malade par des doses minimes et fractionnées, puis utilisez la potion à la *digitale* et à l'*ergotine* que je vous ai déjà recommandée plusieurs fois.

Quelques partisans des *bains froids* ne regardent pas la tendance au collapsus et la myocardite typhique comme une contre-indication suffisante et ils citent des cas où les malades en ont retiré une sensible amélioration. Et cependant, je n'oserais vous conseiller leur emploi quand il existe des troubles circulatoires, des intermittences du pouls, de la cyanose ou des signes d'asthénie cardiaque. Car vous n'ignorez pas que la syncope est au premier rang des accidents que l'on impute à la méthode de Brand, et que les symptômes dont il vient d'être question sont précisément ceux qui doivent faire le plus redouter cette grave complication.

D'ailleurs, dans les cas de ce genre, Brand lui-même ne va qu'au *bain tiède*, et la plupart de ses continuateurs déclarent qu'une première syncope doit faire immédiatement renoncer au traitement balnéaire.

IV

COMPLICATIONS DU COTÉ DU SYSTÈME NERVEUX. — Céphalalgie. — Insomnie. — Délire et ataxie. — Utilité des bains froids. — Un exemple. — Mode d'administration. — Bains progressivement refroidis. — Drap mouillé. — Bains tièdes prolongés. — Calotte de Dumontpallier. — Émissions sanguines locales.

Les troubles de l'INNERVATION devront attirer d'une manière toute spéciale votre attention; le système nerveux est le directeur et le régulateur des échanges; veiller à son intégrité, c'est se placer déjà dans les meilleures conditions pour que la nutrition élémentaire s'accomplisse régulièrement. Avec des gravités différentes, la céphalalgie, le délire et l'ataxie, l'insomnie persistante, résument, à peu de chose près, les prédominances symptomatiques ou les complications que vous aurez à traiter.

La CÉPHALALGIE, symptôme presque constant de la fièvre typhoïde, prend quelquefois par son intensité et sa persistance l'allure d'une vraie complication ; elle fatigue le malade, lui ôte tout repos, et par l'irritabilité qu'elle occasionne, le rend réfractaire à toute médication.

Essayez d'abord les applications sur le front de *compresses* d'*eau fraîche*, d'*eau de laurier-cerise*, d'*eau sédative*, puis la *sinapisation* des extrémités, ensuite la *vessie pleine de glace* sur la tête, enfin les *sangsues* derrière les oreilles. Graves conseille encore les *fomentations chaudes* sur le crâne. Dans quelques cas, je me suis bien trouvé du *bromure de potassium* à très petites doses prises à l'intervalle d'une heure.

L'INSOMNIE PERSISTANTE a plus d'inconvénients encore que la céphalalgie, car elle contribue à l'épuisement du malade et entretient l'excitation du système nerveux. Vous la combattrez d'abord avec de petites doses de *bromure de potassium ;* si elle résiste, employez, comme Murchison, les pilules d'*extrait thébaïque* et de *camphre ;* mais pour modérer l'action toujours coercitive des opiacés sur les émonctoires, vous vous trouverez bien d'associer à ces deux médicaments un peu de *digitale* (1).

(1) Voici une formule assez pratique

Extrait thébaïque...................... 0^{gr},02
Camphre............................... 0 ,05
Poudre de digitale.................... 0 ,04

Une pilule toutes les deux heures pendant six à huit heures au plus.

Le *chloral* pourra vous rendre aussi quelques services, mais seulement dans la première période de la maladie; car, comme le fait remarquer Noël Guéneau de Mussy, aux périodes plus avancées il faut se méfier de son action dépressive sur le cœur.

Le DÉLIRE VIOLENT et les PHÉNOMÈNES ATAXIQUES figurent au rang des complications les plus graves et les plus difficiles à combattre. Si dans quelques cas rares ils cèdent aux *antispasmodiques*, camphre, musc, valériane, le plus souvent ces moyens demeurent impuissants et l'attente de leur action fait perdre un temps précieux. C'est pourquoi je vous conseille, sinon de les laisser totalement de côté, au moins de ne pas insister sur leur emploi et de ne les utiliser qu'à titre purement accessoire. Vous avez, en effet, à votre disposition une thérapeutique bien autrement puissante et l'on peut dire, sans crainte de soulever aucune contradiction, que toutes les objections à la *méthode des bains froids* s'effacent devant l'indication urgente des complications nerveuses.

Pour ma part, je baigne tout typhique chez lequel les symptômes nerveux sont assez marqués pour prendre le pas sur les autres manifestations de la maladie, et je déclare hautement n'avoir eu qu'à me louer de cette pratique. Et cette indication me paraît tellement dominante que je la mets au-dessus de celle fournie par la température.

A ce propos, permettez-moi de vous raconter un fait qui vous frappera bien plus que toutes les affirmations théoriques. Il y a deux ans, je voyais avec mon collègue et ami, M. Dumontpallier, une jeune femme de vingt ans, qui au 8e jour d'une fièvre typhoïde fut prise de symptômes nerveux d'une violence extrême. Elle était en proie à un délire violent, criant qu'on voulait l'enterrer vivante ou l'empoisonner, refusant de prendre quoi que ce soit, se débattant d'une manière convulsive dès qu'on l'approchait, et poussant d'horribles cris. La langue était sèche et fuligineuse, l'urine rare et très albumineuse, le pouls à 125, la température à 40°. Le musc, le camphre, le bromure de potassium et le chloral ne produisirent aucun effet. Le matin du 10e jour, l'état s'était considérablement aggravé. Il y avait de la rétention d'urine, la langue était ligneuse, l'agitation indescriptible, le pouls battait 126, tandis que la température s'était abaissée à 37°,8. Le 13e jour, même état, avec une température de 39° et le pouls à 150. C'est alors que nous commençâmes à donner des bains froids suivant la méthode de Brand. Après le premier bain, la température s'abaissa à 38° et le pouls à 132 ; puis les températures anormales des jours précédents (37°,8-38°-37°,6-37°,4-38°,5) se relevèrent entre 39° et 39°,5, subissant après chaque bain des abaissements de 1 à 2 degrés, en même temps que le pouls descendait graduellement à 140, 130, 120, 100. Le 17e jour, nous cessâmes les bains froids et le malade entrait en convalescence le 21e jour de sa maladie après nous avoir inspiré les craintes les plus légitimes.

Voilà donc un cas où l'emploi de la méthode de Brand n'a été basé que sur la prédominance des symptômes nerveux, puisque la température avait oscillé pendant les trois jours précédents de 37°,6 à 38°,5, et où l'eau froide a eu ce résultat paradoxal de ramener la courbe thermique à son niveau fébrile habituel dans l'intervalle des balnéations.

Comment convient-il d'administrer les bains froids ? Je ne veux pas vous donner ici une *technique* complète dont vous trouverez tous les détails dans le livre de Brand et dans celui plus récent de MM. Bouveret et Tripier (1). Mais il me semble utile de vous résumer en quelques mots les règles pratiques qui doivent présider à l'emploi de l'hydrothérapie.

Si vous pouvez le faire, donnez le bain auprès du lit, de manière à éviter le transport, les refroidissements et les secousses. Assurez-vous que l'eau est à 22° et réchauffez-la légèrement jusqu'à 26°, si le malade manifeste trop d'appréhensions ou s'il a éprouvé lors de la première balnéation de la gêne respiratoire ou de l'angoisse précordiale. Puis, dès que le patient est plongé dans l'eau qui doit lui recouvrir les épaules, faites sur la tête une affusion de une minute environ avec de l'eau froide à la température de 14°. Si le délire est violent, prolongez même un peu la durée de l'affusion dont vous pouvez aussi réduire la température à 12° et même à 10°, suivant les cas. Si le malade se plaint et commence à grelotter, ce qui arrive en général de la huitième à la douzième minute, faites quelques frictions douces sur la poitrine

(1) Bouveret et Tripier, *La fièvre typhoïde traitée par les bains froids*. Un vol. in-12, Paris, 1886.

et les membres supérieurs, sortez-le du bain, entourez-le d'une couverture de laine et couchez-le dans un lit chaud sans perdre de temps à l'essuyer.

Puis, dès qu'il est couché, faites-lui prendre quelques gorgées de vin ou d'une boisson stimulante. D'une manière générale, le bain aura une durée de huit à quinze minutes, et vous devez le répéter aussi souvent que le nécessitera la réapparition de la prédominance symptomatique que vous voulez combattre, ce qui conduit à administrer de quatre à huit bains dans les vingt-quatre heures.

Comme, dans nombre de cas, vous vous heurterez à une grande résistance des malades, laquelle finit toujours par impressionner plus ou moins leur entourage, vous tournerez la difficulté par l'emploi des *bains progressivement refroidis* suivant la méthode de Ziemssen que j'ai souvent employée avec succès, en la modifiant de la manière suivante. Le bain est préparé avec une température de 4° inférieure à celle du malade ; et quand ce dernier s'est en quelque sorte acclimaté à cette thermalité, vous refroidissez progressivement le bain, jusqu'à ce que l'eau soit à 8 ou 10° au-dessous de la température initiale du patient. La durée du bain, pendant lequel il ne sera fait ni frictions, ni affusions, sera réglée par l'abaissement de la température, par la détente des symptômes nerveux et aussi par les sensations du malade ; une chute thermique de 1° 1/2 à 2°, et toute tendance au frisson, seront autant d'indications pour restreindre cette durée. En général, quinze à vingt minutes suffisent.

Souvent, après ces bains, les malades s'endorment d'un sommeil profond.

Cette médication par les bains tièdes progressivement et légèrement refroidis est moins brutale que la méthode de Brand; elle impressionne moins le malade et sa famille, et dans tous les cas où j'ai eu l'occasion de l'employer, elle m'a réellement satisfait. Sans avoir la prétention de vous donner sur elle un avis définitif, je vous dirai cependant qu'elle a été adoptée dans sa formule générale par Collie (1), Bradbury (2), Edes (3), Ord (4), etc., auxquels elle a donné d'excellents résultats.

Quant aux méthodes du *drap mouillé*, des *affusions froides*, des *bains tièdes prolongés* suivant la méthode de Riess, des bains tièdes prolongés à température décroissante proposés récemment par M. le professeur Bouchard, mon expérience personnelle ne me permet pas de me prononcer à leur égard. M. Noël Guéneau de Mussy dit à propos des affusions froides pratiquées suivant la méthode de Currie, qu'elles s'adaptent à bien des indications dans les formes ataxiques de la dothiénentérie, mais que si l'on voit des malades agités d'un délire violent se calmer immé-

<hr>

(1) Collie, *The Lancet*, 1872, p. 410. Bains à la température initiale de 32°, refroidis progressivement jusqu'à 15°.

(2) Bradbury, *British med. Journ.*, 1872, p. 655. Commence avec une température inférieure de 7° à celle du malade, et refroidit jusqu'à 20°.

(3) Edes, *Boston med. and surg. Journal*, 1875, t. XCIII, p. 94. Température initiale 37°,7, abaissée à 21° ou 20°.

(4) Ord, *British med. Journal*, 1880, t. II, p. 862. Température initiale 35°, qu'il abaisse en vingt minutes à 24°.

diatement après les affusions, souvent aussi à l'excitation succède un état d'adynamie profonde qui exige l'administration des toniques et des stimulants.

Les méthodes de Riess (1) et de M. le professeur Bouchard ont pour elles les honneurs de la statistique. En additionnant aux 48 cas de Riess les 7 cas d'Afanasieff (2), on ne trouve que 3 morts, soit 5,4 0/0; M. Bouchard sur 180 malades a eu 18 décès, soit 10 0/0 (3). Mais ces chiffres étant donnés en bloc, il ne nous est pas possible de mettre à part ceux qui s'appliquent particulièrement aux complications ou aux formes nerveuses de la fièvre typhoïde, les seules pour lesquelles la méthode des bains ne soit passible d'aucune objection, et soit, par conséquent, universellement adoptée.

Quand vous aurez des raisons de supposer qu'il existe une CONGESTION MÉNINGO-ENCÉPHALIQUE OU MÉNINGO-SPINALE, vous aurez souvent à vous louer aussi de la *calotte de Dumontpallier* à laquelle j'ai dû deux succès dans des cas de haute gravité. Son emploi est d'une grande simplicité. Derrière le lit, vous placez à une certaine hauteur, soit sur une échelle, soit sur un meuble élevé, un grand seau plein d'eau dans laquelle on met un gros morceau de glace. On place sur la tête du malade la calotte qui est formée d'un tube de caoutchouc contourné en spirale dont

(1) RIESS, *Centralblatt für die med. Wissensch.*, 1880, p. 545.

(2) AFANASIEFF, *New-York med. Record*, 1882, t. XXII, p. 461.

(3) WINSLOW-WARNER SKINNER. Sur une nouvelle méthode balnéothérapique réfrigérante spécialement employée dans le traitement de la fièvre typhoïde. *Thèse de Paris*, 1885.

l'extrémité supérieure plonge dans le seau d'eau glacée et dont l'extrémité inférieure vient se rendre dans un seau vide placé au pied du lit. L'appareil ainsi disposé forme un siphon qu'on amorce par aspiration et dont on règle l'écoulement à l'aide d'une flûte de Pan placée à son extrémité inférieure. Comme cette calotte est appliquée à demeure et qu'en réglant l'écoulement de l'eau on fait varier à son gré la température du liquide contenu dans la calotte, on évite les deux inconvénients des applications de glace, c'est-à-dire les réactions parfois violentes qui surviennent quand on les suspend, et les dépressions que peut aussi causer leur action trop prolongée.

Dans quelques circonstances et principalement quand les moyens précédents ne réussissent pas à modérer les symptômes nerveux, il vous restera la ressource des *émissions sanguines locales* sur la nuque, les gouttières vertébrales, ou des applications de sangsues derrière les oreilles. M. Noël Guéneau de Mussy préfère le large *vésicatoire* appliqué sur la tête rasée ; il affirme avoir vu guérir par ce moyen des malades qui paraissaient voués à une mort certaine.

V

DE LA CONVALESCENCE. — Comment et quand est-il permis d'alimenter? — Indications précises fournies par l'élimination des matériaux solides, de l'urée, et par la présence de l'albumine. —
Organisation des repas du convalescent. — Respecter les symptômes de décharge.

Et maintenant, Messieurs, voici que le malade a traversé toutes les étapes de la fièvre typhoïde; il a évité les complications ou triomphé d'elles et touche au port, c'est-à-dire à la CONVALESCENCE. Ne croyez pas que votre rôle soit terminé, car cette période de la maladie est encore semée d'embûches et mérite la plus active surveillance. Votre rôle est double : il faut aider à la réparation de l'organisme, et prendre garde que quoi que ce soit ne vienne entraver les décharges urinaires qui, comme je vous l'ai dit précédemment, prennent dans cette période une si haute importance.

Le temps des médicaments proprement dits est passé, et l'alimentation seule doit faire les frais de votre intervention. Mais *comment et quand est-il permis d'alimenter?* Nos devanciers disaient : « Retardez autant que possible l'alimentation. » A cela la plupart de nos contemporains répondent : « Alimentez dès que vous pourrez le faire ; mais entre ces deux formules si vagues et si absolues à la fois, il y a place pour un moyen terme auquel il est préférable de se ranger. »

Sans vous renvoyer jusqu'à Hippocrate, qui a merveilleusement traité cette question de l'alimentation des convalescents, vous trouverez dans tous vos livres classiques des indications qui régleront votre pratique sur ce point et auquel je n'ai que peu de mots à ajouter.

Vous vous rappelez que pendant les premiers jours de la convalescence, les éliminations urinaires sont extrêmement actives ; d'un autre côté, au moment où l'on recommence à alimenter le malade, la totalité des matériaux solides de l'urine subit une élévation très fréquente et souvent considérable, comme vous pouvez vous en assurer par les chiffres ci-dessous :

Tableau XV. — Influence de la reprise de l'alimentation sur l'élimination des matériaux solides par l'urine. — (H. 20 ans. — Forme adynamique grave.)

JOURS DE LA MALADIE.	T. M.	T.'S.	MATÉRIAUX SOLIDES.	
45e jour........	38.0	38.5	58.96	
46e —	37.4	38.0	52.33	
47e —	36.6	36.8	49.05	
48e —	35.6	36.0	73.71	Reprise de l'alimentation.
49e —	»	»	120.04	
50e —	»	»	103.54	
51e —	»	»	77.82	
52e —	»	»	73.98	

Je dis que cette augmentation des décharges urinaires est très fréquente, car sur treize malades que j'ai étudies à ce point de vue, elle s'est montrée neuf fois à des degrés divers, dont les chiffres qui précèdent vous représentent le plus élevé (1). Et ce ne sont pas seulement les matériaux solides en bloc qui subissent cette augmentation ; l'urée, elle-même, s'élève aussi le jour où le malade commence à s'alimenter.

En voici un exemple qui donne la moyenne de quatre cas choisis parmi les formes simples. La veille de l'alimentation, l'urée s'élevait à 17^{gr},40, tandis qu'elle atteignait 22^{gr},80 le jour suivant. Enfin, dans maintes circonstances, j'ai observé que la reprise prématurée de l'alimentation augmentait l'albumine quand celle-ci persistait encore dans l'urine, et la faisait réapparaître à l'état de traces plus ou moins sensibles quand elle avait déjà totalement disparu.

(1) Voici d'ailleurs le résumé des treize observations auxquelles il est fait allusion :

1° Augmentations. — 9 observations.

Veille de l'alimentation.	Jour de l'alimentation.
gr.	gr.
32.76	50.31
34.20	38.80
34.98	41.08
45.04	56.86
46.80	51.48
49.05	73.71
50.60	68.10
50.77	57.33
51.48	61.65
Moyenne. 43.98	55.48

Augmentations : 11^{gr},50 = 28,4 0/0.

2° Diminutions. — 4 observations :

Veille de l'alimentation.	Jour de l'alimentation
gr.	gr.
42.12	33.69
46.74	43.87
57.91	56.27
59.67	57.56
Moyenne. 51.61	47.84

Diminution : 3^{gr},77 = 7,3 0/0.

Ces trois faits ont une extrême importance en ce sens qu'ils vont nous aider à déterminer le *moment précis de la reprise de l'alimentation*. En effet, j'ai pour règle de ne pas donner d'aliments solides tant que les décharges urinaires sont encore considérables, et tant que l'analyse révèle encore de l'albumine dans l'urine. En outre, quand la première ingestion d'aliments provoque une ascension brusque de la température ou un retour de l'albuminurie, je diminue et je suspends au besoin l'alimentation par les solides.

Et voici le motif qui me guide. J'ai décrit autrefois une variété de pyélo-néphrite catarrhale qui survient très fréquemment dans la convalescence des fièvres typhoïdes graves, et je crois avoir établi que cette pyélo-néphrite est due aux éliminations excessives de cette période, qui sont pour le rein comme un surcroît de fatigue. Tant que durent ces décharges, ou tant qu'une trace d'albumine indiquera encore un état pathologique du rein, on se gardera bien d'imposer à cet organe presque surmené le travail supplémentaire qui suit inévitablement les premières ingestions d'aliments solides. Comme les conditions précédentes se rencontrent plus fréquemment dans les formes graves que dans les formes simples de la maladie, il en résulte que l'alimentation devra être plus retardée chez les convalescents de fièvre grave que chez les convalescents de fièvre bénigne. Hippocrate l'avait dit déjà, avec la prescience de la clinique: « il faut restaurer avec lenteur les corps amaigris lentement, et rapidement les corps amaigris en peu de temps. » Notez qu'il n'est nullement question de protester contre la grande conquête de l'alimentation des fébricitants, puisque nous alimentons dès le début de la maladie et pendant toute la durée de celle-ci ; il ne s'agit, je le répète, que des aliments solides et du moment le plus opportun où l'on puisse les permettre.

En général, voici la méthode que je vous conseille : Dès que les températures du soir et du matin sont tombées au-dessous de 38°, donnez chaque jour deux potages au tapioca ou à la semoule ou encore une panade. Au bout de deux jours, si les décharges urinaires sont terminées et si l'albumine a disparu, ajoutez un œuf sans pain et un peu de gelée de viande. Le quatrième jour, augmentez la quantité de gelée ou de jus de viande et donnez en plus de 3 à 6 petites huîtres et quelques pruneaux bien cuits à titre de dessert. Le cinquième jour, permettez du poisson léger, comme le merlan, et une pomme cuite dont le convalescent se gardera bien de manger les pépins. Enfin du sixième au huitième jour autorisez la côtelette, cet objet d'ambition pour l'affamé qui relève de la fièvre typhoïde. Aux repas, vous donnerez comme boisson du vieux vin de Bordeaux ou de Bourgogne, coupé d'eau de Saint-Galmier, de Vals ou de Pougues. Et jusqu'au moment où le convalescent rentrera dans son alimentation normale, il devra continuer à absorber du lait dans l'intervalle de ses repas.

Ne vous en rapportez pas dans cette délicate question de l'alimentation à l'appétit des convalescents ; il faut savoir résister à leurs pressantes sollicitations et ne leur permettre de manger à leur faim que lorsque vous serez certains de la tolérance parfaite de leur tube digestif.

De minutieux soins de propreté, beaucoup d'air et et de soleil, un grand repos moral contribueront puissamment à hâter le retour à la santé.

Et surtout ne vous laissez pas entraîner à combattre comme des complications les *symptômes de décharge* qui sont si fréquents à cette période. Respectons la polyurie dont les malades s'effrayent quelquefois : quelle que soit son intensité, elle cesse quand la « restitutio ad integrum » s'est effectuée. Ainsi j'ai vu un malade qui urinait 9 litres dans les vingt-quatre heures, beaucoup rendent de 4 à 5 litres, d'autres sont atteints d'une véritable incontinence ; mais tout cela s'atténue au fur et à mesure que la guérison s'avance, et sans qu'il soit besoin de la moindre intervention thérapeutique. On peut en dire autant des divers dépôts urinaires et même de l'état ammoniacal des urines : j'ai démontré depuis longtemps que l'alcalescence de l'urine constituait plutôt un signe favorable, et que dans les fièvres graves et de longue durée, elle persistait généralement jusqu'à la reprise de l'alimentation.

Nous sommes arrivés, Messieurs, à la fin de la maladie. Le typhique s'alimente, il commence à engraisser et à reprendre des forces ; toutes ses fonctions se réveillent et se régularisent. Vous lui rendrez alors le plus grand service en l'incitant à changer d'air, et à borner provisoirement ses horizons aux douceurs de la vie végétative.

SEPTIÈME LEÇON

APPLICATION DU TRAITEMENT PRÉCÉDENT ET SA SANCTION CLINIQUE.
STATISTIQUE GÉNÉRALE ET CAS DE MORT

I

La méthode de traitement basée sur la statique chimique de la
fièvre typhoïde, réclame la sanction de la clinique. — Statistique
générale des malades traités par cette méthode. — Comparaison
avec diverses statistiques.

MESSIEURS,

Nous avons tenté de pénétrer plus avant dans la
physiologie pathologique de la fièvre typhoïde, et les
connaissances que nous avons acquises nous ont permis d'instituer le traitement sur de nouvelles indications. Puis nous nous sommes mis à rechercher quels
étaient les moyens de remplir très exactement les indications qui découlaient de notre étude. Enfin, chacun de ces moyens a été soumis à une enquête expérimentale aussi sévère que possible pour laquelle nous
avons appelé à l'aide toutes les ressources de la chimie biologique. Pour parfaire l'œuvre et répondre aux
objections que la nature théorique de ces recherches
ne manquerait pas de soulever parmi les médecins, il
était cependant indispensable de leur donner la sanc-

tion de la clinique. Déjà, l'accord à peu près complet de ma thérapeutique avec celle de M. le professeur Jaccoud, dont je vous rappelais précédemment l'encourageante statistique, constituait un des arguments positifs les plus puissants à faire valoir.

Mais on pouvait opposer que l'accord n'avait rien d'absolu, que je donne à mes typhiques des quantités de liquides plus considérables que M. Jaccoud et que j'emploie des médicaments, tels que l'acide benzoïque, que mon éminent maître n'utilise jamais ; enfin que si nos moyens d'action sont souvent semblables, leurs indications sont parfois quelque peu divergentes.

Donc, il m'a semblé qu'une observation clinique personnelle pouvait seule fournir la sanction désirée ; et depuis mon entrée dans les hôpitaux, c'est-à-dire pendant les années 1881, 1882, 1883 et 1884, j'ai appliqué indistinctement à tous les typhiques que j'ai eu à soigner le traitement dont vous connaissez maintenant l'ensemble et les détails.

Il est bien entendu que sur la méthode générale que je vous ai exposée, sont venues se greffer, le cas échéant, des médications incidentes, nécessitées par telle particularité morbide, telle complication ou par telle prédominance de l'une des indications maîtresses dont je vous ai donné précédemment le détail. En un mot, j'ai appliqué aussi strictement que possible à mes typhiques le traitement général et les traitements incidents dont l'exposé a fait le sujet de nos dernières leçons.

Quels ont été les *résultats* de cette thérapeutique ?

Pour vous en donner une idée bien précise, je vais vous résumer aussi rapidement que possible les particularités les plus saillantes de l'histoire des malades que j'ai traités. Après avoir envisagé la STATISTIQUE GÉNÉRALE, nous étudierons les cas de mort, et j'espère vous démontrer qu'aucun d'eux ne peut être mis sur le compte du traitement. Passant ensuite aux malades qui ont guéri, nous chercherons quelles ont été les modifications éprouvées par la température et par quelques symptômes, et vous verrez, à ce propos, combien notre traitement influence et modifie les troubles de la nutrition qui caractérisent d'une manière si personnelle le processus typhique. Nous terminerons par l'examen des complications et par une étude comparative de la marche et de la durée de la fièvre typhoïde ainsi traitée.

Les malades auxquels j'ai donné des soins sont au nombre de 307 ; parmi ceux-ci 30 sont morts, soit une mortalité de 9,7 0/0. Mais tous ces malades n'étaient pas également atteints, et pour donner à cette statistique la portée qu'elle comporte, il faut grouper les faits suivant leur degré de gravité. Or, sur ces 307 malades, 139 furent gravement frappés, 128 eurent des formes moyennes et 40 des formes bénignes ou abortives. Défalcation faite des formes bénignes, le pourcentage de la mortalité donne 11,2 0/0, et si l'on fait le même calcul en n'y comprenant que les formes graves, on obtient une mortalité de 21,5 0/0.

Cette statistique peut être rangée au nombre des meilleures que nous possédions, puisque la mortalité moyenne de la fièvre typhoïde s'élève, d'après les importantes statistiques de Murchison et de M. Jaccoud, de 18 à 19 0/0 (1). Il est vrai que les partisans de la de la méthode de Brand donnent des chiffres de beaucoup inférieurs, certaines statistiques allemandes arrivant à une mortalité presque illusoire de 1,6 et même de 0,6 0/0 (2); mais vous m'accorderez volontiers que de tels résultats imposent immédiatement l'idée que des embarras gastriques et des fébricules de divers ordres ont été traités comme fièvres typhoïdes et atténuent d'autant les chiffres que je viens de vous citer. D'ailleurs en laissant de côté les statistiques parisiennes qui émanent pour la plupart de médecins auxquels la méthode de Brand n'a pas donné les succès auxquels prétend son auteur, on arrive à un total de 13,534 malades sur lesquels 1,084 sont morts, soit 8 0/0 (1). Si à ces cas, on ajoutait ceux de M. Tessier, de M. Féréol, de Maurice Raynaud, de M. Galtier, etc., on atteindrait 10 0/0 et plus, c'est-à-dire

(1) Murchison a étudié la mortalité de la fièvre typhoïde dans les hôpitaux de Londres, de 1848 à 1870. Sa moyenne était 17.27 0/0, avec oscillations qui s'étendent du minimum de 12.82 à 28.42 0/0.

Le même auteur a réuni 27,051 cas provenant de statistiques publiées en France, en Angleterre et en Allemagne, et ayant donné 4,723 morts, soit 17.45 0/0.

Enfin, M. Jaccoud a publié une statistique plus considérable encore, qui porte sur 80,149 cas et s'étend de 1840 à 1881, et comprend des faits qui proviennent de diverses contrées de l'Europe et de l'Amérique. La mortalité moyenne est de 19.43 0/0.

(2) D'après les statistiques de l'armée allemande, il y aurait eu à Stettin, de 1877 à 1881, 2 morts sur 186 typhiques, soit 1.6 0/0. A Stralsund, pendant la même période, sur 300 typhiques, 2 seulement sont morts, soit 0.6 0/0.

un chiffre qui n'offre aucun avantage bien marqué sur la statistique personnelle de M. Jaccoud et sur la mienne (1).

J'en dirai autant, sans entrer dans plus de détails, des nombreuses statistiques qui ont été données par différents médecins à l'appui de telle ou telle méthode de traitement, quand cette statistique porte sur assez de cas pour avoir une suffisante valeur de comparaison.

II

ÉTUDE DÉTAILLÉE DES CAS TERMINÉS PAR LA MORT. — Première catégorie : malades morts d'intoxication typhique. — Deuxième catégorie : malades morts de complications pulmonaires. — Troisième catégorie : malades morts de complications rénales, cardiaques et pulmonaires. — Quatrième catégorie : malades morts de complications diverses. — Résumé.

Prenons maintenant en détail tous nos CAS DE MORT et voyons quelles ont été les causes de la terminaison fatale.

Les 30 cas dont il s'agit se décomposaient ainsi ; 17 hommes et 13 femmes, dont 13 de 19 à 24 ans,

(1) 1° Résumé des statistiques principales sur le traitement de la fièvre typhoïde par les bains froids.

Brand.............	8141 cas.	600 décès.	7.40 0/0
Vogl.............	3284 —	348 —	12.20 —
Abel.............	1125 —	52 —	4.62 —
Rollet............	377 —	32 —	8.49 —
Molliere..........	234 —	13 —	5.55 —
Bouveret-Tripier....	233 —	20 —	8.50 —
Mayet............	52 —	9 —	17.37 —
Cayla	59 —	3 —	5. —
Liebermann........	29 —	5 —	17.20 —

8 de 25 à 29 ans et 9 au-dessus de 30 ans (1). Sur 28 cas, dans lesquels il a été possible de connaître assez exactement le début de la maladie, le traitement a été commencé 20 fois du 4° au 9° jour et 8 fois après le 10° jour.

La mort est survenue 10 fois du 11° au 19° jour; 14 fois du 20 au 28° jour, et 3 fois du 33° au 71° jour (1).

Les complications survenues dans ces 30 cas — et qui ont été plus ou moins la cause de lamort — doivent être catégorisées sous divers chefs; et sans entrer dans l'histoire détaillée de chacun d'eux, il est cependant utile de vous en présenter un résumé rapide.

Ainsi dans une *première catégorie* cinq malades ont succombé sans qu'il ait été noté, pendant la vie ou à l'autopsie, aucune complication capable d'entraîner la mort. Tous ont été relativement traités de bonne heure, du 4° au 13° jour (3).

(1) Statistique de l'âge. — Cas de mort.

19 ans.	2 cas.	26 ans.	1 cas.	35 ans.	2 cas.
20 —	3 —	27 —	2 —	37 —	1 —
22 —	3 —	28 —	2 —	38 —	1 —
23 —	4 —	29 —	2 —	40 —	1 —
24 —	1 —	33 —	1 —		
25 —	1 —	34 —	3 —		

Début du traitement :

4° jour.	1 cas.	12° jour.	3 cas.
7° —	5 —	13° —	2 —
8° —	8 —	15° —	1 —
9° —	6 —	20° —	1 —
11° —	1 —		

(1) Date de la mort dans 28 cas :

11° jour, 3 cas.	20° jour, 1 cas.	28° jour, 4 cas.
13 — 2 —	21 — 3 —	33 — 1 —
16 — 1 —	22 — 2 —	36 — 1 —
17 — 1 —	23 — 2 —	71 — 1 —
18 — 2 —	25 — 1	
19 — 1 —	26 — 1	

Tableau XVI. — 1ʳᵉ catégorie. — Cinq malades morts d'intoxication typhique ou d'adynamie.

Nº D'ORDRE.	SEXE.	AGE.	DÉBUT DU TRAITEMENT.	JOUR DE LA MORT.	FORME DE LA MALADIE.	ÉTAT ANTÉRIEUR du malade.	FAITS DOMINANTS OBSERVÉS pendant la vie.	LÉSIONS ANATOMO-PATHOLOGIQUES en dehors des lésions intestinales.	JOUR où LE MAXIMUM thermique est atteint.
1	F.	23	9	11	Ataxo-adynamie.	Surmenage.	Délire, affaissement, diarrhée, purpura.	Reins congestionnés, rate énorme.	40.6 11ᵉ j.
2	H.	20	8	11	—	Misère.	Délire, trismus, collapsus.	Rate, 520 gr. Foie gras.	41.0 11ᵉ j.
3	H.	20	7	18	—	Surmenage.	Délire, vomissements.	Foie gras. Poumons légèrement congestionnés.	41.2 16ᵉ j.
4	H.	35	13	20	—	—	Délire, collapsus, éruption pemphigoïde; un peu de dyspnée.	Foie gras. Poumons légèrement congestionnés.	40.8 15ᵉ j.
5	F.	23	8	25	—	—	Délire, collapsus, constipation.	Reins congestionnés. — Cœur feuille morte.	40.6 24ᵉ j.

La première, fille de vingt-trois ans, entre le 9ᵉ jour de sa maladie, couverte de purpura, et en pleine stupeur. Le lendemain matin, son agitation est extrême, elle veut se jeter hors du lit ou se précipiter par la fenêtre. Nous apprenons par une personne de sa famille qu'elle fait des ménages, que depuis un mois et demi elle a été absolument surmenée, travaillant toute la journée sans relâche et passant la plupart de ses nuits auprès d'une malade. Elle meurt le 11ᵉ jour, après une demi-journée de collapsus. Chose curieuse, la température n'a pas été hyperpyrétique pendant son court séjour à l'hôpital :

	T. M.	T. S.	Poids.
9ᵉ jour.	—	39.5	104
10ᵉ jour.	38.8	38.2	108
11ᵉ jour.	39.6	40.7	132

A l'autopsie, aucune lésion capable d'expliquer la mort; mais la rate énorme et diffluente, le foie graisseux, une légère congestion rénale témoignent du caractère hautement infectieux de la maladie.

Le deuxième fait est celui d'un jeune homme de vingt ans habitant Paris depuis quatre mois et épuisé par la misère et les privations, qui présente, comme symptômes dominants, une adynamie profonde, interrompue de temps à autre par des accès délirants, de la constipation et une vive dyspnée, que n'expliquait pas l'auscultation de la poitrine. Douze heures avant la mort, il y eut du trismus. Les températures suivantes furent relevées :

	T. M.	T. S.	P.	Resp.
8ᵉ jour.	—	40.4	—	—
9ᵉ jour.	39.2	40.6	116	52
10ᵉ jour.	40	40.6	146	56
11ᵉ jour.	40.3	41	150	60

A l'autopsie, on trouva une rate énorme (520 gr.), un foie gras, et des congestions peu appréciables des poumons et du rein.

Les troisième, quatrième et cinquième malades, âgés de vingt, vingt-trois et trente-cinq ans ont réalisé, à peu de chose près, le type présenté par la première, avec cette différence que la survie a été plus longue, puisque la mort n'est survenue que les 18ᵉ, 20ᵉ et 25ᵉ jours. Comme symptômes particuliers, en dehors de l'ataxo-adynamie, il a été noté, chez le troisième, des vomissements dus probablement à l'alcool ; chez le quatrième, une éruption pemphigoïde sur le tronc ; chez le cinquième, de la constipation. La température n'est hyperpyrétique que chez le premier malade ; chez les deux autres, elle est plus souvent au-dessous qu'au-dessus de 40°, et le maximum thermique est atteint 1 et 5 jours avant la mort. Dans aucun de ces cas, l'autopsie ne révèle de complications.

Par conséquent, l'*intoxication typhique* paraît avoir été la seule cause de la mort ; deux des malades qui ont succombé le plus rapidement étaient aussi ceux qui avaient été le plus affaiblis par le surmenage et les privations ; les autres ont dû probablement au meilleur état de leur nutrition antérieure de résister davantage.

TABLEAU XVII. — 2ᵉ catégorie. Douze malades morts de complications pulmonaires.

Nᵒˢ D'ORDRE.	SEXE.	AGE.	DÉBUT DU TRAITEMENT.	JOUR DE LA MORT.	FORME DE LA MALADIE.	ÉTAT ANTÉRIEUR du MALADE.	FAITS DOMINANTS OBSERVÉS PENDANT LA VIE.	LÉSIONS TROUVÉES A L'AUTOPSIE EN DEHORS DES LÉSIONS INTESTINALES.	JOUR où le MAXIMUM THERMIQUE A ÉTÉ ATTEINT.
1	F	19	8	22	Ataxo-adyn.	Nourrice.	Vomiss. incoercibles. Dyspnée ; laryngite. OEdème des petites lèvres.	Broncho-pneumonie. Emphysème pulmonaire. Foie gras.	40.6 le 10ᵉ j.
2	F	22	9	13	Thoraco-adyn.	Accouchée 35 j. avant ; nourrice.	Purpura. Angine. Crachats sanglants. Délire.	Pneumonie droite.	41.6 le 13ᵉ j.
3	F	27	?	?	»	Phthisie pulm.	Accès dyspnéiques.	Lésions tubercul. anciennes. Broncho-pneumonie. Emph. pulm.	?
4	H	22	7	21	Adynamique.	Phthisie pulm.	Dyspnée. Délire. Éruption pemphigoïde.	Masses caséeuses anciennes. Granulat. tub. plus récentes. Emph. pulm. Extravasat. sang. sous-pleurales. Broncho-pneumonie. Foie énorme, gras.	?
5	H	34	12	28	Thoraco-adyn.	Phthisie pulm.	Dyspnée. Délire. Hémoptysie.	Cavernules et infiltrat. tub. des sommets. Spléno-pneumonie. Emphys. Hémorrhagies dans les muscles gr. droit et gr. oblique. Pleurésie sèche et périhépatite. Foie gras.	40.2 le 15ᵉ j.
6	H	23	12	28	»	Épilepsie; péricardite anc.	Dyspnée. Subictère. Adynamie profonde.	Broncho-pneumonie. Reins congestionnés. Foie énorme et gras.	41.6 le 14ᵒ j.
7	F	23	9	11	»	Surmenage.	Purpura. Délire. Dyspnée.	Broncho-pneumonie. Foie gras.	40.5 le 11ᵉ j.
8	F	28	8	33	Adynamique.	»	Dyspnée. Délire violent.	Broncho-pneumonie.	
9	H	29	20	28	Thoraco-adyn.	»	Dyspnée. Délire. Hémorrhagie intest. Rétention d'urine.	Broncho-pneumonie.	43 le 28ᵒ j.
10	H	24	9	17	»	»	Dyspnée. Délire.	Broncho-pneumonie.	41 le 16ᵉ j.
11	H	37	8	33	»	»	Dyspnée. Délire.	Pneumonie droite.	
12	H	27	7	14	»	»	Dyspnée. Délire.	Congest. pulm. double, intense et généralisée. Cœur mou et dilaté. Reins congestionnés. Foie gras.	40.3 le 14ᵉ j.

Dans une DEUXIÈME CATÉGORIE prennent place douze malades morts de complications pulmonaires. Huit ont été traités du 7ᵉ au 9ᵉ jour ; deux le 18ᵉ et un le 20ᵉ jour seulement.

Deux femmes récemment accouchées et nourrices, atteintes de formes thoraco et ataxo-adynamiques, ont succombé les 13ᵉ et 22ᵉ jour, avec des températures maxima de 40°6 et de 41°6, emportées, l'une par une pneumonie, l'autre par une bronchopneumonie, après avoir traversé diverses complications, telles que angine, laryngite, œdème gangréneux des petites lèvres, vomissements incoercibles d'une part ; purpura, hémoptysies, angine, d'autre part.

Trois malades, antérieurement tuberculeux, sont morts les 21ᵉ et 28ᵉ jours, après avoir présenté pendant la vie, l'un, des accès dyspnéiques ; le deuxième, de la dyspnée, du délire et une éruption pemphigoïde ; le troisième, de la dyspnée, du délire et des hémoptysies. A côté de lésions tuberculeuses anciennes, l'autopsie a révélé, dans tous les cas, de la bronchopneumonie et de l'emphysème pulmonaire. Dans un cas, on trouva des extravasations sanguines sous-pleurales avec une poussée de granulations tuberculeuses récentes ; dans un autre, il y avait de la pleurésie sèche ancienne, de la périhépatite et des hémorrhagies dans les muscles grand droit et grand oblique de l'abdomen.

Un homme de vingt-trois ans, épileptique et atteint d'une péricardite chronique, est mort le 28ᵉ jour, dans un état d'adynamie profonde, avec une teinte subictérique. La température s'élève le 14ᵉ jour à 41°6 ; puis elle s'abaisse graduellement jusqu'au 26° jour où elle n'atteint plus que 38°6 le matin et 39°2 le jour. Le lendemain soir elle remonte à 40° où elle se maintient jusqu'à la mort.

A l'autopsie, on trouve de la bronchopneumonie, un cœur mou et de couleur feuille morte, une symphyse péricardiaque et des reins très congestionnés.

Quatre malades ayant tous eu du délire et des accès dyspnéiques sont morts de bronchopneumonie. La première était une femme de vingt-trois ans surmenée depuis longtemps, qui était couverte de purpura au moment de son entrée, et qui succomba, deux jours après, avec une température oscillant de 40° à 40°5. La deuxième, âgée de vingt-huit ans, était en pleine défervescence quand survint la bronchopneumonie qui l'emporta. Le troisième, un homme de vingt-neuf ans, ne fut soigné qu'à partir du 20° jour ; il était déjà fort mal quand on nous l'apporta, et il eut le surlende-main une grande hémorrhagie intestinale qui le plon-gea dans une profonde dépression ; il mourut de bron-chopneumonie le 28° jour avec une température de 43°. L'hémorrhagie intestinale avait été suivie d'une brusque descente thermique de 2° qui dura environ douze heures, après quoi le thermomètre remonta brus-quement de 37°8 à 40°2. Il est à remarquer que ce ma-lade n'eut jamais de taches rosées, quoique l'autopsie nous ait révélé les ulcérations intestinales caractéris-tiques. Le quatrième malade, âgé de vingt-quatre ans, soigné dès le 9° jour, mourut de bronchopneumonie le 17° jour avec une température de 41°.

Il reste deux malades. L'un était un homme de trente-sept ans, qui au moment où l'abaissement régulier de la température laissait espérer une convalescence prochaine, prit une pneumonie du côté droit : il mourut le 33ᵉ jour. L'autre, un homme de vingt-sept ans, entré le 7ᵉ jour avec de la dyspnée et du délire, succomba le 14ᵉ jour. On trouva une congestion pulmonaire double intense et généralisée, des reins congestionnés, un foie gras et un cœur mou et dilaté.

La TROISIÈME CATÉGORIE comprend cinq malades morts de complications cardiaques, rénales et pulmonaires.

Tous ont été traités de bonne heure, du 7ᵉ au 12ᵉ jour. Ils étaient atteints de cette forme particulière de la fièvre typhoïde dont j'ai, le premier, déterminé l'existence, et à laquelle j'ai donné le nom de *forme rénale*. Cette forme est d'une extrême gravité ; sur 18 cas qu'il m'a été donné d'observer de 1874 à 1878, 13 sont morts, soit 72 0/0 ; sur les 7 cas qui rentrent dans ma statistique d'aujourd'hui, j'ai eu cinq décès, soit 71 0/0. Il est donc permis de conclure que le traitement que j'ai employé n'a pas exercé d'influence bonne ou mauvaise sur la mortalité des formes rénales. Je tenais à bien établir ce fait, car cette méthode, qui, activant dans de fortes proportions la sécrétion urinaire et l'élimination rapide des résidus organiques, exige du rein un travail assez énergique, pouvait être accusée de provoquer des déterminations rénales ou d'aggraver les néphrites antérieurement existantes. Vous voyez qu'il n'en est rien, que le nombre des formes

TABLEAU XVIII. — 3ᵉ catégorie. Cinq malades morts de complications cardiaques, rénales et pulmonaires.

Nᵒˢ D'ORDRE.	SEXE.	AGE.	DÉBUT DU TRAITEMENT.	JOUR DE LA MORT.	FORME DE LA MALADIE.	ÉTAT ANTÉRIEUR du MALADE.	FAITS DOMINANTS OBSERVÉS PENDANT LA VIE.	LÉSIONS ANATOMO-PATHOLOGIQUES EN DEHORS DES LÉSIONS INTESTINALES.	JOUR où le MAXIMUM THERMIQUE A ÉTÉ ATTEINT.
1	F	19	11	19	Rénale adyn.	Surmenage.	Album. consid. Délire. Collapsus.	Rate 820 gr. Reins 300 et 320 gr. Néphrite. Broncho-pneumonie.	41.2 le 10ᵉ j.
2	F	22	12	18	»	»	Alb. consid. Dyspnée. Adynamie. Vomissements.	Rate 500 gr. avec infarctus récents. Néphrite. Spléno-pneumonie gauche. Emphysème pulmonaire très marqué.	40.6 le 17ᵉ j.
3	F	26	8	16	»	Affect. cardiaq.	Album. consid. Délire. Collapsus.	Rate 310 gr. Néphrite. Péricardite récente. Insuffisance mitrale ancienne. Noyaux de broncho-pneumonie.	40.6 le 14ᵉ j.
4	H	29	9	26	»	»	Alb. consid. Dyspnée. Adynamie.	Rate 480 gr. Néphrite. Myocardite. Congestion pulmonaire intense. Plaques de Peyer cicatrisées.	40.4 le 15ᵉ j.
5	H	40	7	21	»	Misère.	Alb. consid. Teinte subictériq. Frissons. Délire.	Rate considérable. Néphrite. Foie gras. Emphysème pulm. Noyaux bronchopneumoniques et congest. pulm.	40.8 le 20ᵉ j.

rénales n'est pas plus considérable dans ma statistique actuelle que dans celle qui a servi de base à ma thèse inaugurale, et que leur mortalité s'est maintenue au même chiffre. Si j'ajoute que toujours les manifestations rénales existaient avant que le traitement n'ait été institué, j'aurai fourni la preuve convaincante de son innocuité.

Aussi bien la néphrite typhoïdique n'a-t-elle pas été la seule cause de la terminaison fatale.

La première malade était une fille de dix-neuf ans, surmenée par une vie de plaisirs et par des excès de toute nature. La température était à l'entrée, le 11ᵉ jour, à 39° et le pouls à 92°; le 16ᵉ jour, la température était à 41°2 et le pouls à 136°; la mort survint le 19ᵉ jour. A l'autopsie, on trouva de la bronchopneumonie disséminée, une rate diffluente pesant 320 grammes, un foie gras et mou pesant 1,950 grammes, et des reins énormes, atteints de néphrite, dont les poids respectifs s'élevaient à 300 et 320 grammes.

La deuxième était une blanchisseuse de vingt-deux ans, entrée le 12ᵉ jour, très abattue, avec des vomissements assez tenaces pour que les liquides fussent difficilement tolérés. La température monta de 39° à 40°6 le 17ᵉ jour, et s'abaissa à 39°8 et 40°3, le jour de la mort. Le pouls, irrégulier dès l'entrée, battait d'abord 120, puis 130. A l'autopsie, on trouva le poumon droit atteint de spléno-pneumonie dans son lobe inférieur; du côté gauche on remarquait un énorme emphysème sous-pleural derrière lequel le poumon affaissé, pâle, exsangue, paraissait comme comprimé.

En outre, il y avait une néphrite double et très accentuée, une rate pesant 500 grammes, renfermant un infarctus récent, un foie mou et gras.

La troisième, atteinte d'une vieille insuffisance mitrale, est soignée dès le 8ᵉ jour; mais le lendemain de son entrée, elle tombe dans un profond collapsus, interrompu de temps à autre par des accès de délire. Sa température, qui atteignait 40° le soir du 8ᵉ jour, reste autour de ce chiffre jusqu'au 12ᵉ jour; à partir de ce moment, elle subit les perturbations suivantes :

Jours.	T. M.	T. S.
12	39	40
13	39.4	40.5
14	39.8	40.6
15	38	39.4
16	37	mort.

Ainsi, en trente-six heures, le thermomètre s'abaisse de 3°,6 et le malade meurt avec une température normale. L'autopsie révéla des noyaux disséminés de broncho-pneumonie, une ancienne lésion mitrale et une péricardite sèche récente, des reins énormes et très congestionnés, une rate diffluente pesant 310 grammes.

Le quatrième était un tailleur de 29 ans qui nous frappa pendant toute la durée de sa maladie par sa pâleur presque cadavérique. Sa température subit de très minimes oscillations de 39°,6 à 40°,4. Trois jours avant sa mort, il fut pris d'une violente dyspnée; le pouls monta à 180 et la respiration à 60. La mort survint le vingt-sixième jour avec une température de 40°. En dehors de la néphrite typique, on trouva à l'ouverture du cadavre une rate molle de 480 grammes, un cœur feuille morte d'une mollesse et d'une friabilité extrêmes, des poumons très congestionnés. Les plaques de Peyer étaient totalement cicatrisées.

Le cinquième, paveur âgé de 40 ans, affaibli par la misère, résista vingt et un jours. Mais, dès son entrée, malgré une température de 38°,2 et 38°,4, l'état de dépression dans lequel il se trouvait, me fit porter un pronostic défavorable. Les jours suivants, la peau prit une teinte subictérique, la stupeur devint du collapsus, la température subit les variations les plus insolites, montant, sans motif apparent, de 38°,2 à 40°,5, pour redescendre à 38°,4 et remonter encore. Deux jours avant la mort, il survint un violent frisson. Une rate énorme, un foie mou et gras, une néphrite très accentuée, de l'emphysème pulmonaire, des noyaux broncho-pneumoniques dans le poumon droit et une congestion marquée de la base gauche, résument les lésions autopsiales.

J'ai rangé dans la QUATRIÈME CATÉGORIE huit malades qui ont été emportés par diverses complications.

Trois sont morts d'hémorrhagies intestinales; les deux premiers, deux et trois jours après leur entrée à l'hôpital; le troisième, le vingt-deuxième jour de sa maladie, après avoir présenté pendant les cinq jours précédents de petites hémorrhagies que l'ergotine n'avait pu enrayer.

Un cocher de 38 ans, soigné seulement le quinzième jour, très abattu dès son entrée, passa d'abord

TABLEAU XIX. — 4ᵉ catégorie. Huit malades morts d'hémorrhagies intestinales, de perforation, d'eschares, d'épuisement, de laryngo-typhus.

Nᵒˢ D'ORDRE.	SEXE.	AGE.	DÉBUT DU TRAITEMENT.	JOUR DE LA MORT.	FORME DE LA MALADIE.	ÉTAT ANTÉRIEUR du MALADE.	FAITS DOMINANTS OBSERVÉS PENDANT LA VIE.	LÉSIONS ANATOMIQUES EN DEHORS DES LÉSIONS INTESTINALES.	JOUR où le MAXIMUM THERMIQUE A ÉTÉ ATTEINT.
1	F	27	?	?	?	?	Hémorrhagie intestinale foudroyante trois jours après son entrée à l'hôpital.	Pas d'autopsie.	?
2	H	34	?	?	?	?	Hémorrhagie intestinale foudroyante, deux jours après son entrée à l'hôpital.	Id.	?
3	H	35	7	22	Adynamique.	»	Diarrhée abondante. Hémorrhagies minimes précédant de cinq jours l'hémorrhagie finale.	Foie gras. Rate énorme.	40.4 le 22ᵉ j.
4	H	38	15	28	Id.	»	Abattement, frissons, dyspnée, sueurs profuses, tympanisme.	Perforation intestinale. Myocardite.	41 le 21ᵉ j.
5	H	34	8	21	Id.	»	Éruption rubéolique, desquamat. de la peau. Angine. Laryngite. Accès de suffocation. Trachéotomie.	Laryngite ulcéreuse. Œdème glottique.	40.2 le 8ᵉ j.
6	H	25	8	23	Id.	»	Adynamie. Eschares gangréneuses généralisées.	Congest. pulm. intense. Foie gras.	40.4 le 10ᵉ j.
7	F	33	4	36	Id.	»	Vomissements. Diarrhée énorme. Collapsus.	Plaques de Peyer cicatrisées. Foie gras.	40.6 le 6ᵉ j.
8	F	20	9	71	Id.	»	Vomissements. Diarrhée profuse. Eschares. Décollement du siège. Cachexie.	Id. Foie gras.	40.8 le 9ᵉ j.

par des alternatives inexplicables d'hyperpyrexie avec 41° et d'apyrexie totale avec 37°,2 et 37°,4. Puis il est pris de frissons, de dyspnée; son ventre devient douloureux et se ballonne, et la mort a lieu le vingt-huitième jour avec une température de 37,6. A l'autopsie, on trouva une perforation intestinale avec un début de péritonite et une myocardite des plus accusées.

Voici maintenant un maçon de 34 ans, qui dans une première période a un délire continu et une si abondante éruption de sudamina que sa peau se desquame presque tout entière par larges plaques. Le seizième jour, tout paraît rentré dans l'ordre et la température s'abaisse à 37°,6 — 37°,8. Mais, dès le lendemain, le malade se plaint d'une vive douleur dans la gorge, sa voix s'éteint, la température monte à 39°,6; puis surviennent de tels accès de suffocation que la trachéotomie s'impose comme ressource ultime. Elle ne procure qu'un soulagement passager, et le malade succombe avec une température de 37°. OEdème de la glotte et laryngite ulcéreuse furent les seules lésions rencontrées à l'autopsie.

Un brasseur de 25 ans, traité à partir du huitième jour, très adynamique, avec une diarrhée profuse et incoercible, est atteint d'eschares gangréneuses sur le sacrum, sur les cuisses, les trochanters et les olécranes, et meurt le vingt-troisième jour avec 39°,4, sa température n'ayant dépassé 40° que le dixième jour, et s'étant maintenue, depuis lors, entre 38°,2 et 39°,8 au maximum. Le foie était gras (2160 gr.), les poumons

congestionnés, le cœur mou, la rate énorme et diffluente.

Enfin, deux femmes de 20 et 33 ans, traitées dès
les neuvième et quatrième jours, succombent les
soixantième et trente-sixième jours, apyrétiques, dans
un état de cachexie profonde, en plein marasme, avec
des plaques de Peyer totalement cicatrisées, après
avoir présenté pendant la vie des diarrhées profuses
et incoercibles qui les avaient épuisées, en même
temps que l'état de leur estomac et des vomissements
incessants avaient mis obstacle à toute réparation.

En vous donnant le *résumé* des causes qui ont entraîné la mort dans ces trente observations, je suis
loin de vouloir disculper ma méthode de tous ces insuccès. J'attire simplement votre attention sur les
faits suivants qui permettent de considérer sous son
vrai jour cette statistique générale de la mortalité.

Six malades étaient épuisés ou surmenés quand ils
furent atteints de la fièvre typhoïde ; trois étaient antérieurement tuberculeux ; deux étaient récemment
accouchées et nourrissaient leur enfant ; deux enfin
étaient atteints d'affections cardiaques. Voilà donc
treize typhiques placés dans des conditions tellement
défavorables que deux d'entre eux sont morts trente-
six et quarante-huit heures après leur entrée à l'hôpital. Les perforations intestinales, le laryngo-typhus
sont des complications que nul traitement n'est en
mesure de prévenir. Par conséquent, je me permets
de douter que, pour ces quinze cas pris en particulier,
aucune méthode thérapeutique eût pu mieux faire.

Il reste quinze faits devant lesquels mon traitement est demeuré impuissant. Ce sont trois cas d'hémorrhagies intestinales, trois cas d'intoxication typhique sans surmenage antérieur, cinq cas de complications pulmonaires survenues chez des individus qui n'étaient ni cardiaques ni tuberculeux, deux cas de forme rénale chez des individus vigoureux et bien constitués; enfin, deux cas où des vomissements presque incessants ont empêché l'application systématique du traitement.

Pour établir entre les diverses méthodes de traitement de la fièvre typhoïde une utile comparaison, il faudrait pouvoir faire, dans toutes les statistiques, le décompte que vous venez d'entendre. Comme il est impossible, dans la plupart de celles-ci, d'en trouver les éléments, on doit se borner à comparer les statistiques directes, et même dans ces conditions, vous savez que la mienne ne le cède en rien aux plus favorables.

III

Statistique générale des cas de guérison. — État antérieur des malades qui ont guéri. — Statistique de l'âge et du sexe. — Statistique des formes de la maladie.

Après avoir défalqué ces 30 décès, il nous reste 277 *cas de guérison* qu'il est utile d'étudier aussi dans leur détail, afin de pouvoir juger de l'influence du traitement sur la symptomatologie, la marche et les complications de la maladie.

Sur ces 277 malades, 235 ont été frappés en pleine santé, tandis que 42 étaient surmenés, cardiaques, tuberculeux, paludéens, etc. Voici d'ailleurs, le tableau des maladies sur lesquelles la fièvre a fait son évolution :

Surmenage et misère physiologique.....	12 cas.
Affections cardiaques.................	5
Grossesse............................	4
Accouchements récents. Nourrices......	4
Phtisiques à divers degrés.............	4
Intoxication paludéenne...............	2
Syphilis secondaire...................	2
Pleurésie récente.....................	1
Érysipèle de la face récent...........	1
Scarlatine récente....................	1
Variole récente.......................	1
Rougeole récente......................	1
Bronchite chronique..................	1
— et emphysème pulmonaire....	1
Rhumatisme articulaire................	1
Phlegmon du ligament large...........	1
	42

En dehors de toute question de forme morbide et de toute gravité tenant à la fièvre typhoïde en elle-même, 15 0/0 environ des malades qui ont guéri se trouvaient placés dans de fort mauvaises conditions, par le fait même de cette sorte de tare antécédente créée par les conditions du *terrain* sur lequel la dothiénentérie allait se développer.

Les hommes étaient au nombre de 176 et les femmes de 101, répartis par *âge* ainsi qu'il suit :

TABLEAU XX. — **Age et sexe des typhiques qui ont guéri.**

AGE.	H	F	TOTAL.	AGE.	H	F	TOTAL.	AGE.	H	F	TOTAL.	RÉSUMÉ.			
												AGES.	H	F	TOTAL.
15	3	2	5	25	7	4	11	35	4	1	5	15-19	43	20	63
16	6	2	8	26	6	8	14	36	1	2	3	20-24	62	39	101
17	7	5	12	27	6	8	14	37	1	1	2	25-29	32	31	63
18	13	5	18	28	4	7	11	38	2	»	2	30 34	21	7	28
19	14	6	20	29	9	4	13	40	2	»	2	35 39	8	4	12
20	20	10	30	30	5	2	7	42	1	»	1	40-44	4	»	4
21	11	10	21	31	4	»	4	43	1	»	1	45-60	4	»	4
22	14	9	23	32	3	3	6	47	2	»	2	au-des.	2	»	2
23	7	5	12	33	3	2	5	50	1	»	1				
24	10	5	15	34	6	»	6	52	1	»	1				
								67	2	»	2				

Cette répartition n'offre rien d'anormal : je ferai seulement remarquer que 22 malades avaient dépassé l'âge de 35 ans, et vous savez qu'à partir de cet âge la fièvre typhoïde est autrement sévère que chez les individus plus jeunes.

Si nous classons maintenant tous les cas de guérison d'après leur *gravité* respective, nous trouvons 109 cas graves, 128 moyens et 40 bénins ou abortifs.

Au point de vue de la forme, on pouvait les répartir de la façon suivante :

<pre>
Forme commune..................... 108 cas.
   —   adynamique...................   66
   —   thoraco-ataxo-adynamique.....   30
   —   ataxo-adynamique.............   22
   —   thoracique...................   9
   —   rénale......................   2
   —   bénigne ou abortive..........   40
                        Total......... 277
</pre>

Les documents statistiques qui précèdent déterminant bien le terrain sur lequel nous allons nous avancer, il est maintenant possible d'étudier quelle a été l'influence du traitement sur les divers symptômes de la fièvre typhoïde. Cette étude fera l'objet de la prochaine leçon.

HUITIÈME LEÇON

DE L'ACTION EXERCÉE PAR LE TRAITEMENT PRÉCÉDENT SUR LA
TEMPÉRATURE ET SUR LES ÉCHANGES DES TYPHIQUES

I

Action du traitement sur la température et sur les processus nutritifs. — Comparaison avec l'action d'un antipyrétique à dose massive. — PREMIER TYPE THERMIQUE A DÉFERVESCENCE BRUSQUE ET HATIVE. —Exemples. —Documents statistiques. — CARACTÈRES UROLOGIQUES DES CAS DU PREMIER TYPE. — De la décharge précritique.

MESSIEURS,

Nous consacrerons notre leçon d'aujourd'hui à l'étude de deux questions dont je vous montrerai la connexité, à savoir : l'action exercée par notre traitement sur la température et sur les échanges organiques des typhiques.

Prenons d'abord la température. Vous ne verrez pas ici les abaissements thermiques aussi considérables que momentanés qui suivent immédiatement l'emploi des médicaments antithermiques et antipyrétiques, depuis le sulfate de quinine jusqu'au bain froid. Vous savez d'ailleurs que jamais je ne cherche à obtenir ces rémissions, qui, tout en abaissant la température du fébricitant au taux physiologique et parfois même au-dessous, ne sont pas suivies d'une amélioration de l'état général, de sorte que l'on serait porté à considérer le pouvoir de certains antipyrétiques comme une action toxique bien plutôt que comme une action thérapeutique. Ce qui domine, au contraire, dans l'immense majorité des cas qui ont guéri, c'est que presque aussitôt après l'application complète du traitement, commence un *mouvement régulier et pour ainsi dire continu de lente défervescence*. Et l'on conçoit facilement qu'à moins de complications intercurrentes, il est difficile qu'il en soit autrement, puisque notre traitement à la fois *antiperditeur, oxydant et éliminateur*, diminue la formation des produits toxiques qui sont une des causes principales de la gravité de la fièvre typhoïde, et favorise en même temps leur sortie.

La courbe thermique qui suit vous donnera mieux que toute description l'idée de cette opposition entre la rémission thermique brusque et passagère produite par un médicament antipyrétique administré à haute dose, et l'abaissement léger mais continu dû à notre méthode thérapeutique.

Il s'agit d'un homme de dix-huit ans, qui au onzième jour de sa maladie avait une température vespérale de 40°,4, 32 respirations par minute, 124 pulsations, une détermination thoracique assez accentuée, et un délire presque continu. Je lu donne pendant deux jours de suite un gramme de sulfate de quinine; sa température s'abaisse brusquement et se maintient pendant ces deux jours à 40°,2 — 38°,6; 38°,1 — 39°. Le troisième jour, au

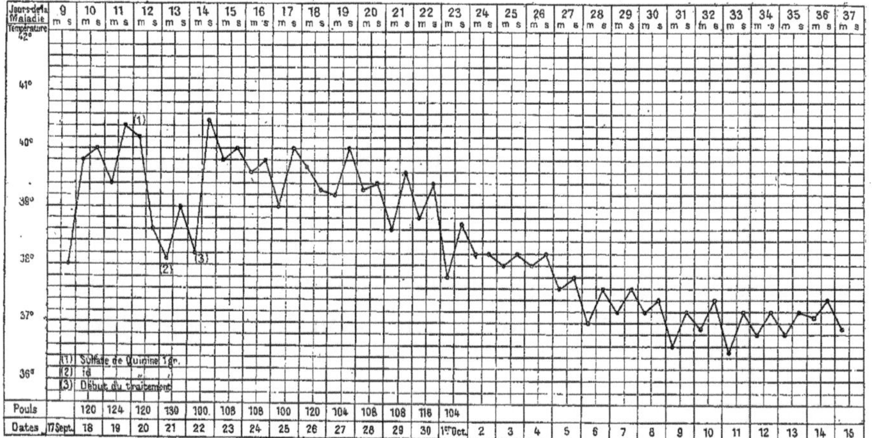

Tracé nº 1. — Action comparée du sulfate de quinine à doses massives et du traitement rationnel sur la courbe thermique.

matin, la température est encore à 38°,2, mais vers le soir elle s'élève brusquement et monte à 40°,5. Je commence alors l'application systématique du traitement éliminateur et la courbe s'abaisse lentement et graduellement pour tomber définitivement au-dessous de 38°, le vingt-septième jour de la maladie. Notez encore que pendant l'abaissement thermique brusque provoqué par la dose massive de sulfate de quinine, aucun symptôme ne s'est amendé, que le pouls s'est maintenu à 120 et 130, tandis qu'une décroissance graduelle de tous les symptômes accompagnait celle de la température quand fut appliqué le traitement que je défends.

On conçoit qu'il soit difficile de classer d'une manière absolue les différents TYPES THERMIQUES que présente la fièvre typhoïde ainsi traitée ; il en est cependant quatre principaux qui méritent de nous retenir quelques instants, en raison de leur caractère significatif.

Dans le PREMIER TYPE, la maladie a une apparence grave dès le début ; le pouls s'élève au-dessus de 110, atteint même 120 et 140 ; la température atteint ou dépasse 40° ; la respiration est plus ou moins anxieuse et précipitée ; enfin, il y a de la stupeur et du délire. Tout à coup la température s'abaisse brusquement et revient à la normale, soit d'un seul coup, soit après une ou deux oscillations de diverses amplitudes. Il existe même nombre de cas dans lesquels cette *brusque défervescence* se produit à une époque assez rapprochée du début de la ma-

ladie pour que l'on soit en droit de considérer celle-
ci comme une forme abortive.

Je puis vous donner comme exemple de ce type

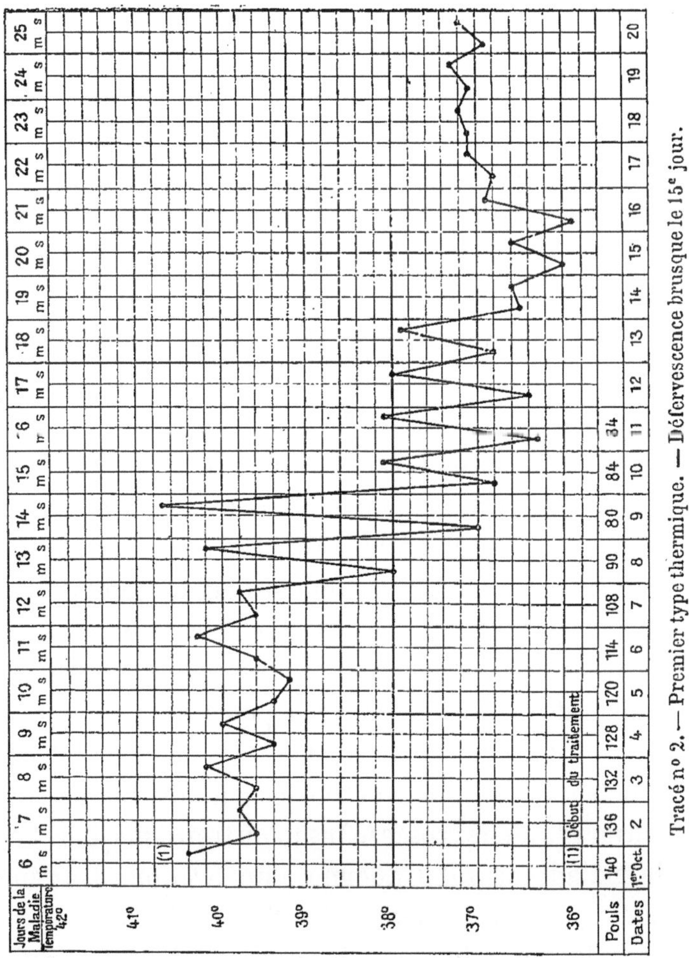

Tracé no 2. — Premier type thermique. — Défervescence brusque le 15e jour.

une femme de vingt ans, entrée le 1er octobre au
n° 26 de la salle Laënnec. C'était une nourrice qui
nous parut d'abord gravement atteinte; son pouls

battait 140, sa température s'élevait à 40°,4 le sixième
jour de sa maladie ; la langue était sèche, la peau
aride et brûlante, la diarrhée considérable ; dans la
poitrine, on entendait de nombreux râles muqueux.
Pendant trois jours elle eut un délire incessant, puis
vers le dixième jour elle tomba dans une profonde stupeur, mais vous pouvez voir sur la courbe n° 2 que
les treizième, quatorzième et quinzième jours, trois
grandes oscillations, dont la dernière est de 3°,9,
précédèrent la chute définitive de la température ;
tous les symptômes graves disparurent en même
temps et comme par enchantement. Cette brusque
défervescence coïncidait avec d'énormes décharges
urinaires.

Voici un second exemple non moins significatif.
Un vitrier de vingt-deux ans entre, le 4 août 1883,
au n° 14 de la salle Monneret. Il a été pris neuf jours
auparavant d'un frisson violent et d'un point de côté,
puis il a saigné du nez et a eu de la diarrhée. Le
lendemain de son entrée, il est en plein délire, sa
température est à 40°,2, son pouls à 110. La respiration est anxieuse, fréquente ; la poitrine est remplie de râles ronflants et sous-crépitants. Le ventre est
couvert de taches rosées. Jusqu'au treizième jour, l'état
du malade ne subit aucune amélioration ; les rémissions matinales étaient insignifiantes, la dyspnée assez
vive, le pouls toujours fréquent et très irrégulier.
Brusquement, dans la soirée du treizième jour, la
température s'abaissa de 1°,7 ; elle remonta à 39°,9 le
matin du quatorzième jour, pour tomber définitive-

ment au-dessous de 38°, le soir du quinzième jour. Dans ce cas encore, des décharges urinaires très considérables coïncidèrent avec la chute de la tem-

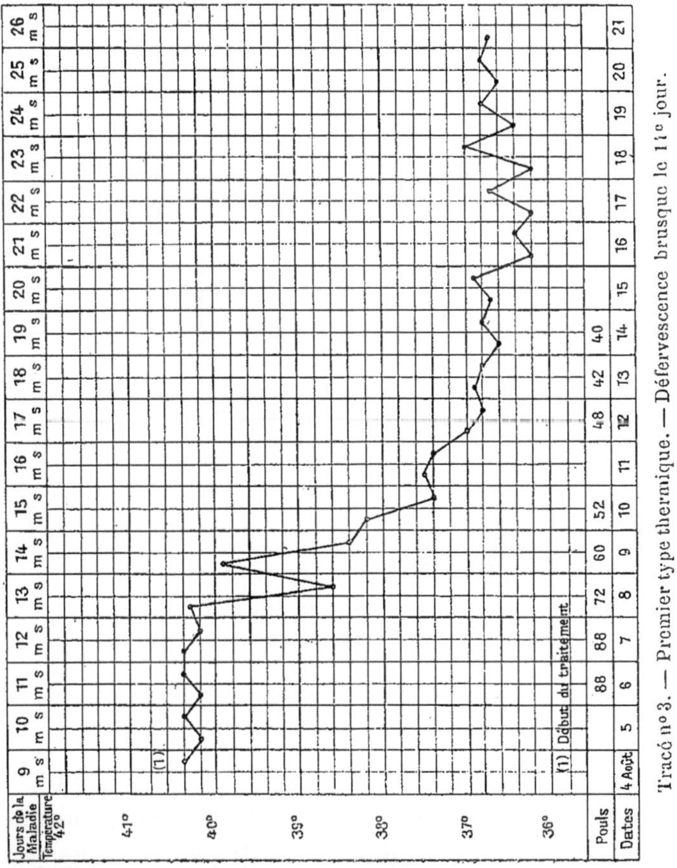

pérature qu'elles précédèrent même de quarante-huit heures (Tracé n° 3).

Il me serait facile de multiplier les exemples du type thermique que nous étudions, mais tous se ressemblent, à quelques détails près. Ainsi, j'ai vu une domestique de dix-sept ans arriver le soir du septième jour à 40°,8 pour tomber le dixième jour à 37°,8; d'autres fois la défervescence ne se produit que le quatorzième jour, après quelques grandes oscillations qui manquent dans d'autres cas où la chute est soudaine. Mais toujours on retrouve les traits caractéristiques du type, à savoir : l'apparence de gravité du début ; les hautes élévations thermiques avec de faibles rémissions, puis la brusque défervescence.

Sur mes 277 malades, j'ai rencontré quarante fois ce type ; dans 8 cas, la défervescence a commencé avant le dixième jour ; dans 15 cas, du dixième au douzième; et dans 17 cas, du douzième au quatorzième jour.

J'admets volontiers que parmi ces 40 cas la plupart étaient légers ou abortifs et que le traitement n'a eu qu'une influence toute secondaire sur la rapidité de la guérison. En effet, on peut subdiviser les cas de ce premier type en *deux classes*, suivant les CARACTÈRES UROLOGIQUES qu'ils ont présentés.

Dans la *première*, on trouve le *syndrôme aujourd'hui classique des dothiénentéries communes avec de légères décharges urinaires au début de la défervescence.* Il est donc permis de supposer qu'il s'agissait là de formes réellement bénignes et abortives, puisque la désintégration organique n'avait pas été exagérée, et que les émonctoires avaient assez bien éliminé les résidus pour que leur rétention ne soit pas venue ajouter un nouvel élément de gravité à la maladie; dans ces conditions, il a suffi d'un faible effort de décharge supplémentaire pour jeter au dehors les derniers produits d'une évolution anormale des tissus détruits, et la chute thermique a accompagné ou suivi cette excrétion critique. Ainsi donc, arrêt rapide de la désintégration organique, élimination constamment suffisante des déchets avec légère décharge terminale : tel est, suivant moi, le processus intime de la fièvre typhoïde bénigne, par elle-même, et je le répète, nombre de mes 40 cas rentrent dans cette catégorie.

Toute différente est la *seconde classe*. Ici les malades éliminaient avant le traitement une quantité moyenne de résidus. Au commencement de celui-ci, l'excrétion s'élève sensiblement pour atteindre les proportions d'une grande décharge au moment de la brusque défervescence.

Rapprochez ce syndrôme urologique particulier des apparences graves de la maladie à son début, et dites si cet ensemble n'est pas bien fait pour justifier l'opinion que je soutiens sur le rôle vraiment efficace du traitement éliminateur. Il est prouvé que l'intensité de la destruction, d'une part, la rétention des déchets, d'autre part, figurent au premier rang des facteurs de la gravité dans la fièvre typhoïde ; et non seulement je trouve et cette destruction exagérée et cette rétention, mais encore, l'expression clinique de la maladie vient corroborer le pronostic au moins réservé que je base sur l'état des échanges organiques ; alors j'applique un traitement qui tend à modérer la destruction et à chasser les résidus au dehors ; bientôt l'urologie démontre que le but cherché est atteint, que

les éliminations augmentent et deviennent tout à
coup une décharge; et à ce moment même, la température s'abaisse et la maladie s'arrête!

En voulez-vous une preuve? Jetez un coup d'œil sur
l'observation 3 du tableau n° III et vous aurez cette
preuve aussi convaincante qu'il est possible : une
énorme élimination de matériaux solides précédant
immédiatement la défervescence.

Je puis d'ailleurs vous en fournir un autre exemple
relatif à l'*urée*. Un comptable de vingt-neuf ans paraissant gravement atteint est mis en traitement le neuvième jour. Voici les éliminations successives d'urée
comparées aux températures :

TABLEAU XXI. — **Décharge d'urée précritique
dans les cas du premier type.**

JOURS DE LA MALADIE.	T. M. T. S.	QUANTITÉ.	URÉE.	CHLORURES.
		c.c.	gr.	gr.
9e	39°9 — 40°3	650	18.98	3.25
10e	39°1 — 40°1	2300	19.73	6.67
11e	39°0 — 39°7	2000	19.82	4.60
12e	39°3 — 39°6	2200	21.24	»
13e	39°0 — 39°8	2750	25.54	5.22
14e	39°0 — 38°5	2400	28.68	»
15e	37°2 — 37°5	2700	25.08	»

L'urée augmente graduellement malgré des oscillations légèrement descendantes de la température;
l'élévation est plus marquée la veille du début de la
défervescence, elle atteint son maximum le jour où
celle-ci commence, et se maintient à un taux élevé
pendant les vingt-quatre heures où elle se termine,

pour descendre ensuite à 16^{gr},24, 21^{gr},34 et 16^{gr},25, les seizième, dix-septième et dix-huitième jours, quand la chute thermique est définitive et que la convalescence commence.

Toutes réserves faites au sujet des cas bénins ou abortifs par eux-mêmes, il est donc permis de supposer que dans nombre de ceux qui se sont terminés rapidement par la guérison — et les cas ci-dessus rentrent dans cette catégorie — le traitement a exercé une action manifeste sur la marche et la défervescence rapides de la maladie.

II

DEUXIÈME TYPE THERMIQUE. — Première variété. — Mouvement rapide et continu de défervescence. — Seconde variété. — Descente par plateaux successifs. — Exemples. — Documents statistiques. — CARACTÈRES UROLOGIQUES DES CAS DU DEUXIÈME TYPE. — Déviation du syndrôme urologique normal. — Absence de décharge brusque; élimination progressive des déchets.

Le DEUXIÈME TYPE THERMIQUE répond à des cas qui ont paru plus ou moins graves au début, en raison de la hauteur de la température, de la fréquence du pouls et des symptômes d'excitation ou de dépression présentés par le malade. Mais, presque aussitôt après l'application du traitement, la température commence à *décroître d'une manière presque graduelle*, réalisant ainsi ce que je vous disais tout à l'heure sur le mouvement régulier de lente défervescence qui caractérise la plupart des courbes thermiques que j'ai recueillies

sur les malades traités par ma méthode. Ce deuxième
type est donc le plus fréquent de tous, et celui qui
traduit aussi de la façon la plus nette l'action antidé-
perditrice, oxydante, éliminatrice, du traitement.

Avant de vous en donner la preuve urologique, il

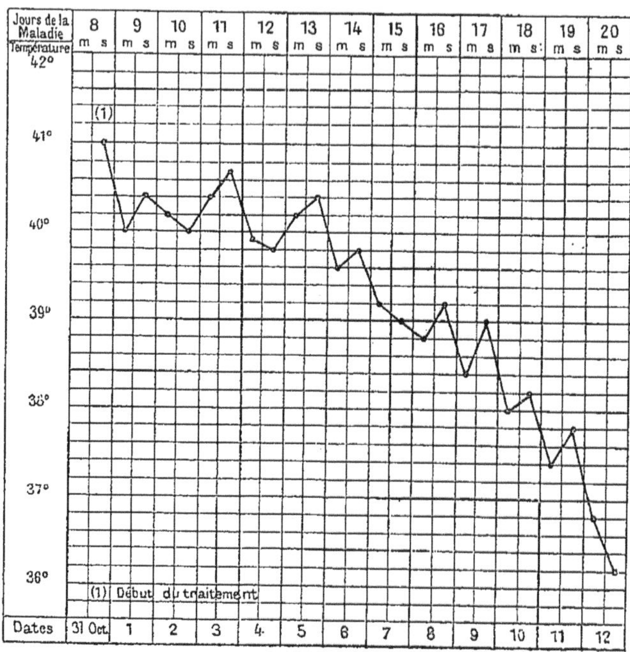

Tracé n° 4. — Deuxième type thermique. — Première variété. —
Mouvement rapide et continu de défervescence.

est nécessaire de vous montrer quelques exemples
du type dont il est question.

Un serrurier de vingt-cinq ans, robuste, est soumis
au traitement le huitième jour de sa maladie. Il a du
délire nocturne, de la stupeur pendant le jour, un
catarrhe bronchique très accentué, le pouls à 110,

la température à 41°. A partir du jour où le traitement

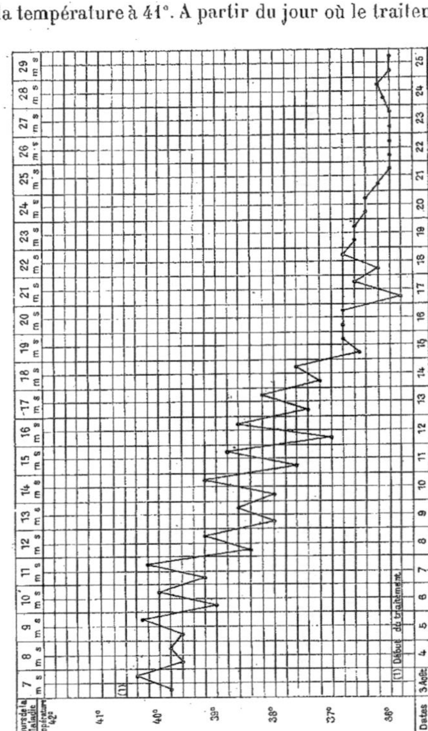

Tracé n° 5. — Deuxième type thermique. — Première variété. — Mouvement continu de défervescence.

est appliqué, la courbe thermique s'abaisse graduellement et d'une manière assez régulière et assez rapide pour donner l'impression d'une sorte de descente continue, ainsi que vous le représente la courbe n° 4.

Une couturière de vingt-huit ans entre à l'hôpital avec la langue sèche, une diarrhée profuse, de l'abattement, une température de 40°,4 et un pouls à 120. On commence le traitement le jour même de son entrée, soit le septième jour ; le dix-huitième jour, les deux températures du matin et du soir sont au-dessous de 38° et la convalescence commence après une défervescence lente mais continue que traduit la courbe n° 5.

Mais la lutte contre la fièvre est loin d'être toujours aussi courte que dans les deux exemples qui précèdent ; elle se prolonge habituellement pendant un temps plus ou moins long, avec des variations et des oscillations dont la courbe n° 6 vous donne la mesure.

Il s'agit d'un garçon maçon de seize ans, atteint d'une forme commune et moyenne de dothiénentérie dont la dominante était une albuminurie considérable. Le traitement fut commencé le septième jour. Dès le dixième, la température s'abaissa graduellement avec des reprises diverses, pour tomber définitivement au-dessous de 38° le vingt et unième jour.

Ce qui caractérise cette courbe, c'est qu'à deux reprises différentes, les onzième et dix-septième jours, la température s'abaissa pour remonter rapidement ensuite. Mais remarquez aussi que ces ascensions ne ramenaient pas le thermomètre au chiffre qu'il atteignait

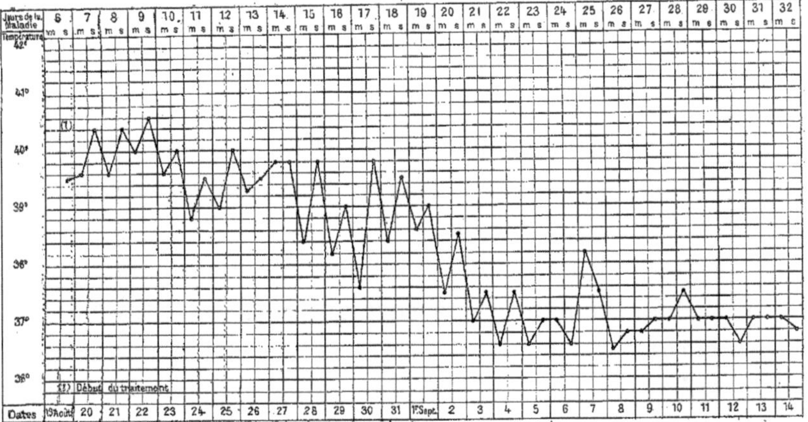

Tracé n° 6. — Deuxième type thermique. — Seconde variété. — Descente par plateaux successifs.

avant la descente, et que l'ensemble de la courbe a toujours les allures de la décroissance.

Ce type thermique a été noté 134 fois sur mes 277 observations.

Au point de vue urologique, il diffère sensiblement du type précédent. Au lieu d'une élimination moyenne de déchets organiques, suivie brusquement d'une grande décharge, l'excrétion journalière des résidus atteint un chiffre toujours plus élevé que celui que je vous ai fixé dans une de mes précédentes leçons; puis la décharge prémonitoire de la défervescence manque, non seulement par cette raison qu'il est difficile de saisir le début de celle-ci, puisque la courbe n'est en quelque sorte qu'une défervescence prolongée, mais aussi parce que l'urologie ne révèle aucune ascension marquée du chiffre des résidus. Enfin, le fait si curieux et si constant de l'augmentation progressive des déchets au fur et à mesure que le malade passe de la période d'état à la défervescence et de celle-ci à la convalescence, ce fait, dis-je, ou bien n'apparaît pas ou ne se déclare que d'une manière très imparfaite.

Et le motif de cette *déviation du syndrôme urologique normal* de la fièvre typhoïde n'a rien de mystérieux. En effet, dans l'état habituel des choses, le typhique élimine pendant la défervescence et les premiers jours de la convalescence tous les déchets qui ont été retenus pendant la période d'état, et c'est précisément à la faveur de cette élimination que la maladie entre dans une phase décroissante. Si, au contraire, les résidus organiques sont éliminés

à mesure qu'ils sont formés, la rétention n'intervient
plus parmi les causes de gravité de la fièvre typhoïde ;
et par suite, nul besoin n'est d'une décharge terminale brusque comme dans les cas du premier type, ou
prolongée comme dans les cas non soumis au traitement éliminateur, pour déterminer la défervescence.
Loin de là, on voit baisser à ce moment le chiffre
de l'urée et des matériaux solides, parce que le typhique n'excrète plus alors les déchets retenus pendant
la période d'état, mais seulement ceux qui proviennent de ses échanges actuels, et la décroissance de la
maladie est l'indubitable preuve de la diminution parallèle de ceux-ci.

Je vais appuyer ma démonstration par deux exemples.

Un homme de dix-neuf ans atteint d'une forme tho-
raco-ataxique, arrivé au neuvième jour de sa maladie,
est mis en observation pendant les dixième et onzième
jours ; il rend par jour avec une température moyenne
à 40° :

Urée............ 26 gr.   Chlorures....... 2.2 gr.

Après avoir établi cette base, on commence le traitement, et les chiffres se modifient de la façon suivante :

		gr.		gr.
13ᵉ jour.	Urée.......	31.62	Chlorures.......	7.48
16ᵉ	—	30.03	—	6.50
19ᵉ	—	32.35	—	6.82

Les températures, qui oscillaient entre 39° et 40°, se

maintenant alors entre 38° et 39°, l'urée commence
à diminuer :

		gr.			gr.
21° jour.	Urée......	25.58	Chlorures......		6.90
23° —	—	24.30	—		6.95
25° —	—	23.02	—		8.00

Puis, la température tombe au-dessous de 38°; l'u-
rée s'abaisse encore.

		gr.		gr.
27° jour.	Urée......	22.33	Chlorures........	6.10

L'autre exemple, plus complet, est celui d'un employé de dix-neuf ans, entré le sixième jour de sa maladie ; la moyenne des deux premiers jours, avant tout
traitement, a donné :

Quantité.	Mat. solides.	Urée.	T. M.	T. S.
800	46.80	18.16	40°	40°1

On commence le traitement le huitième jour, et
l'on obtient les résultats ci-dessous :

	Quantité.	Mat. solides.	Urée.	T. M.	T. S.
9° jour.	900	56.86	33.46	39°7	39°9
10° jour.	1400	60.60	39.03	39°1	40°0
12° jour.	1100	64.35	41.58	39°1	39°8
13° jour.	1250	65.79	38.17	39°2	39°4
15° jour.	1200	67.39	41.42	39°1	39°4
17° jour.	1000	49.14	33.80	38°7	39°1
18° jour.	2000	65.52	45.14	38°5	39°3
20° jour.	1500	45.63	27.87	38°3	39°5
21° jour.	2000	42.12	29.20	38°5	39°0
24° jour.	1700	51.71	22.57	37°1	38°0
25° jour.	1250	40.90	16.60	37°2	37°7

Pour bien saisir la valeur des chiffres qui précèdent, il importe de les grouper par moyennes, et de

ALBERT ROBIN.   15

les comparer aux périodes thermiques de la maladie.

Vous venez de voir qu'avant le traitement, avec une température moyenne de 40°, le malade éliminait 46^{gr},8 de matériaux solides et 28^{gr},16 d'urée. Or la période de l'action thérapeutique peut se diviser en deux parties : l'une, dans laquelle les températures oscillent de 39° à 40° ; l'autre, où celles-ci varient de 38° à 39° ou 39°,5 ; enfin, la chute de la température au-dessous de 38° constitue une quatrième période. Nous allons comparer les moyennes de l'urée et des matériaux solides à ces quatre périodes :

	MOYENNES.	
	Mat. solides.	Urée.
1° Pas de traitement.	46.80	28.16
Période d'action thérapeutique. 2° T. de 39° à 40°0	63.00	38.73
3° T. de 38° à 39°5	50.60	34.00
4° Chute de la température.	46.30	19.58

Comparez ces résultats avec ceux que je vous énonçais tout à l'heure à propos du premier type thermique, et voyez combien le désaccord est complet. Dans le premier cas, les déchets augmentent régulièrement mais faiblement jusqu'aux environs de la défervescence, puis subissent au moment de celle-ci une élévation qui a les allures d'une décharge critique précédant ou accompagnant une brusque descente de la température ; ici, par contre, aussitôt après l'application du traitement, se produisent des excrétions de déchets parallèles à la fois aux désintégrations et à la température fébrile, de sorte que la défervescence n'est plus la conséquence d'une crise éliminatrice, mais d'une décroissance graduelle du processus morbide, dont les déchets sont éliminés dès qu'ils sont formés.

Les diverses modalités des courbes thermiques et les signes urologiques qui nous traduisent l'état des échanges organiques s'enchaînent donc admirablement pour démontrer l'influence réellement efficace qu'exerce notre traitement ; et ce qui prouve bien qu'en tout ceci il s'agit d'une action réelle et non d'une simple coïncidence, c'est que les résultats urologiques que je vous soumets aujourd'hui vont précisément à l'inverse de ceux qui constituent comme l'état normal de la fièvre typhoïde, ainsi que vous avez pu vous en assurer dernièrement, quand j'ai tenté d'établir devant vous la statique chimique de cette maladie (1).

III

Troisième type thermique. — Défervescence brusque après une durée normale ou prolongée de la période fébrile. — Première variété. — Défervescence brusque. — Seconde variété. — Défervescence brusque après quelques grandes oscillations. — Exemples. — Documents statistiques. — Caractères urologiques des cas du troisième type.

Le troisième type thermique comprend les cas dans lesquels la lutte contre la fièvre s'est prolongée sensiblement plus longtemps que dans les faits du premier type, mais qui se sont terminés néanmoins par une

(1) Voyez leçon II, p. 30 et suivantes.

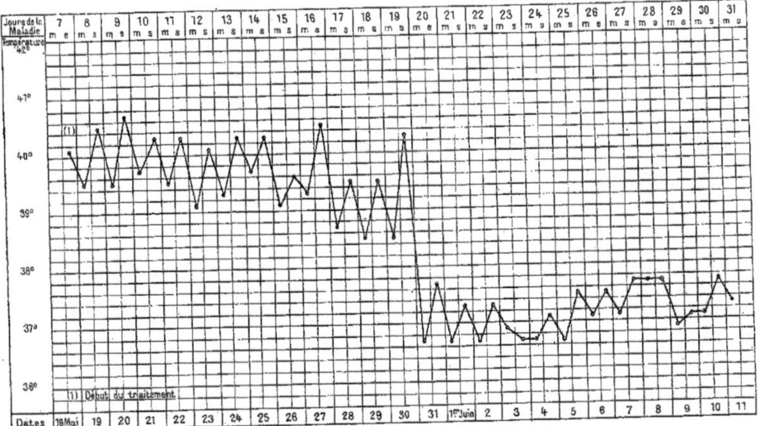

Tracé n° 7. — Troisième type thermique. — Première variété. — Défervescence brusque après une durée normale de la période fébrile.

brusque ou par une très rapide défervescence. Il s'agit, en un mot, d'une *chute rapide de la température après une fièvre prolongée* se traduisant sur la courbe par un plateau plus ou moins stationnaire.

Ce groupe de faits doit être divisé lui-même en *deux variétés*.

Dans l'une, la chute thermique est aussi *brusque* qu'il est possible; dans l'autre, elle s'accomplit par deux ou trois grandes *oscillations*.

La courbe n° 7 vous fournit un exemple de la première variété. Il s'agit d'un maçon de dix-sept ans atteint d'une dothiénentérie commune sérieuse, avec adynamie assez accentuée, entré à l'hôpital le 7° jour de sa maladie et traité immédiatement. Jusqu'au 14° jour, la température du soir reste au-dessus de 40°. Le 15° jour elle tombe à 39°,6, pour remonter à 40°,5 le jour suivant. Puis, après trois oscillations de 39°,5 à 40°,3, la température tombe brusquement de 3°,6 le 20° jour, et la convalescence s'établit défi nitivement.

En voici un autre exemple : c'est le tracé d'un tailleur de vingt ans, traité à partir du 10° jour. Les 17° et 18° jours, la température tombe en 24 heures de 1°,8 ; mais après une légère oscillation, elle remonte à 40°, s'abaisse encore les 20° et 21° jours, puis descend brusquement en 36 heures de 3°,1 (tracé n° 8).

La *seconde variété* vous est représentée par le tracé n° 9. C'est celui d'une nourrice de vingt-quatre ans, atteinte d'une dothiénentérie à forme thoraco-adynamique, admise à l'hôpital le 7° jour de sa maladie et soumise au traitement dès le lendemain. Les 10°

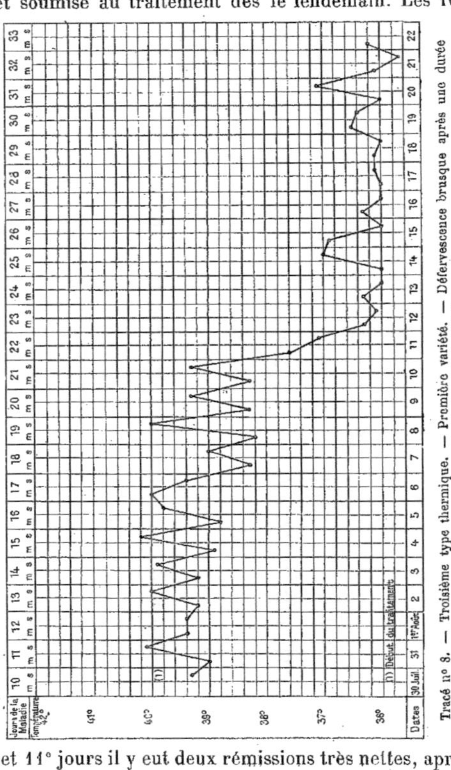

Tracé n° 8. — Troisième type thermique. — Première variété. — Défervescence brusque après une durée
normale de la période fébrile.

et 11° jours il y eut deux rémissions très nettes, après

lesquelles la température remonta au-dessus de 40°.
Le 18e jour commencèrent de grandes oscillations
qui durèrent cinq jours et se terminèrent par une
chute définitive de 2 degrés (1).

Sur mes 277 cas, j'ai observé 29 malades de ce
troisième type, dont 22 de la première variété et
7 de la seconde. Les jours du début de la défervescence sont les suivants :

      Du 17e au 19e jour.................... 12 cas.
      Du 20e au 25e jour.................... 12
      Du 26e au 33e jour.................... 5

Si nous rapprochons ces faits de ceux de la première catégorie, on arrive au total de 69 cas à défervescence brusque. La défervescence brusque dans
la fièvre typhoïde a été constatée pour la première fois
en 1866 par M. le professeur Jaccoud, qui en présenta,
dans ses *Leçons cliniques de la Charité*, des tracés
saisissants, et prouva « que ce mode de défervescence
n'est point propre aux formes abortives ou courtes, et
qu'il est également observé dans les formes lon-
gues » (2). D'après M. Jaccoud, la défervescence serait
brusque dans environ 28 p. 100 des cas de fièvre typhoïde, et c'est seulement dans 34 p. 100 des cas de
défervescence brusque qu'il s'agirait de formes abortives ou courtes. Les chiffres que l'on peut déduire de

(1) Cette courbe pourrait rentrer dans les cas qui se terminent
par intermittences fébriles (JACCOUD). Je ne la place ici qu'en raison
de la chute de 2 degrés qui termine la période fébrile.

(2) JACCOUD, *Leçons de clinique médicale faites à l'hôpital de la
Pitié*, 1883-1884. Paris, 1885, p. 530.

mes statistiques se rapprochent sensiblement de ceux

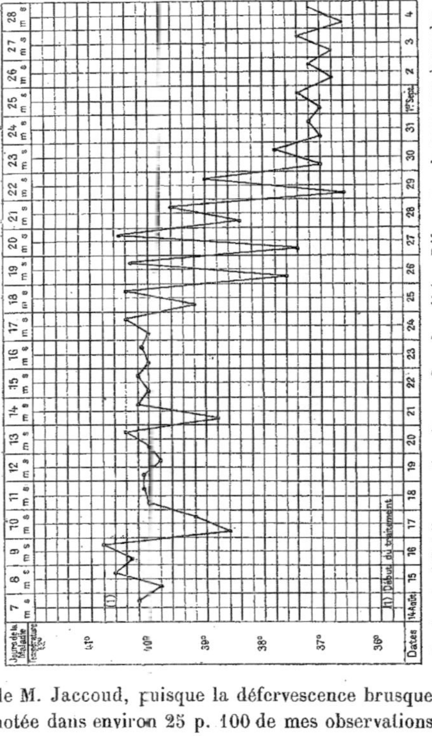

Tracé n° 9. — Troisième type thermique. — Seconde variété. — Défervescence brusque avec de grandes
oscillations terminales.

de M. Jaccoud, puisque la défervescence brusque est
notée dans environ 25 p. 100 de mes observations, et

que les cas abortifs ou courts entrent pour 42 p. 100 dans le total général (1).

L'urologie des cas de ce troisième type reproduit trait pour trait celle des faits du premier type. Les déchets stationnaires ou suivant une marche légèrement ascendante pendant la lutte contre la fièvre s'élèvent presque subitement au moment de la défervescence critique.

IV

Quatrième type thermique. — Cas de longue durée avec plateaux successivement descendants. — Exemples. — Documents statistiques. — Caractères urologiques des cas du quatrième type. — Faits discordants en rapport avec une rétention passagère des déchets et terminés par des décharges partielles.

Le quatrième type thermique comprend les *cas de longue durée* qui ont présenté, comme ceux du deuxième type, une *décroissance graduelle* mais alors *beaucoup plus lente* de la température, et un certain nombre de faits dans lesquels la *descente a été interrompue par des poussées thermiques* justifiées par l'entrée en scène d'une complication.

Comme cette seconde variété est d'une irrégularité extrême, je ne puis vous montrer de courbe qui figure une moyenne. Au contraire, le tracé n° 10 vous donnera une idée très nette de la première variété.

____

(1) Sur mes 69 cas, 40 ont fait leur défervescence après le 13e jour.

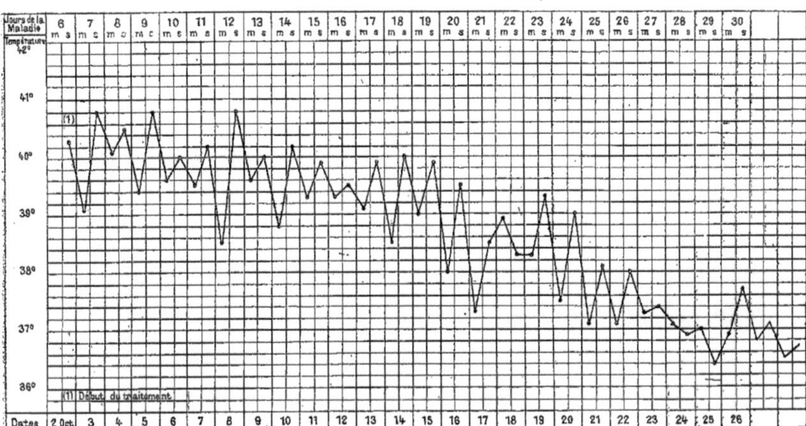

Tracé n° 10. — Quatrième type thermique. — Plateaux successivement descendants.

Ce tracé a été recueilli chez un garçon de restaurant âgé de vingt et un ans, entré le 8° jour de sa maladie et immédiatement soumis au traitement. Jusqu'au 15° jour, les températures vespérales s'élèvent au-dessus de 40° ; du 15° au 21° jour, elles n'atteignent plus que 40° ; du 22° au 26° jour, elles se maintiennent entre 39° et 40° ; elles s'abaissent à 38° les 27° et 28° jours, pour revenir à la normale à partir du 29° jour. Elles présentent ainsi cinq périodes dont l'ensemble figure une ligne descendante ou, pour mieux dire, une série de plateaux successivement descendants.

Sur mes 277 observations, ce type a été rencontré 54 fois ; il correspond aux formes les plus graves que j'ai eu à traiter.

On retrouve ici les CARACTÈRES UROLOGIQUES déjà spécifiés à l'occasion du type n° 2, mais avec une régularité ordinairement moins parfaite.

Un garçon charbonnier de trente-trois ans entre à l'hôpital de la Charité, au 10° jour d'une fièvre typhoïde ataxo-adynamique des plus graves. L'analyse de l'urine donnait en moyenne, pour les 3 premières journées de son séjour, les chiffres ci-dessous :

Quantité.	Mat. solides.	Urée.	T. M.	T. S.
1000	58.50	26.69	39°7	40°2 (moyennes).

C'est seulement le 13° jour qu'on commence le traitement ; aussitôt les éliminations se modifient de la manière suivante :

Jours.	Quantité.	Mat. solides.	Uréc.	T. M.	T. S.
16ᵉ	1600	80.49	42.49	39°3	39°5
17ᵉ	1500	66.89	35.85	39°3	40°0
18ᵉ	1500	59.67	37.84	39°6	39°8
19ᵉ	1500	52.65	36.75	39°1	39°8
20ᵉ	1900	57.79	36.55	39°4	39°9
Moyennes......		63.49	37.89		

Puis, pendant une longue période de 12 jours, à partir du 22ᵉ jour, les températures du matin tendent à s'abaisser un peu au-dessous de 39°, celles du soir restant toujours élevées; les éliminations diminuent assez sensiblement, comme l'indiquent les deux moyennes suivantes qui résument neuf analyses faites pendant les jours où l'on a pu recueillir la quantité totale des urines :

M. S.	Urée.
54.58	29.25

Quand les températures reviennent à la normale, l'abaissement est plus prononcé encore; voici les moyennes des 36ᵉ, 37ᵉ et 39ᵉ jours qui répondent à cette dernière période :

M. S.	Urée.
39.57	17.17

J'ai choisi cet exemple qui est aussi démonstratif que possible ; mais on doit à la vérité d'ajouter que dans cette quatrième catégorie tous les faits ne se comportent pas avec cette précision quasi-mathématique.

C'est ainsi que les chiffres qui représentent les échanges journaliers peuvent subir tout à coup une plus ou moins grande variation, laquelle est presque toujours dans le sens d'une diminution des matériaux solides et de l'urée. Si l'on met de côté les cas où l'on n'est pas absolument certain d'avoir exactement recueilli la quantité totale des 24 heures, il en reste un certain nombre dans lesquels la diminution temporaire paraît être due à une rétention passagère, ordinairement suivie d'une décharge, après quoi l'élimination reprend sa régularité habituelle.

Je puis vous citer à ce propos l'observation d'un boulanger de trente ans, traité dès le 9ᵉ jour après trois jours d'expectation, et chez lequel les élimina tions se comportèrent ainsi qu'il suit :

1° Avant tout traitement. Moyennes de 3 jours.

Mat. solides.	Uréc.	T. M.	T. S.
53.93	25.94	39.2	40.2

2° Pendant le traitement. Période d'état :

	Mat. solides.	Uréc.	T. M.	T. S.
10ᵉ jour.	69.96	35.12	38°8	39°6
11ᵉ jour.	59.14	33.46	38°6	39°0
12ᵉ jour.	55.80	21.51	38°4	40°0
13ᵉ jour.	71.24	40.42	39°4	39°0
14ᵉ jour.	51.65	31.15	39°0	39°6
15ᵉ jour.	50.54	33.44	39°0	39°4
16ᵉ jour.	56.62	32.13	38°2	38°8

Les 10ᵉ et 11ᵉ jours, la température descend graduellement ; le 12ᵉ au matin, elle s'abaisse encore ; mais le soir, elle remonte à 40°, puis se maintient de 39° à 39°,6 pendant les 14ᵉ et 15ᵉ jours, pour redescendre à partir du 16ᵉ jour. L'élimination des déchets suit parallèlement une marche qui paraît donner le secret de ces variations thermiques, qu'aucune complication, aucun acte thérapeutique insolite, ne pouvait expliquer ; et voici comment il est possible d'interpréter les deux courbes.

Au commencement du traitement, il y a, comme toujours, élimination plus active ; aussi le facteur rétention cesse d'intervenir, la température diminue sensiblement. Puis celle-ci s'élève en même temps que les éliminations s'abaissent brusquement ; on est donc forcé de voir une corrélation entre ces deux phénomènes, et l'idée d'une rétention est la plus plausible de celles qui viennent à l'esprit. Et ce qui prouve bien que ce n'est pas là une simple hypothèse, mais un fait réel, c'est que le lendemain survient une énorme décharge qui coïncide avec un abaissement de température, de sorte qu'après cette perturbation, les courbes des éliminations et de la température reprennent leur physionomie normale.

La rétention, au lieu d'être temporaire comme dans le cas qui précède, peut persister plusieurs jours, soit par suite d'une insuffisance des émonctoires et en particulier du rein, soit en raison de l'augmentation subite et considérable des déchets. Dans ce dernier cas, elle se traduira sur la courbe thermique par une ascension plus ou moins prolongée, sans que pour cela la courbe des déchets s'abaisse dans une proportion équivalente. Le rein, en effet, n'est insuffisant que d'une manière relative ; il élimine autant qu'il peut, mais ses facultés de décharge ne suffisent pas à rejeter en dehors la totalité des résidus qui encombrent l'organisme ; on conçoit que, dans ces conditions, l'élimination journalière ne s'abaisse pas, mais on comprend aussi qu'elle va s'élever tout à coup à un moment donné et que cette élévation coïncidera avec un abaissement thermique. Sur les courbes qui répondent à cette variété, on voit le plateau légèrement descendant du quatrième type être interrompu à un ou plusieurs intervalles par des ascensions de durée variable dont on chercherait la cause en vain dans une complication ou dans une exagération symptomatique quelconques; la rétention ou la désintégration exagérée en font tous les frais, ainsi que l'indiquent si nettement les variations comparées des résidus éliminés et de la température.

J'aurais encore à vous signaler les variations thermiques et urologiques qui surviennent à l'occasion d'une complication, mais celles-ci sont trop dissemblables pour être envisagées dans une formule d'ensemble; d'ailleurs elles n'ont rien de particulier à notre méthode thérapeutique (1).

V

Modifications diverses des SYNDRÔMES UROLOGIQUES sous l'influence du traitement. — Quantité. — Son augmentation. — Matériaux solides. — Différence avec la fièvre typhoïde normale. — Urée. — Son augmentation. — Preuves urologiques que le traitement remplit bien le but qu'il poursuit. — Élévation du coefficient d'utilisation des produits désintégrés.

Tels sont les types thermiques principaux que j'ai

(1) La plupart de ces variations urologiques ont été étudiées dans ma thèse inaugurale. *Loc. cit.*

observés, avec leurs modifications urologiques corres-
pondantes. Il ne me reste plus maintenant que quelques mots à ajouter pour en avoir fini avec l'UROLOGIE
DE LA FIÈVRE TYPHOÏDE ainsi traitée.

Ce qui domine, je vous le répète, c'est la modification profonde du type urologique que j'avais établi
jadis, type qui correspond toujours à la fièvre typhoïde
classiquement traitée.

Ainsi, le chiffre de la *quantité* d'urine est notablement plus élevé que dans mes anciennes observations,
où les moyennes variaient de la façon suivante :

**TABLEAU XXII. — Quantités d'urine dans les diverses
périodes de la fièvre typhoïde traitée par les méthodes
classiques.**

PÉRIODES.	FORMES COMMUNES.	FORMES GRAVES.	FORMES MORTELLES.
Période d'état...........	1038ᶜ	1024ᶜ	922ᶜ
— de défervescence..	1213	1530	»
— de convalescence.	1491	1685	»

Dans ma statistique actuelle, la quantité d'urine
est beaucoup plus considérable pendant le cours de la
période d'état, sans que pour cela les quantités de la
défervescence et de la convalescence en soient influencées en moins ; loin de là, on voit celles-ci s'élever
alors dans de très fortes proportions. Voici les moyennes de 48 observations :

TABLEAU XXIII. — Quantités d'urine dans la fièvre
typhoïde traitée par la méthode chimique.

PÉRIODES.	FORMES MOYENNES.	FORM S GRAVES.	FORMES MORTELLES.
Période d'état..........	1520ᶜ	1460ᶜ	1145ᶜ
— de défervescence.	1860	1940	»
— de convalescence.	2300	2400	»

Le chiffre des *matériaux solides* envisagés en bloc
est au contraire inférieur à ceux que j'avais fixés; de
plus, il est plus élevé dans les formes graves que dans
les moyennes, à l'encontre de la loi que j'ai posée.
Ainsi mes premières analyses donnaient :

	Formes moyennes.	Formes graves.
Période d'état....................	52.30	50.00
— de défervescence..........	53.40	56.30
— de convalescence..........	56.29	60.13

Dans les cas actuels, j'obtiens comme moyennes :

	Formes moyennes.	Formes graves.
Période d'état....................	45.03	49.67
— de défervescence..........	45.36	45.86
— de convalescence......,....	45.05	44.50

Donc, non seulement la quantité des matériaux
solides est moins élevée que dans la fièvre typhoïde
normale, mais encore les éliminations suivent, aux
périodes de défervescence et de convalescence, une
marche absolument inverse de celle qui caractérisait
mes premières observations, puisqu'au lieu d'aug-

menter régulièrement pendant ces dernières périodes, les éliminations restent à peu près stationnaires dans les cas moyens et diminuent dans les cas graves.

Les dosages de l'*urée* vous réservent une autre surprise. Je mets en regard dans le tableau n° XXIV les chiffres que j'avais obtenus dans la fièvre typhoïde normale et ceux d'aujourd'hui.

TABLEAU XXIV.

PÉRIODES.	F. MOYENNES		F. GRAVES		F. MORTELLES	
	Fièvre typh. normale.	avec le traitem. actuel.	Fièvre typh. normale.	avec le traitem. actuel.	Fièvre typh. normale.	avec le traitem. actuel.
État.........	25.00	27.27	23.70	28.60	10.67	10.67
Défervescence.	20.80	25.27	23.20	25.92	»	»
Convalescence.	16.25	19.31	22.10	»	»	»

Considérez attentivement, Messieurs, cette aride succession de chiffres, car elle est l'éclatante confirmation du traitement que je défends.

En effet, la statique chimique de la fièvre typhoïde nous a appris que l'excès de la désintégration organique, l'évolution imparfaite des déchets, et enfin la rétention de ceux-ci, étaient l'un des facteurs les plus importants de la gravité de cette maladie. Alors nous instituons un traitement qui vise particulièrement ces trois actes morbides; soumis à l'épreuve clinique, il est suivi d'un succès qui ne le cède en rien à ceux des méthodes les plus vantées ; et quand on interroge l'état des échanges pendant son application, on s'aperçoit qu'il a remédié justement aux actes morbides qu'il devait combattre.

La désintégration s'abaisse, puisque dans toutes les formes et à toutes les périodes, la quantité des matériaux solides se maintient au-dessous de celle de la fièvre typhoïde normale ; la rétention est évitée, puisque, contrairement à ce qui se passe dans la fièvre typhoïde normale, les quantités de matériaux solides éliminés ne croissent pas avec la défervescence et avec la convalescence ; enfin, l'évolution des produits désintégrés, ou pour mieux dire, leur utilisation est à coup sûr plus parfaite, puisqu'avec une désintégration amoindrie l'urée augmente !

Comparez les chiffres de l'urée à ceux des matériaux solides, suivant le rapport,

$$\text{Urée : matériaux solides} :: x : 100.$$

vous obtiendrez un quotient auquel on pourrait donner le nom de *coefficient d'utilisation des produits désintégrés ;* dans la fièvre typhoïde commune normale, ce coefficient est de 47,8 ; il est de 61,9 dans la même forme soumise à mon traitement. De tels résultats se passent de tout commentaire, et j'espère qu'ils ont fait pénétrer ma conviction dans vos esprits.

NEUVIÈME LEÇON

SYMPTOMES, COMPLICATIONS, DURÉE ET RECHUTES
CHEZ LES TYPHIQUES TRAITÉS SUIVANT LA MÉTHODE PRÉCÉDENTE

I

Influence exercée par le traitement sur quelques SYMPTÔMES de la
fièvre typhoïde. — Épistaxis. — Diarrhée. — État de la langue.
— Sueurs.

MESSIEURS,

Nous allons terminer aujourd'hui l'enquête pour-
suivie sur les résultats cliniques de notre méthode de
traitement de la fièvre typhoïde. Certains SYMPTÔMES
de la maladie me paraissent avoir été influencés
d'une manière appréciable : ce sont les épistaxis,
l'état de la langue et les sécrétions cutanées.

Les *épistaxis* ont été beaucoup moins fréquentes
qu'à l'ordinaire. Ainsi dans mes 277 cas, elles n'ont
été notées que 60 fois, soit environ 22 fois sur 100.
Cette proportion me paraît fort inférieure à la
moyenne classique. Au point de vue de leur époque
d'apparition et de leur répétition, elles se sont réparties
ainsi :

Époque d'apparition.

1er jour.. .... 1 fois.	8e jour.... 8 fois.	15e jour.... 3 fois.
2e jour....... 6	10e jour.... 5	16e jour.... 1
3e jour....... 3	11e jour.... 4	17e jour.... 3
4e jour....... 7	12e jour.... 1	19e jour.... 2
5e jour....... 3	13e jour.... 2	21e jour.... 2
6e jour....... 4	14e jour.... 1	24e jour.... 1
7e jour....... 3		

Nombre des épistaxis.

1 fois chez 43 malades.		
2	—	6	—
3	—	5	—
4	—	4	—
Plus de 4	—	2	—

Il est à remarquer que 24 fois les épistaxis sont apparues avant le début du traitement ; l'influence de celui-ci paraît donc manifeste, et si l'on admet avec moi, d'une part, que les épistaxis sont un indice de l'altération du sang et un phénomène de décharge, d'autre part, que le traitement a pour but essentiel de diminuer cette altération de sang, on conçoit facilement qu'il y ait corrélation entre la cause visée et l'effet obtenu.

Il ne m'a pas semblé que la *diarrhée* fût particulièrement modifiée ; mais *l'état de la langue* a certainement été influencé par les boissons abondantes. Hors les cas de mort, celle-ci n'a jamais été sèche d'une manière continue pendant plusieurs jours de suite. Le plus souvent elle est restée humide, et lorsque la sécheresse est apparue, elle a presque toujours été passagère.

Les *sueurs* ont été plus abondantes et plus fréquentes qu'avec les autres modes de traitement.

Sur mes 277 cas de guérison, il y a eu 137 fois des sueurs notables. 90 fois, ces sueurs sont survenues à la fin de la période d'état et ont eu un caractère critique, en ce sens qu'elles étaient accompagnées d'une détente générale de tous les symptômes et d'un abaissement définitif de la température. 30 fois, les sueurs ont persisté avec plus ou moins d'abondance pendant toute la durée de la maladie. 17 fois, elles se sont montrées trop irrégulièrement pour avoir exercé une action réelle sur la marche de la fièvre typhoïde.

Dans les 30 cas de mort, je n'ai observé des sueurs que 8 fois. 5 fois, elles furent très abondantes et continues ; 3 fois, elles se montrèrent d'une manière très irrégulière. Je dois dire que dans ma statistique ne figure aucun cas de cette force sudorale dont M. le professeur Jaccoud a donné dans ses *Leçons cliniques* une si remarquable description, et dont j'ai observé avec lui chez un malade de la ville un exemple des plus intéressants.

On peut donc affirmer que notre traitement remplit aussi très exactement l'indication de favoriser les éliminations cutanées, que les sueurs qu'il provoque ont le caractère d'une décharge de bon aloi et dont l'effet ne saurait être contesté, puisqu'en laissant de côté les sueurs indifférentes chez les sujets qui ont guéri, on calcule que sur 100 cas de guérison il y a eu 43 fois des sueurs, et que celles-ci ne se sont produites que chez 27 0/0 de ceux qui ont succombé.

J'ai démontré, en outre, il y a quelques années, que

les décharges sudorales n'étaient point aussi indifférentes qu'on serait tenté de le supposer, en ne consi-
dérant que la faible quantité de principes solides contenus normalement dans cette sécrétion. L'analyse
du liquide contenu dans de vastes sudaminas m'a
donné les résultats ci-dessous :

		gr.
Eau		981.46
Matériaux solides		18.44
Matières organiques		14.26
— minérales		4.28

Ainsi donc, la somme des matériaux solides éliminés
est relativement considérable; mais ce qui est particulièrement intéressant, c'est que les matériaux inorganiques ont peu varié, et que l'élimination porte
principalement sur les matières organiques du type
des extractifs, c'est-à-dire sur celles dont nous devons
poursuivre le départ par tous les moyens et par toutes
les voies.

II

Influence exercée sur les complications. — Complications du coté
de l'appareil digestif. — Vomissements. — Catégorisation des vomissements d'origine thérapeutique. — Conclusions. — Hémorrhagies intestinales. — Perforations intestinales. — Péritonite. —
Angine. — Stomatite. — Coliques.

Il s'agit maintenant de rechercher quelles ont été
les complications qui sont venues troubler l'évolution
de nos 277 cas, et de comparer ces complications
avec celles qui surviennent chez les malades différem-
ment traités. Voyez d'abord les complications du

COTÉ DU TUBE DIGESTIF. Voici celles que j'ai observées :

	Cas de guérison.	Cas de mort.	Total.
Vomissements............	22	7	29
Hémorrhagies intestinales..	18	4	22
Angine....................	8	2	10
Péritonite	1	1	2
Stomatite	1	»	1
Coliques................	1	»	1

J'ai soigneusement noté tous les cas où les malades ont *vomi*, afin de m'assurer si le traitement par les boissons abondantes n'exerçait pas d'influence fâcheuse sur l'estomac.

Sur les 277 malades qui ont guéri, 22 ont vomi à une ou plusieurs reprises. Des 30 qui sont morts, 7 ont vomi. La réunion de ces deux statistiques donne 29 cas de vomissements chez 307 typhiques, soit 8, 7 p. 100.

Dans l'immense majorité des cas, il a été possible de déterminer la cause de l'*intolérance gastrique*, et je dois dire que ceux où le traitement était en cause sont de beaucoup les plus rares. Ceci permet de diviser nos malades en deux classes, d'abord ceux qui ont vomi pour des raisons indépendantes de toute thérapeutique, puis ceux chez lesquels le vomissement a été manifestement causé par les médicaments employés. Les cas de la première catégorie sont au nombre de 18, ceux de la seconde au nombre de 11. Nous allons les examiner en détail.

1° *Cas de la première catégorie.*

Vomissements avant tout traitement, disparaissant quand celui-ci est commencé.   4 cas.

Vomissements verdâtres, porracés, dus au
péritonisme (2 cas) et à une péritonite
(1 cas).............................. 3 cas.
Vomissements passagers, sans cause appréciable.......................... 4
Vomissements incoercibles, ayant débuté
avant le traitement.................. 3
Vomissements coïncidant avec le début
d'une rechute...................... 1
Vomissements coïncidant avec le début
d'une pneumonie................... 1
Vomissements le 31° jour après un excès
alimentaire et coïncidant avec le retour
des règles......................... 1
Vomissements après accès de toux....... 1

Vous voyez que dans ces 18 cas rien ne saurait
être imputé au traitement. D'ailleurs, sauf les trois
cas de vomissements incoercibles, tous ont été plus ou
moins passagers, et plusieurs malades n'ont vomi
qu'une fois. Et même, de ces trois cas de vomissements
incoercibles, on pourrait encore en distraire un qui
cessa de vomir quand, à bout d'expédients, on lui
donna de la bière pour tout traitement.

2° Cas de la seconde catégorie.

Vomissements causés par les potions renfermant de l'alcool et cessant quand on
les eut supprimées.................. 4 cas.
Vomissements manifestement causés par la
limonade benzoïque, et cessant avec la
suppression de celle-ci.............. 3
Vomissements après l'ingestion, coup sur
coup, de deux verres d'eau de Sedlitz.. 1
Vomissements après ingestion de 7 litres de
liquide dans les vingt-quatre heures.... 1
Vomissements après chaque ingestion de

lait. Tolérance parfaite pour le bouillon,
limonade benzoïque, etc................ 1 cas
Vomissements après ingestion brusque d'une
trop grande quantité de lait. Tolérance
parfaite par le lait pris à petites doses... 1

Chez ceux de ces 11 malades que l'alcool faisait vomir, il a suffi de le supprimer pour arrêter en même temps les accidents qu'il causait. Les trois cas où l'ingestion coup sur coup de deux verres d'eau de Sedlitz, de 7 litres de liquides dans les 24 heures, d'une grande quantité de lait d'un seul trait, peuvent être éliminés également, puisqu'il suffit des plus minimes précautions pour les éviter. Il ne reste donc plus que 4 cas, l'un d'une intolérance absolue pour le lait qui ne peut pas tenir à une action médicamenteuse, car le malade tolérait parfaitement le reste de son traitement, et enfin 3 cas où l'acide benzoïque a été la cause indiscutable des vomissements, puisque ceux-ci ont cessé dans les trois cas, après sa suppression.

Quelle conclusion tirerez-vous de tous ces faits? D'abord, qu'avec notre méthode de traitement, méthode qui demande de la part de l'estomac une grande tolérance et un surcroît d'activité, les symptômes d'intolérance gastrique n'ont pas été plus fréquents qu'avec les autres méthodes; que souvent même des malades qui vomissaient avant qu'on eût commencé à les traiter cessaient de vomir après l'institution du traitement; que dans certains cas assez rares, les malades tolèrent mal l'alcool que nous devons supprimer alors et remplacer par du vin ou de la bière; qu'il faut surveiller de très près le mode d'administration du lait ou du bouillon, afin que le patient n'eningère pas une trop grande quantité d'un seul coup; que l'acide benzoïque ne doit point être employé chez les individus qu'il fait vomir; enfin, qu'avec toutes les méthodes de traitement, et, on peut le dire, en dehors d'elles, il existe des cas rares de véritables déterminations gastriques, provenant du fait de la maladie, et qui constituent l'un des plus sérieux dangers contre lesquels le médecin puisse avoir à lutter.

Les *hémorrhagies intestinales* figurent au nombre de **22**, soit 7,16 0/0. Dans ce chiffre je compte tous les cas où les selles ont été sanguinolentes, fût-ce une seule fois et en quantité insignifiante. Les hémorrhagies vraies n'ont été observées que 15 fois, soit 4,88 0/0, et elles n'ont entraîné la mort que 3 fois, soit dans 0,9 0/0 des cas.

Sauf deux exceptions, les hémorrhagies ont eu lieu dans le cours des deuxième et troisième septenaires :

8e au 14e jour...........................	8 cas.
15e au 21e jour...........................	9
25e jour...............................	1
29e jour...............................	1
Indéterminée..........................	3

Le plus souvent, elles ont été uniques; dans trois cas, elles se sont répétées à deux reprises ; dans un cas, elles ont eu lieu trois fois ; enfin, dans une dernière observation, suivie de mort, l'hémorrhagie terminale a été précédée pendant cinq jours consécutifs par de petites hémorrhagies presque continues.

Ainsi donc, les hémorrhagies intestinales *véritables* se sont maintenues dans la moyenne classique de 5 et 6 0/0 que donne M. le professeur Jaccoud; mais leur gravité a été minime, puisqu'au lieu d'une mortalité moyenne de 50 0/0, elles n'ont fourni que 20 0/0 de décès.

Je n'ai eu à enregistrer qu'un seul cas de mort par *perforation intestinale*, soit 0,32 0/0. Ce chiffre figure parmi les plus favorables de ceux qui ont été observés. Murchison sur 1271 cas constate 196 fois la perforation, soit 11,38 0/0. Brand, sur 4884 cas traités par les bains froids, ne trouve que 12 perforations, soit 0,26 0/0. La statistique de Nucke fournit 4,9 0/0; mais celle plus récente de Bouveret et Tripier ne comprend que 2 cas de perforation sur 233 malades, soit 0,85 0/0.

A côté de ce fait de perforation, il faut placer un autre cas de *péritonite* ou pour mieux dire de *péritonisme* qui ne laissa pas que de m'inquiéter pendant quelques jours, mais qui guérit cependant après de larges applications mercurielles sur l'abdomen.

Parmi les dix cas d'*angine* notés plus haut, deux seulement présentent de l'intérêt. Dans l'un, l'angine précéda une détermination laryngée qui nécessita une trachéotomie infructueuse. Dans l'autre, la malade, atteinte déjà d'angine à son entrée, fut emportée par une pneumonie.

Les deux observations dans lesquelles ont été signalées la *stomatite* et les *coliques* n'ont rien offert de particulier. La stomatite paraissait causée par un mauvais état des dents ; quant aux coliques, il m'a été impossible d'en trouver la raison.

III

COMPLICATIONS DU COTÉ DE L'APPAREIL RESPIRATOIRE. — Catarrhe bronchique. — Broncho-pneumonie. — Pneumonie lobaire. — Hémoptysie. — Pleurésie. — Laryngites. — COMPLICATIONS DU COTÉ DE L'APPAREIL CIRCULATOIRE. — Collapsus et mort subite. — Myocardite. — Péricardite. — Phlegmatia alba dolens. — COMPLICATIONS DU COTÉ DE LA PEAU ET DES MUQUEUSES. — Furoncles et abcès. — Otite. — Abcès alvéolo-dentaire. — Eschares. — Éruptions diverses. — Sub-ictère. — Érysipèle de la face. — COMPLICATIONS DU COTÉ DES ORGANES GÉNITO-URINAIRES. — Catarrhe des voies urinaires. — Rétention d'urine. — Vulvite. — Orchite. — Grossesse et avortement.

Les complications du côté de l'APPAREIL RESPIRATOIRE ont été observées 39 fois, soit 22,37 0/0. En voici le détail :

Complications du côté de l'appareil respiratoire.

	Cas de guérison.	Cas de mort.	Total.
Broncho-pneumonie	10	13	23
Bronchite et congest. pulm.	26	6	32
Pneumonie	4	2	6
Pleurésie	2	1	3
Apoplexie pulmonaire	1	1	2
Laryngite	1	2	3
			69

Quelle que soit la forme de la dothiénentérie, il est très rare que le *catarrhe bronchique* manque complètement, et M. Jaccoud a mis depuis longtemps ce fait hors de cause. Aussi n'ai-je compté dans la statistique qui précède que les cas où le catarrhe bronchique avait pris une importance très marquée, soit par son intensité même, soit par l'intervention de l'hypérémie pulmonaire. Hagenbach, qui a fait la même distinction, trouve que le catarrhe bronchique intense existe dans 25 0/0 des cas traités par les moyens ordinaires ; puis, en fidèle défenseur des bains froids, il n'observe ce catarrhe que dans 13 0/0 des cas traités suivant cette méthode. Le pourcentage de ma statistique donne 10,4 0/0.

La *broncho-pneumonie* emporte, suivant Hoffmann et Liebermeister 7,7 0/0 des typhiques. Les partisans des bains froids n'enregistrent que des mortalités beaucoup plus faibles, soit 2,1 0/0 (Liebermeister), 7,2 0/0 (Mayet), 3,43 0/0) Bouveret et Tripier). Or, mes 307 cas ont donné lieu à 13 cas de mort par broncho-pneumonie, soit 4,2 0/0. Et si l'on ajoute même à ces 13 cas deux faits où l'autopsie a révélé une intense congestion pulmonaire, on n'arrive encore qu'à 4,88 0/0, chiffre qui s'accorde sensiblement avec la moyenne des statistiques les plus favorables.

La *pneumonie lobaire*, d'après Betke, causerait 6,6 décès pour 100 malades. Brand prétend que les bains froids abaissent cette mortalité à 1,5 0/0. Ma statistique l'emporte encore sur les deux précédentes, puisqu'elle se résume par une mortalité de 0,66 0/0, et que les deux tiers des malades frappés de pneumonie lobaire ont guéri.

Les deux cas d'*hémoptysies* signalés parmi les complications sont relatifs, l'un à un tuberculeux dont la lésion fut vérifiée à l'autopsie, l'autre à un individu qui guérit après avoir rejeté pendant plusieurs jours des crachats hémoptoïques qui nous firent soulever l'hypothèse d'apoplexie pulmonaire.

Les trois cas de *pleurésie* ne figurent au rang des complications que pour mémoire, car il ne s'agissait que de pleurésies sèches très circonscrites. Dans le premier fait, c'était un exsudat pleural d'origine tuberculeuse. Dans le deuxième cas, un point pleurétique passager et sans gravité apparut le vingt-huitième jour et ne fut plus appréciable huit jours après. Le troisième cas est celui d'un homme de dix-neuf ans, convalescent, chez lequel l'auscultation révéla pendant cinq à six jours des frottements à la partie moyenne du poumon droit.

Restent les trois faits de *laryngites*. Le premier fut un vrai laryngo-typhus terminé par la mort. Dans le deuxième, la laryngite ne fut pas la cause de la mort; elle existait déjà quand le malade entra à l'hôpital et avait paru s'atténuer après quelques jours de traitement. Le troisième fut extrêmement bénin et ne se traduisit que par une altération passagère du timbre de la voix.

La conclusion la moins étendue que l'on puisse tirer de ces faits, c'est qu'avec notre traitement, les complications du côté de l'appareil respiratoire ne sont ni plus fréquentes ni plus graves qu'avec les autres méthodes, et que, tout en réservant la question de l'importance des statistiques, la mienne paraît pourtant plus favorable.

Les complications du côté de l'APPAREIL CIRCULA-TOIRE se sont produites 16 fois (1), soit 5,03 0/0.

Complications du côté de l'appareil circulatoire.

	Cas de guérison.	Cas de mort.	Total.
Phlegmatia alba dolens....	5	»	5
Myocardite.................	»	4	4
Intermittences cardiaques..	4	5	9
Péricardite................	1	1	2

Je n'entrerai pas dans le détail de chacune de ces complications. Qu'il vous suffise de savoir que leur proportion est au-dessous des moyennes habituelles; que dans aucun cas je n'ai observé de *collapsus* ni de *mort subite*; que deux des malades à l'autopsie desquels on a trouvé une *myocardite* évidente étaient atteints aussi, l'un de néphrite et de congestion pulmonaire intense, l'autre d'une vieille symphyse péricardiaque et d'une broncho-pneumonie récente; que le troisième est mort de perforation intestinale, de sorte qu'il est difficile de faire la part exacte qui revient à la myocardite dans ces trois observations.

Quant aux deux *péricardites*, celle qui fut trouvée à l'autopsie n'avait point été reconnue pendant la vie, et le malade, qui était un mitral d'ancienne date, fut bien plutôt emporté par sa néphrite et ses noyaux broncho-pneumoniques que par la très minime péri-

______

(1) Des 5 faits d'intermittences cardiaques qui figurent aux cas de morts, je défalque 4 cas qui font double emploi avec les 4 cas de myocardite terminés par la mort.

cardite sans épanchement qui n'intervint certainement qu'à titre accessoire.

La *phlegmatia alba dolens*, elle aussi, a été plutôt rare
(1,62 0/0); tout au moins s'est-elle maintenue, comme
fréquence, au niveau des meilleures statistiques.

Des complications du côté de la PEAU ET DES MU-
QUEUSES ont existé 39 fois, soit dans 12,7 0/0 des cas.

Complications du côté de la peau et des muqueuses.

	Cas de guérison.	Cas de mort.	Total.
Furoncles......................	10	»	10
Abcès divers — de l'oreille......	4	»	4
— de l'aisselle.....	1	»	1
— alvéolo-dentaire.	1	»	1
— sous-massétér...	1	»	1
Purpura.....................	3	2	5
Eschares	3	2	5
Érysipèle facial.............	3	»	3
Éruption rubéoliforme........	1	1	2
— scarlatiniforme......	2	»	2
— pemphigoïde	»	2	2
Subictère...................	»	2	2
Herpès	»	1	1
			39

Les *furoncles* et les *abcès* de divers sièges figurent
dans cette statistique pour 17 cas, qui se sont terminés par la guérison ; sauf un cas d'*otite* et un *abcès
alvéolo-dentaire* causé par une dent cariée, tous sont
survenus à l'époque de la convalescence. La cicatri-
sation de ces abcès s'est effectuée très rapidement
dans tous les cas, ce qui n'est pas sans importance
dans l'espèce, au point de vue de l'influence exercée
par la conservation des forces et la bonne direction
des phénomènes nutritifs.

ALBERT ROBIN. 17

J'attire votre attention sur le petit nombre des *eschares*, et je vois encore là une preuve de l'action que le traitement exerce sur la nutrition et sur les éliminations; d'autant que, dans les trois-cas terminés par la guérison, les eschares ont été véritablement de minime importance et de durée relativement courte.

Le *purpura*, les *éruptions rubéoliques*, *scarlatiniformes*, *pemphigoïdes*, l'*herpès*, qui figurent en bloc pour 12 cas, ne se sont montrés que chez des malades très gravement atteints ; aussi n'y-a-t-il pas lieu de s'étonner que la mort soit survenue dans la moitié des cas.

La *teinte subictérique* de la face et des conjonctives, avec présence dans l'urine d'une petite quantité de matières colorantes de la bile, a été vue chez deux malades qui tous deux sont morts, l'un avec une néphrite et de la broncho-pneumonie, l'autre avec les reins congestionnés, de la broncho-pneumonie, de la myocardite et un foie énorme et gras. Dans une statistique antérieure à celle dont je vous expose les résultats, sur 70 malades, un seul avait présenté un léger ictère ; il succomba avec des accidents infectieux de la plus haute intensité.

L'*érysipèle de la face* paraît n'avoir pas été plus fréquent dans mes 307 cas que dans les autres statistiques que j'ai pu compulser.

Je terminerai cette revue des complications par celles qui frappent les ORGANES GÉNITO-URINAIRES.

Défalcation faite des avortements, elles sont au nombre de 42, soit 13,6 0/0.

Complications du côté des organes génito-urinaires.

	Cas de guérison.	Cas de mort.	Total.
Catarrhe secondaire des voies urinaires	20	»	20
Rétention d'urine	8	2	10
Néphrite typhique	2	5	7
Vulvite	3	1	4
Orchite	1	»	1
Avortement	2	»	2

Le *catarrhe des voies urinaires*, dont j'ai le premier donné la description dans ma thèse inaugurale, avait jusque-là passé inaperçu malgré son extrême fréquence. Ainsi, dans la convalescence des formes graves, je l'avais noté chez près de 39 0/0 des malades.

J'attribuais alors ce catarrhe aux éliminations plus actives qui se produisent à cette période, et au travail effectué par des organes qui ont reçu, comme tous les autres, l'atteinte désorganisatrice du poison typhique, et qui sont soumis à un excès de fonctionnement alors qu'un repos relatif leur serait nécessaire pour récupérer leur intégrité primitive.

Comme mon traitement a pour conséquence de mieux répartir les éliminations, et d'offrir à celles-ci des produits plus solubles, moins irritants, moins toxiques, il était à supposer que le catarrhe secondaire des voies urinaires diminuerait de fréquence chez les malades ainsi traités. Or les choses se sont bien passées comme je l'avais prévu, puisque je n'ai vu que 20 cas de catarrhe, soit 6,5 0/0 ; et en rapportant ces 20 cas aux malades gravement atteints, défalcation faite des cas de mort, soit 109, la proportion ne monte qu'à 18,3 0/0 au lieu de 38,7 0/0 ; encore faudrait-il distraire de ces 20 cas ceux qui ont suivi des formes moyennes de la dothiénentérie, ce qui réduirait sensiblement encore la proportion qui précède.

La *rétention d'urine* figure pour 10 cas, chiffre relativement faible et qui montre bien que l'augmentation de la sécrétion urinaire n'exerce aucune influence sur cette complication.

J'ai vu 4 cas de vulvite : l'un chez une nourrice qui mourut de broncho-pneumonie, les trois autres chez des femmes qui guérirent rapidement. Il en fut de même de l'unique cas d'*orchite* que j'ai rencontré.

Vous vous rappelez que j'ai eu à soigner 5 femmes en état de *grossesse*. Aucune n'est morte ; deux d'entre elles, enceintes de trois mois, ont *avorté*, l'une le 8ᵉ jour, l'autre le 14ᵉ jour. Les deux autres étaient grosses de cinq et six mois.

Ces chiffres sont trop faibles pour servir de terme de comparaison : c'est pourquoi je me borne à vous les indiquer, en vous citant en même temps la statistique que MM. Bouveret et Tripier ont fournie dans leur excellent travail. Sur 108 femmes grosses traitées par les méthodes ordinaires, 69 ont avorté (63 0/0) et 16 sont mortes (14 0/0) ; d'autre part, sur 26 femmes grosses traitées par les bains froids, 17 ont avorté (65 0/0) et 3 sont mortes (11 0/0). Donc, s'il était permis de porter un jugement d'après le petit nombre des faits qui me sont personnels, les résultats seraient sensiblement meilleurs avec mon traitement.

Cette rapide revue des complications m'autorise à

conclure que non seulement le traitement oxydant et éliminateur n'expose le malade à aucune complication, mais encore qu'il tend à diminuer la fréquence et la gravité de celles-ci.

IV

Influence exercée par le traitement sur les époques suivantes : début de la défervescence, durée de la période fébrile, jour du début de l'alimentation, durée totale de la maladie. — Des rechutes. — Conclusion.

Je dois maintenant vous dire quelques mots de la *durée* de la fièvre ainsi traitée. Nous envisagerons successivement le début de la défervescence, l'époque à laquelle le malade a commencé à prendre des aliments solides, enfin la durée totale de la maladie depuis le jour de son début jusqu'au moment où le convalescent est sorti de l'hôpital. Pour éviter de trop longs développements, je considérerai d'une part les formes simples et moyennes, d'autre part les formes graves.

Les époques du *début de la défervescence* peuvent être réparties ainsi qu'il suit :

	Formes simpl. et moy.	Formes graves.
Du 7e au 10e jour.......	28 cas.	»
Du 11e au 14e jour......	55	8 cas.
Du 15e au 19e jour......	48	33
Du 20e au 24e jour......	25	36
Du 25e au 29e jour......	5	13
Du 30e au 34e jour......	5	13
Du 35e au 46e jour......	»	4
	166	107

La moyenne donne pour le début de la défervescence 16 jours 15 dans les formes simples et moyennes, et 22 jours 4 dans les formes graves ou compliquées.

La *durée de la période fébrile* a été de 20 jours 6 pour la première catégorie et de 29 jours 9 pour la seconde.

Voici maintenant les dates auxquelles les malades ont *commencé à prendre des aliments solides* :

	Formes simpl. et moy.	Formes graves.
Du 12ᵉ au 14ᵉ jour.....	11 cas.	»
Du 15ᵉ au 19ᵉ jour.....	39	»
Du 20ᵉ au 24ᵉ jour.....	37	14 cas.
Du 25ᵉ au 29ᵉ jour.....	45	20
Du 30ᵉ au 34ᵉ jour.....	9	25
Du 35ᵉ au 39ᵉ jour.....	6	17
Du 40ᵉ au 44ᵉ jour.....	4	6
Du 45ᵉ au 49ᵉ jour.....	»	6
Du 50ᵉ au 54ᵉ jour.....	»	7
Du 55ᵉ au 60ᵉ jour.....	»	3

Le jour moyen où l'on a pu donner aux malades les premiers aliments solides a été le 23ᵉ jour 5 dans les formes simples et moyennes, et le 33ᵉ jour 6 dans les formes graves.

La *durée* de la maladie est souvent fort difficile à apprécier, par cette raison qu'il n'est pas toujours aisé de fixer certainement et le jour du début et le jour précis où le malade est revenu à une parfaite santé.

je dois déclarer que quel que soit le soin qui ait été apporté dans cette recherche, les chiffres que je fournis constituent bien plutôt une évaluation approximative qu'une estimation rigoureuse, quoique j'aie pris la précaution d'éliminer, dans le tableau qui suit

comme dans ceux qui précèdent, un certain nombre
de faits dans lesquels cette estimation même n'avait pas
été possible.

Durée de la maladie.

	Formes simpl. et moy.	Formes graves.
De 15 à 19 jours........	7 cas.	»
De 20 à 24 jours........	27	»
De 25 à 29 jours........	41	5 cas.
De 30 à 34 jours........	40	9
De 35 à 39 jours........	21	13
De 40 à 44 jours........	6	24
De 45 à 49 jours........	8	15
De 50 à 54 jours........	5	10
De 55 à 59 jours........	»	7
De 60 à 64 jours.... ...	»	5
De 65 à 69 jours........	»	1
70 jours..............	»	2

La moyenne de ces 246 cas donne 30,5 jours pour la
durée totale des cas simples et moyens, et 43,3 jours
pour la durée totale des cas graves.

Sans instituer de comparaison entre ces différents
chiffres et ceux qui sont rapportés par les auteurs,
remarquez seulement que mes moyennes sont plutôt
inférieures que supérieures aux meilleures statistiques,
entre autres à celle de MM. Bouveret et Tripier. Je ne
veux pas conclure de là que le traitement a diminué
indiscutablement la durée de la maladie, mais ce dont
je suis convaincu, c'est qu'il a certainement abrégé la
durée de la convalescence, et que, la période fébrile
une fois passée, la plupart des malades sont revenus
à la santé avec une remarquable rapidité.

Et la chose étant bien établie, il n'est point besoin

de longue discussion pour en donner la raison : si la convalescence est plus rapide, si moins de complications viennent l'entraver, c'est simplement parce que mon traitement a toujours eu en vue les troubles de la nutrition et qu'il remédie à ceux-ci autant qu'il est possible de le faire.

Il ne reste plus à traiter que la question des *rechutes*. Sur mes 307 cas, j'ai observé 18 rechutes ; c'est une proportion de 5,86 0/0, qui monte à 6,49 si l'on ne prend que les 277 cas de guérison.

Comparons avec les autres statistiques. M. le professeur Jaccoud, qui vient de consacrer aux rechutes de la fièvre typhoïde une de ses plus brillantes leçons, donne la proportion de 9,06 0/0. La plus faible appartient à Murchison avec 3,06 0/0 ; la plus forte à Maclagan avec 10 0/0 (1). Entre ces deux extrêmes, Brand donne 4,5 0/0 ; Griesinger 6 0/0 ; Gehrardt 6,3 0/0 ; Liebermeister 7,4, puis 8,9 0/0. On s'accordait généralement pour considérer les rechutes comme plus fréquentes après le traitement par les bains froids, mais M. Jaccoud a démontré dans ses leçons l'erreur de cette proposition.

Ma statistique personnelle peut donc être rangée parmi les plus favorables, et me donne le droit de penser que le traitement suivi n'a pas été sans effet sur ce résultat.

J'ajouterai qu'aucun des malades atteints de rechute n'a succombé ; que la rechute a été 6 fois bé-

____

(1) Je ne mets pas sur le même rang la statistique de Merckel (22, 2 0/0), car elle porte sur un trop petit nombre de faits (41).

nigne, 3 fois moyenne et 9 fois assez sérieuse ; enfin, que la rechute a été double chez un malade et triple chez une autre.

J'ai démontré jadis que, dans la fièvre typhoïde à rechutes, les éliminations de la première atteinte restaient au-dessous de leur taux habituel, et j'inclinais à penser que cette excrétion imparfaite pouvait bien être une des conditions de la rechute, la fièvre typhoïde à rechutes étant ainsi considérée comme une maladie qui ferait ses éliminations en deux étapes. Comme il est prouvé surabondamment que le traitement que j'emploie diminue la désintégration et favorise l'oxydation comme l'élimination des déchets, il est incontestable qu'il fait disparaître au moins l'une des conditions causales de la rechute, ce qui explique la proportion faible de celles-ci qui figurent dans ma statistique.

Ainsi, Messieurs, la clinique a confirmé de la manière la plus éclatante les faits de chimie et de physiologie pathologique sur lesquels est basé le traitement que nous avons fait suivre à nos typhiques; elle est venue juger en dernier ressort et sanctionner une méthode dont la nouveauté n'est pas dans les moyens d'action, mais gît tout entière dans l'opportunité de leur application, et dans la systématisation de leur emploi.

DIXIÈME LEÇON

DE L'ACIDE PHÉNIQUE ET DE SES DANGERS DANS LE TRAITEMENT
DE LA FIÈVRE TYPHOIDE

I

L'acide phénique a été préconisé à titre d'antiseptique et d'antipyrétique. — L'action antiseptique ne s'exerce qu'à doses élevées.
— L'action antipyrétique. — Symptômes produits par l'administration d'une forte dose d'acide phénique ; nécessité d'employer des
doses élevées et répétées coup sur coup. — Complications observées
et mises sur le compte du médicament ; cachexie phéniquée. —
Protestations des partisans. — Arguments définitifs fondés sur le
mode d'élimination du phénol.

MESSIEURS,

Depuis quelques années, l'emploi de l'acide phénique
a été préconisé dans quelques maladies infectieuses,
en particulier dans la fièvre typhoïde. Parmi ses
partisans, les uns revendiquent ses propriétés antiseptiques, les autres le considèrent comme un simple
antipyrétique.

Les premiers, au rang desquels figurent M. Pécholier (1) et M. Symoneaux (2), emploient des doses re-

(1) PÉCHOLIER. Montpellier médical, 1874, p. 36.
(2) SYMONEAUX. *Traitement abortif de la fièvre typhoïde dans l'épidémie du canton de Perros.* Bulletin de l'Académie de médecine, juillet 1880.

lativement très faibles, puisqu'ils n'administrent que 15 à 24 gouttes d'acide phénique par jour. Or, vous savez que Buchholz a démontré que le minimum d'acide phénique nécessaire pour arrêter le développement des bactéries est de $\frac{1}{200}$; et M. Miquel, en étudiant la valeur comparée de différents antiseptiques (1), a constaté qu'il faudrait au minimum 3 gr. 50 d'acide phénique pour empêcher le développement des bactéries contenues dans un litre de bouillon de bœuf, et que ce médicament n'occupe, par ordre d'activité, que le 43ᵉ rang parmi les antiseptiques.

Par conséquent, les doses administrées par les partisans de l'acide phénique employé à titre d'antiseptique pourront agir peut-être dans une faible mesure en qualité de désinfectants locaux, mais à coup sûr elles ne pourront rien sur le principe infectieux. Ce qui le prouve sans réplique, c'est qu'avec ces doses on n'est parvenu ni à abréger la fièvre typhoïde ni à la faire avorter. Pour atteindre ce but, pour effectuer un véritable traitement antiseptique avec l'acide phénique, il faudrait donc en employer de beaucoup plus grandes doses, et je vous prie de vouloir bien retenir pour un instant cette importante conclusion.

Passons maintenant à la seconde classe des défenseurs de l'acide phénique; ceux-ci voient dans la température le seul ennemi qu'il faille combattre sans merci, et, comme le phénol est un antipyrétique puissant, ils montrent avec la satisfaction du succès

____

(1) MIQUEL. Thèse de Paris, 1885.

les énormes chutes thermiques qui constituent son effet physiologique le plus frappant et — il faut bien le dire — le plus constant.

Mais l'aspect du malheureux typhique auquel on a administré une dose de phénol suffisante pour obtenir un de ces remarquables abaissements de la température suffirait déjà pour faire naître de sérieuses réflexions sur son danger, car le malade a bien plutôt l'apparence d'un individu empoisonné que celle d'un homme auquel le médecin prudent vient d'administrer un médicament bienfaisant.

Un quart d'heure après la dose antipyrétique, la dépression thermique commence, et la descente atteint de 1 à 3 degrés en deux heures environ. La circulation devient plus active, la face et le cou rougissent, la peau se couvre de sueur, mais ni le pouls ni la respiration n'éprouvent un calme semblable à celui de la température, et le thermomètre peut baisser de 2 ou 3 degrés, sans que le pouls se ralentisse. Après un temps qui varie avec la dose d'acide phénique administrée, soit de deux à quatre heures, les sueurs cessent, la peau pâlit, le malade éprouve une profonde sensation de froid qui va souvent jusqu'au frisson, et le thermomètre remonte en une heure environ à son niveau primitif. Et dans certains cas, le frisson est si violent qu'il donne tout à fait l'impression du premier stade d'un accès intermittent.

Cette action immédiate sur la température, cette dépression si rapide ramenant pour un instant le thermomètre au chiffre physiologique devaient infailliblement séduire tous ceux qui voyaient dans l'élévation de la température l'origine de tous les dangers qui menacent le typhique. Avec l'abaissement thermique, l'état du malade allait s'améliorer ; un sommeil réparateur remplaçait l'insomnie et l'agitation ; la langue ne se séchait plus, les fonctions digestives se régularisaient à ce point que les malades demandaient à manger dès la défervescence. Et en réalité, tout cela parut d'abord se confirmer, sauf quelques désaccords qui avaient bien leur importance. Ainsi M. Claudot déclarait à Lyon que l'action de l'acide phénique, nulle dans les formes ataxiques, n'est réellement efficace que dans les formes adynamiques. En même temps, M. Maquart observait à Lille précisément le contraire, de sorte qu'il était permis, en présence d'assertions si divergentes, de douter de l'efficacité réelle du médicament.

Et puis, comme l'abaissement thermique cessait au bout de deux à trois heures, que la température remontait au moins à son niveau primitif, il devenait nécessaire, pour obtenir une continuité d'action et influencer sensiblement la courbe générale, de multiplier les doses d'acide phénique et même d'administrer celles-ci sous forme d'irrigations rectales continues.

Les partisans de l'acide phénique sont donc obligés d'admettre que son action est fugace, et que l'on doit systématiser son emploi pour obtenir un effet durable. Aussi les doses de phénol administrées aux typhiques traités par cette méthode sont-elles vraiment énormes, puisque l'on relève, dans quelques observations, que des malades ont absorbé jusqu'à 120 grammes d'acide phénique en 14 jours, ce qui donne par jour une dose moyenne de 15 grammes (1).

Donc, *que l'on demande à l'acide phénique son action antipyrétique ou antiseptique, il faut accumuler les doses si l'on veut obtenir un effet durable.*

Les adversaires de l'acide phénique basent leur argumentation sur la fréquence et la gravité des complications qui surviennent chez les typhiques traités par ce médicament. Ces complications sont :

1° Des symptômes nerveux, tels que phénomènes ataxiques, convulsions, frissons, tremblements;

2° Des accidents pulmonaires dont M. Dujardin-

(1) Van Oye. *De l'action de l'acide phénique sur les fébricitants.* Thèse de Paris, 1880.

Barbier. *Contribution à l'étude du traitement de la fièvre typhoïde par l'acide phénique.* Thèse de Paris, 1881.

L. Royer. *De l'acide phénique et du phénate de soude dans la fièvre typhoïde.* Thèse de Paris, 1881.

Maquart. *Traitement de la fièvre typhoïde par l'acide phénique.* Thèse de Lille, 1882.

Voici les quantités d'acide phénique qui ont été administrées à dix typhiques dont les observations ont été recueillies dans les thèses ci-dessus désignées :

Quantités d'acide phénique absorbées par le malade dans le cours de sa maladie.	Durée du traitement par l'acide phénique.
28 grammes.	14 jours.
52 —	26 —
56 —	21 —
62 —	10 —
68 —	14 —
86 —	24 —
96 —	29 —
101 —	13 —
118 —	22 —
120 —	14 —

Beaumetz a constaté la fréquence en les rapprochant des congestions de même siège qui surviennent chez les animaux empoisonnés par le phénol;

3° Des vomissements, des nausées et des coliques;

4° Des sueurs profuses non critiques, par conséquent inutiles ou dangereuses;

5° Des symptômes d'une intoxication plus profonde encore, avec ralentissement de la respiration, fréquence, petitesse et dépressibilité du pouls, cyanose des extrémités, collapsus et mort subite;

6° Enfin, des accidents cachectiques secondaires, qui, suivant M. Ramonet, font rarement défaut (1). Cette cachexie « commence de très bonne heure, six à sept jours après le début du traitement phéniqué, pour se continuer pendant la convalescence qu'elle rend longue et pénible. Elle se caractérise par une débilité extrême, une pâleur cireuse de la peau, la décoloration des muqueuses, un état profond d'anémie et même de leucocytose. » M. Ramonet attribue cette cachexie aux énormes déperditions sudorales et surtout à la destruction globulaire que provoque l'emploi du phénol aux doses élevées auxquelles on est obligé de l'administrer.

Ces propositions devraient suffire pour condamner d'une manière définitive l'acide phénique, mais ses partisans répondent que les accidents signalés dépendent bien plus de la maladie que du médicament,

____

(1) RAMONET: *Archives générales de médecine*, 1882.

et ils accusent les autres méthodes de traitement de produire des accidents analogues.

La discussion continue donc encore aujourd'hui, sans arguments nouveaux, par des oppositions de théories et de statistiques, que chacun, comme on sait, peut manier à son gré. Or, je crois avoir trouvé des arguments définitifs qui sont de nature à juger définitivement la question. Ces arguments sont fondés sur les transformations que subit le phénol dans l'organisme et sur son mode d'élimination.

Ils démontrent que l'acide phénique employé à doses élevées et d'une manière continue exerce sur la composition chimique des liquides et des tissus organiques une action désorganisante au premier chef, en leur soustrayant des éléments de constitution de la plus haute importance.

II

Le phénol dans l'urine normale et dans celle des typhiques. — Il s'élimine à l'état de phénylsulfate de potasse et appauvrit l'organisme en soufre et en potasse. — Recherches expérimentales. — Les différents soufres de l'urine. — L'alimentation du typhique ne saurait compenser ses pertes en soufre et en potasse. — Conclusions.

Vous savez probablement qu'il existe habituellement de l'acide phénique dans l'urine, et que dans l'état normal son abondance est en rapport direct avec la nature végétale de l'alimentation; c'est pourquoi l'urine des herbivores contient de mille à dix-huit cents fois plus de phénol que l'urine des carnivores. On sait, d'autre part, que le phénol est l'un des produits de la putréfaction des matières albuminoïdes, de sorte que chez un individu malade et n'ingérant aucun aliment végétal, on peut juger de l'intensité des putréfactions qui s'accomplissent dans l'organisme par la quantité du phénol excrété.

Étant donné ce principe, voyons combien produit et excrète de phénol un typhique, exclusivement nourri de lait et de bouillon, et chez qui, par conséquent, le phénol urinaire provient exclusivement de la décomposition des matières albuminoïdes.

Cinq expériences m'ont donné les résultats suivants :

	Quantité d'urine.	Phénol.
1re exp.	900	0.0107
2e —	800	0.0208
3e —	700	0.0221
4e —	1000	0.0539
5e —	700	0.0645

La moyenne serait environ de 0 gr. 0304.

Dans l'état de santé, avec une alimentation animale, la quantité journalière du phénol est, d'après Munk, de 0 gr. 0011 ; Brieger donne comme moyenne le chiffre plus élevé de 0 gr. 0150 ; quatre expériences comparatives faites chez un individu en parfaite santé m'ont donné 0 gr. 0079 de phénol (1). Donc, quelque chiffre que l'on prenne, cette conclusion s'impose que

(1) Albert ROBIN. *De la production du phénol dans l'organisme, considérée au point de vue physiologique et clinique.* Gaz. méd. de Paris, 1879.

dans la fièvre typhoïde la production et l'élimination du phénol sont augmentées dans de notables propor- tions. En prenant même comme base le chiffre donné par Brieger, chiffre qui est trop fort (1), on voit qu'il atteint à peine la moitié de celui qui représente la moyenne dans la fièvre typhoïde.

Une connaissance exacte de la *forme* sous laquelle le phénol quitte l'organisme va maintenant introduire un nouvel élément dans la question.

En effet, ce n'est pas du phénol libre que l'on trouve dans l'urine, mais un composé dans lequel l'acide phénique est conjugué à l'acide sulfurique. Ce com- posé, qui porte le nom d'acide phénylsulfurique, est éliminé sous la forme de phénylsulfate de potasse. Donc, toute excrétion de phénol doit entraîner une élimination parallèle de soufre et de potasse qui ap- pauvrira d'autant l'organisme, puisque ces matériaux lui sont directement soustraits.

Ces faits étant admis, les déductions suivantes s'imposent d'elles-mêmes.

Puisque, dans la fièvre typhoïde, l'élimination du phénol est au moins doublée, la proportion de soufre et de potasse liés à ce phénol doit augmenter dans les mêmes rapports; et comme le typhique ne peut réparer ses pertes, il en résulte que ce déficit jour- nalier, longtemps répété, modifiera fatalement et de la manière la plus fâcheuse la composition des hu-

---

(1) Le chiffre de Brieger est trop fort, car il s'applique à des sujets qui recevaient une alimentation mixte, où par conséquent les végétaux entraient pour une part notable.

meurs et des tissus dont le fonctionnement et même l'existence sont absolument liés à l'intégrité des principes minéraux qui entrent dans leur constitution.

Si fortement étayée qu'elle fût, cette conclusion devait subir la sanction expérimentale. C'est pourquoi j'ai d'abord recherché combien les typhiques éliminaient d'acide sulfurique et de potasse. Les résultats de ces recherches sont consignés dans le tableau n° XXV. Pour bien comprendre la valeur des chiffres contenus dans ce tableau, il est indispensable de connaître la manière dont on apprécie actuellement la quantité du soufre urinaire.

On admet que le soufre existe dans l'urine sous trois formes :

TABLEAU XXV. — **Élimination des différents soufres urinaires et de la potasse dans la fièvre typhoïde.**

NUMÉROS D'ORDRE.	ACIDE SULFURIQUE H^2SO^4				RAPPORT $\dfrac{A}{B}$	KHO.
	H^2SO^4 des SULFATES. A	H^2SO^4 conjugué. B	SOUFRE incompl. oxydé. C	H^2SO^4 TOTAL.		
I	2.153	0.131	»	2.284	16.2	»
II	2.510	0.190	»	2.700	13.2	1.583
III	2.278	0.110	»	2.388	20.7	1.780
IV	3.667	0.171	0.101	3.939	21.4	1.939
V	2.929	0.386	0.212	3.527	7. 6	1.649
Moy.....	2.707	0.197	0.158	2.967	15.8	1.733

1° Sous forme de sulfates; c'est l'acide sulfurique dit préformé et désigné par la lettre A;

2° Sous forme d'acide sulfurique conjugué au phénol, à l'indican, etc. : c'est l'acide sulfurique conjugué, désigné par la lettre B ;

3° Sous forme de soufre incomplètement oxydé, provenant des corps sulfurés dont la taurine est le type; on le désigne par la lettre C (1).

On dose séparément chacune de ces variétés, dont la somme porte le nom d'acide sulfurique total.

Or, la moyenne de mes expériences donne pour l'acide sulfurique total $2^{gr},967$ et pour la potasse $1^{gr},733$, chiffres très voisins de ceux trouvés chez des adultes bien nourris, puisque dans ces conditions la moyenne de l'acide sulfurique est de $2^{gr},500$ et celle de la potasse est de $1^{gr},600$ à $2^{gr},50$ (2).

L'acide sulfurique conjugué (B), le soufre incomplètement oxydé (C), sont aussi en légère augmentation sur l'état normal. Je sais bien que cette affirmation paraîtrait inexacte si l'on s'en fiait aux chiffres de Welden (3), qui donne comme moyenne de l'acide sulfurique conjugué $0^{gr},2787$ et 9,6 comme exprimant le rapport $\frac{B}{A}$; mais il résulte de mes recherches que

(1) Cette portion du soufre urinaire peut être subdivisée encore en soufre facilement oxydable (traitement de l'urine par le chlorate de potasse et l'acide chlorhydrique) et soufre difficilement oxydable (traitement par la soude et l'azotate de potasse) (Lépine). Dans le tableau XXV, j'envisage dans la colonne C, sous le nom de soufre incomplètement oxydé, seulement le soufre facilement oxydable.

(2) J'avais déjà constaté cette augmentation des sulfates en 1876, dans mes recherches sur la fièvre typhoïde. *Loc. cit.*, p. 122.

(3) DE WELDEN. *Virchow's Archiv f. Anat.*, 1877.

ce chiffre, beaucoup trop élevé, constitue un maximum qui n'est jamais atteint dans l'état de santé, en dehors de certaines conditions alimentaires exceptionnelles, entre autres l'excès d'alimentation végétale.

Dans l'état normal, avec une alimentation raisonnable (1), la moyenne de l'acide sulfurique conjugué oscille de 0^{gr},090 à 0^{gr},180; les chiffres de 0^{gr},100 à 0^{gr},150 sont les plus fréquemment observés : or, ma moyenne de 0^{gr},197 leur est sensiblement supérieure.

Comparons maintenant les moyennes d'acide sulfurique et de potasse excrétés par mes malades avec la quantité des mêmes principes contenus dans leurs aliments, qui consistaient en : 1° un litre de lait ; 2° un litre de bouillon ; 3° deux litres de limonade vineuse. La somme de ces aliments renferme 1^{gr},935 de potasse et 0^{gr},402 d'acide sulfurique (2).

Or, on sait, d'après Henneberg, Valentin, Soxhlet et Rubner, que toute la potasse ingérée ne passe pas dans l'urine, car Henneberg n'en retrouve que 84,77 et Soxhlet 77,1 0/0. Bien plus, Rubner a démontré que 44 0/0 seulement des cendres du lait

(1) Toutes les moyennes données par les auteurs allemands et anglais ne peuvent être utilisées dans notre pays et dans nos conditions de vie, tant elles dépassent ce que l'on observe en France.

(2) Un litre de vin contient environ 1,20 de potasse, soit pour 30 cent. 0^{gr},36 de potasse ; un litre de lait renferme 0^{gr},395 d'acide sulfurique et 0^{gr},870 de potasse ; enfin dans un litre de bouillon on trouve à peu près 0^{gr},750 de potasse, soit en totalité 1^{gr},930 de potasse. Quant à l'acide sulfurique, le vin n'en contient que des traces, et le bouillon 0^{gr},07 environ.

étaient éliminés par le rein (1). En prenant comme coefficient un chiffre intermédiaire, soit 80,9, on trouve que mes malades ingéraient une quantité de potasse correspondant à une excrétion journalière de 1^{gr},733, soit une différence de 0,132 de potasse directement empruntée à l'organisme. Un calcul analogue s'applique de tous points à l'acide sulfurique.

Je considère donc comme démontrées les trois propositions suivantes :

1° Le typhique produit et élimine plus de phénol et autant d'acide sulfurique et de potasse qu'un individu bien portant et convenablement alimenté;

2° Ces pertes en acide sulfurique et en potasse étant insuffisamment compensées par l'alimentation sommaire du typhique, il en résulte que l'organisme de celui-ci s'appauvrira d'autant plus en éléments minéraux que la durée de la maladie sera plus longue;

3° Cet appauvrissement se produit par un processus naturel à la maladie et doit entrer en ligne de compte dans la genèse des troubles de la nutrition si fréquents pendant la convalescence.

(1) La bibliographie de ces travaux peut être résumée dans les indications suivantes :

VALENTIN. *Wagner's Handwörterbuch der Physiol.*, t. I, p. 421, Expériences de trois jours sur un cheval. Valentin note le rapport des sels ingérés aux sels excrétés.

HENNEBERG. *Neue Beiträge. Heft*, I, p. 230, 1870. Sur 100 parties de potasse ingérée, 5,3 passent dans les garde-robes, 84,7 dans l'urine. Celle-ci ne renferme que 53,2 0/0 du soufre ingéré.

SOXHLET. *Erster Bericht über Arbeiten der K. K. Landwirt. Versuchstation in Wien aus den Jahre* 1870-1877. Wien, 1878. 77,1 0/0 de la potasse ingérée passent dans l'urine et 2,2 0/0 dans les garde-robes.

RUBNER. *Zeitsch. f. Biologie*, t. XV, p. 186, 1879.

III

Dans la fièvre typhoïde, l'acide phénique emprunte directement le
soufre aux tissus, contrairement à ce qui a lieu normalement. —
Expérience faite sur un typhique avec 2 grammes d'acide phénique par jour pendant deux jours. — Diminution des oxydations
chez les typhiques. — Conclusions.

Ces premiers principes étant posés, je vais étudier
ce qui se passe dans l'organisme du typhique sous
l'influence du phénol administré à l'intérieur, et rechercher si, dans ces conditions, les conclusions précédentes subissent quelques modifications.

Si l'on s'en rapporte aux expériences faites sur
l'homme et les animaux sains auxquels on administre du phénol à doses variables, on voit qu'une forte
proportion de celui-ci se retrouve dans l'urine (1).

(1) Il est hors de doute qu'une partie du phénol ingéré s'oxyde
dans l'organisme, car J. Munk ne retrouve chez le cheval que
45,8 0/0 du phénol ingéré et 58,8 0/0 après ingestion d'une quantité d'acide chlorhydrique suffisante pour que l'urine fût très acide
(*Arch. f. Anat. u. Phys.*, 1881, p. 460).

Ces recherches ont été reprises sur l'homme et les animaux par
Tauber (*Zeitsch. f. Phys. Chem.* II, 368) et Schaffer (*Journ. f. prakt.
Chem.*, XVIII, p. 282), puis par Auerbach (*Arch. f. anat. Path.*, LXXVII,
p. 226). Ce dernier donne comme moyenne du phénol retrouvé
55 0/0, tandis que la moyenne de Schaffer s'élève à 62,35 0/0. Je
crois plusieurs de ces expériences entachées d'erreur, en ce sens
que les auteurs n'ont calculé pour la plupart, sauf pourtant Schaffer,
que la quantité de phénol éliminée dans les vingt-quatre heures qui
ont suivi l'administration du médicament, tandis qu'il résulte de
mes expériences, confirmées d'ailleurs par E. Tauber, *loc. cit.*, que
l'élimination d'une dose modérée de phénol demande environ quarante-huit heures ; dans quelques cas même, cette durée pourrait
s'étendre à cinq jours (Schaffer).

Mais ce phénol n'emprunte pas aux tissus le soufre et la potasse qui lui sont nécessaires pour son élimination ; il se borne à entraîner sous une autre forme l'acide sulfurique et la potasse que l'urine renferme toujours en proportions variables, même chez les individus qui ne sont pas nourris. Il s'ensuit que le sujet en expérience ne perd pas plus de soufre et de potasse que tel autre individu n'ingérant pas de phénol, mais qu'il perd ces éléments d'une autre façon et sous une autre forme que dans le mode normal ; le soufre, par exemple, est éliminé à l'état de sulfophénates au lieu de l'être sous forme de sulfates.

Ces résultats apparaissent de la manière la plus évidente dans des expériences de de Jonghe, d'où il résulte que si l'on administre du phénol à un animal bien portant, l'acide sulfurique n'augmente pas dans l'urine ; il n'y a de changé que le rapport qui existe entre l'acide sulfurique des sulfates et l'acide sulfurique conjugué au phénol. En effet (1), un

Pour l'étude des modifications que subit la portion de phénol qu'on ne retrouve pas, consultez Baumann et Preusse (*Arch. f. Anat. und Phys.*, 1879, p. 245), d'après lesquels cette portion se transformerait en hydroquinone. Pour Salkowski et Tauber, une petite quantité du phénol ingéré donnerait naissance à de l'acide oxalique. Les expériences de Schaffer ne confirment pas cette assertion.

(1) Voici le résumé des expériences de de Jonghe (*Zeitsch. f. Phys. Chem.*, t. III, p. 177, 1879) :

Exp. I. — Lapin.
Avant l'administration du phénol.

	Quantité.	Densité.	SO_4H A	SO_4H B	SO_4H Total.
1er et 2e jour....	250	1013	0.395	0.115	0.510
3e et 4e jour....	234	1014	0.381	0.128	0.509
5e et 6e jour....	273	1011	0.420	0.132	0.533

chien qui excrétait dans les vingt-quatre heures
1^{gr},1935 d'acide sulfurique sous forme de sulfates (A)
et 0,0775 sous forme de sulfophénates (B), soit en tout
1^{gr},2710, excrète, après ingestion de 1^{gr},151 de phénol, 1^{gr},0377 d'acide sulfurique A, et 0,2298 d'acide
sulfurique B, soit 1^{gr},2675, chiffre dépassant fort peu
le précédent.

Sur le lapin, la même expérience donne des résultats identiques.

Mais les choses ne se passent point ainsi dans la
fièvre typhoïde, et les chiffres qui vont suivre démontrent une fois de plus à quelles erreurs on se laisserait
aller si l'on appliquait strictement et sans contrôle à
la pathologie ce que l'expérimentation physiologique
nous apprend de l'action de tel médicament sur les
échanges organiques. Car, loin de changer simplement la nature et les combinaisons de l'acide sulfurique éliminé, le phénol administré aux typhiques
augmente sensiblement les pertes de l'organisme en
soufre et en potasse, ainsi que je vais le démontrer.

J'ai pris comme sujet de cette seconde série de

Administration de 2 gr. de phénol.

7e et 8e jour.....   270   1019   0,065   0,456   0,521

Exp. 2. — Chien.
Avant l'administration du phénol.

340   »   1,1935   0,0775   1,2710

Administration de 1.1511 de phénol.

590   »   1,0377   0,2298   1,2675

Jour suivant.

575   »   0,9495   0,0964   1,0459

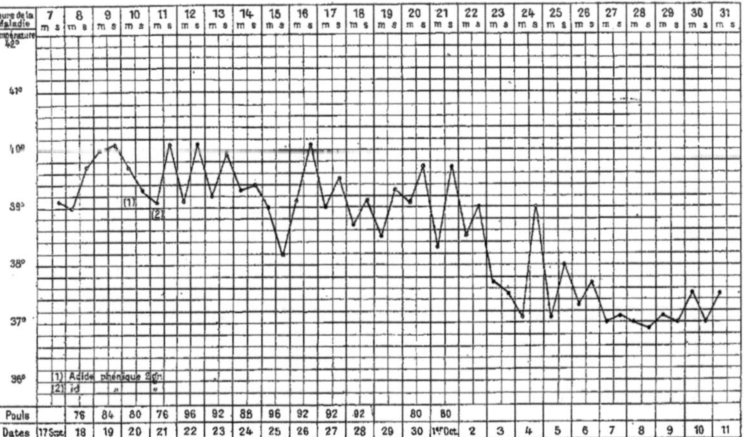

Tracé n° 11. — Action de l'acide phénique sur la température dans la fièvre typhoïde.

recherches un employé des postes, âgé de dix-huit ans, atteint d'une fièvre typhoïde commune arrivée au septième jour de son évolution. Pendant les trois premiers jours de son séjour à l'hôpital, le malade fut mis en observation et traité de la manière suivante :

Un lavement froid matin et soir.

Deux lotions froides dans le courant de la journée.

Potion avec 30 grammes d'alcool et 2 grammes d'extrait de quinquina.

Comme alimentation et boissons :

Un litre de lait.

Un litre de bouillon.

Un litre de limonade vineuse.

Les dixième et onzième jour, sans rien changer au traitement et au régime qui furent tous deux scrupuleusement appliqués, on administre au malade, par cuillerées à bouche d'heure en heure, une potion renfermant 2 grammes d'acide phénique.

Vous pouvez voir sur la courbe n° 11 quelles modifications subit la température ; elle s'abaisse le dixième jour, descend encore de deux dixièmes de degré le matin du onzième jour pour remonter le soir à son chiffre antérieur. Le pouls n'est réellement influencé que le onzième jour.

Quant aux effets produits par le phénol sur l'excrétion du soufre et de la potasse, vous vous en rendrez compte aisément en étudiant le tableau n° XXVI dont voici les traits dominants.

Que voyons-nous, en effet? L'acide sulfurique des

sulfates, loin de diminuer sous l'action du phénol, monte de 3^{gr},298 à 3^{gr},595; en même temps, l'acide sulfurique conjugué s'élève de 0^{gr},278 à 1^{gr},111 ; il n'est pas jusqu'au soufre incomplètement oxydé qui n'augmente de 0^{gr},156 à 0^{gr},195 ; aussi l'acide sulfu- rique total croît-il de 3^{gr},732 à 4^{gr},891, soit une perte en acide sulfurique de 1^{gr},108 environ pour 2 grammes de phénol ingéré. Et dans ces moyennes je ne compte strictement que les deux jours où le phénol a été ad- ministré ; mes chiffres sont donc des minima, car il est facile de voir que le jour suivant l'acide sulfurique total dépassait encore de beaucoup les chiffres obte- nus avant l'emploi du médicament.

Il en est de même pour la potasse ; mon malade en éliminait par jour 1^{gr},790 ; pendant l'usage du phénol, la quantité monte à 2^{gr},245, soit une perte en excès de 0^{gr},455.

Quant au phénol lui-même, on en retrouve dans l'urine 67 p. 100 environ de la quantité ingérée, moyenne supérieure à celle que les auteurs ont ob- tenue dans leurs expériences sur l'homme et les ani- maux sains.

Nous pouvons déjà tirer de ces faits des conclusions importantes :

1° L'oxydation de l'acide phénique est moins active dans la fièvre typhoïde que dans l'organisme sain. Je vous prie de bien noter cette *preuve directe de l'insuf- fisance des oxydations dans la dothiénentérie.* Elle vient confirmer tout ce que je vous ai dit du processus chimique de cette maladie, et elle est l'une des bases

TABLEAU XXVI. — Influence de l'acide phénique sur l'élimination des soufres, du phénol et de la potasse urinaires dans la fièvre typhoïde.

JOURS.	ACIDE SULFURIQUE H^2SO^4					MOYENNES				$\frac{A}{B}$	PHÉNOL.	MOYENNES.	POTASSE.	MOYENNES.	OBSERVATIONS.
	H^2SO^4 DES SULFATES A	H^2SO^4 CONJUGUÉ B	SOUFRE NON OXYDÉ C	A + B	H^2SO^4 TOTAL.	A	B	C	TOTAL.						
19	3.667	0.171	0.101	3.838	3.939	3.298	0.278	0.156	3.732	21.4	»	0.0107	1.939	1.790	
20	2.929	0.386	0.212	3.515	3.527					7.6	0.0107		1.649		
21	2.892	1.126	0.206	4.018	4.223	3.595	1.111	0.195	4.891	2.5	0.9130	1.3465	2.309	2.245	2 gr. phénol.
22	4.288	1.097	0.175	5.385	5.560					3.9	1.7800		2.180		2 gr. phénol.
23	5.072	0.663	0.026	5.735	5.761					7.6	0.0452		»		
24	3.348	0.392	0.147	3.740	3.887					8.5	0.0448		1.340	1.593	
25	4.062	0.817	»	4.879	»	3.778	0.455	0.087	4.824	4.9	0.0546	0.0557	1.594		
26	2.631	0.147	»	2.778	»					17.8	0.0921		1.244		
27	»	»	»	2.700	»					»	0.0566				
28	»	»	»	3.020	»					»	0.0411		1.907		
29	»	»	»	2.338	»					»			1.880		

les plus solides que l'on puisse donner à la méthode thérapeutique que je vous ai exposée; vous vous souvenez que, contrairement aux idées régnantes, ce traitement a pour but et pour résultat d'activer l'oxydation des déchets organiques, tout en diminuant autant que faire se peut la quantité de ceux-ci.

2° La tendance à la déminéralisation de l'organisme en soufre et en potasse, tendance qui est une des conséquences du processus typhique lui-même, est considérablement augmentée par l'emploi du phénol à l'intérieur, et l'on peut évaluer l'excès de la perte à $0^{gr},554$ d'acide sulfurique et à $0^{gr},227$ de potasse par gramme de phénol ingéré.

3° Un typhique qui, dans le cours de sa maladie, absorbe de 28 à 120 grammes d'acide phénique, soit de 2 gr. à $8^{gr},50$ par jour, se déminéralise donc sans compensation de $15^{gr},51$ à $66^{gr},60$ de soufre et de $6^{gr},35$ à $27^{gr},24$ de potasse; et comme certains malades ont eu à supporter jusqu'à plus de 12 grammes d'acide phénique dans les vingt-quatre heures, on peut calculer que la déminéralisation journalière a été, dans ces circonstances, de $6^{gr},50$ pour l'acide sulfurique et de $2^{gr},7$ pour la potasse.

IV

Quantités de soufre et de potasse soustraites au typhique traité par le phénol. — Accidents qui surviennent chez les animaux privés de matériaux salins. — Analogies avec certains accidents de la médication phéniquée. — Motifs qui doivent faire rejeter l'emploi de l'acide phénique. — Les partisans des faibles doses. — Réponse aux dernières objections. — On doit rejeter aussi du traitement de la fièvre typhoïde tous les médicaments qui s'éliminent comme l'acide phénique.

Ces pertes sont considérables relativement à la quantité d'acide sulfurique et de potasse qui existe dans l'organisme humain. Un individu de $63^{kil},5$ renferme en moyenne 468 grammes de cendres, indépendamment des matières minérales contenues dans les os. On peut calculer très approximativement que la quantité de potasse contenue dans ces cendres est de 120 grammes au maximum, dont la majeure partie se trouve dans le système musculaire (plus de 100 gr.), les centres nerveux, le foie et le sang. Donc, en dehors des pertes inhérentes à la maladie, le phénol va soustraire au fébricitant 23 0/0 d'un de ses éléments constitutifs des plus importants! Le même calcul pourrait être fait, à plus forte raison, pour le soufre.

Quelle va être l'influence, sur l'organisme et l'organisation, de cette perte de deux de ses principes histogénétiques, les plus indispensables à la vie? La question est tranchée, sinon pour le soufre et la potasse en particulier, au moins pour les éléments inorganiques en général.

On sait, depuis les recherches de Bidder et
Schmidt (1), Voit (2), Bischoff (3), Kemmerich (4),
J. Forster (5), etc., avec quelle énergie l'organisme
retient ses matériaux salins de constitution, si bien
que la plupart de ceux-ci disparaissent presque de
l'urine quand toute alimentation fait défaut. L'animal
qu'on prive de matériaux salins est atteint bientôt de
faiblesse musculaire et de tremblement; cette faiblesse musculaire prend dans les membres postérieurs
les caractères d'une paralysie véritable, comme si la
moelle était frappée dans. son fonctionnement. Les
facultés intellectuelles sont atteintes, l'excitabilité
poussée au plus haut point; la mort survient avec des
mouvements convulsifs, des troubles de la respiration et des stéatoses viscérales. Et quand même, après
plusieurs jours de privation d'éléments inorganiques,
on rend à l'animal une nourriture complète, ce n'est
qu'avec la plus grande lenteur que survient l'amélioration. Malgré la surprenante voracité des animaux,
la faiblesse musculaire et le tremblement persistent
longtemps, au point qu'un mois après, dans une des
expériences, on les remarquait encore.

Je ne veux pas dire qu'il faille complètement assimiler ces troubles à ceux de l'intoxication lente par
le phénol; cependant je ne puis m'empêcher de faire

(1) BIDDER et SCHMIDT. *Die Verdauungssäfte u. d. Stoffwechsel*, p. 312,
1852.
(2) VOIT. Zeitschr. f. Biol., p. 53 et 240, 1866.
(3) E. BISCHOFF. Id., p. 309, 1867.
(4) KEMMERICH. Arch. f. d. ges. Phys., p. 85, 1869.
(5) J. FORSTER. Zeitschr. f. Biol., p. 297, 1873.

remarquer la similitude qui existe entre eux et certains accidents de cette cachexie phéniquée, qui a été étudiée autrefois sur les animaux par M. Paul Bert (1), et plus récemment chez l'homme par M. Ramonet (2). Et n'est-il pas légitime de rapprocher ces dégénérescences viscérales et cette cachexie dues à l'acide phénique, des accidents de même ordre observés chez des animaux privés de matériaux salins, puisque l'usage prolongé du phénol conduit, comme je viens de le prouver, à une déminéralisation considérable de l'organisme ?

Et puis, qu'il y ait ou non similitude absolue dans les conséquences, et par suite dans les causes, est-il possible d'admettre qu'un typhique qui détruit déjà si rapidement ses matières albuminoïdes, et en particulier ses muscles, puisse supporter indifféremment une soustraction aussi importante d'éléments minéraux dont le rôle histogénétique n'est plus aujourd'hui mis en doute par personne ?

Enfin, cette potasse qu'entraîne le phénol n'est-elle pas l'élément minéral essentiel des centres nerveux, des muscles (3); et la perte minérale, relativement plus marquée dans ces organes, n'aide-t-elle pas à

(1) P. Bert. Comptes rendus de la Société de biologie, 1869.

(2) M. Girardin, à l'hôpital du Gros-Caillou, aurait observé les mêmes accidents. Voyez Perradon. Thèse de Paris, 1882.

(3) 100 parties de cendres de muscles renferment $34^{gr},40$ de potasse.

—	—	cerveau	—	34	42	—
—	—	foie	—	25	13	—
—	—	caillot sanguin	—	22	36	—
—	—	rate	—	9	60	—
—	—	poumons	—	1	30	—

Albert Robin.   19

expliquer ces symptômes nerveux et musculaires que l'on a signalés parmi les accidents communs produits à la fois par la déminéralisation expérimentale et par l'usage prolongé du phénol?

Vous pressentez tous la conclusion pour ainsi dire absolue qui s'impose et qui clôt le débat entre les partisans et les adversaires de l'acide phénique, au profit de ces derniers : cette conclusion peut être formulée de la manière suivante :

Un organisme qui subit les atteintes destructives de la fièvre typhoïde perd au moins autant de soufre et de potasse, éléments histogénétiques, qu'un individu bien portant et convenablement nourri ; cet organisme s'achemine donc vers l'inanition minérale, et l'on sait combien sont graves les effets de celle-ci sur la nutrition des systèmes nerveux, musculaire, et de tout l'individu en général; or, le phénol qui augmente cette déminéralisation doit être sévèrement proscrit de la thérapeutique de la fièvre typhoïde, et c'est bien sur le compte de ce médicament que l'on doit mettre les accidents nerveux et cachectiques observés pendant ou après son administration, accidents qui dépendent, pour une part au moins, de la déminéralisation qu'entraîne l'élimination du phénol.

Je dois pourtant vous dire que cette conclusion si précise a soulevé quelques critiques, et qu'à Paris même elle n'a point été acceptée sans contestation. On m'a opposé cet argument :

L'acide phénique est, dites-vous, un déminérali-

sateur qui agit dans le sens même des troubles nutritifs de la fièvre typhoïde : nous l'admettons volontiers,
puisque la preuve en est faite. Mais il est un moyen
bien simple d'éviter tous les inconvénients que vous
signalez, c'est d'employer de très faibles doses, et
de ne pas donner, par exemple, plus de 0^{gr},50 à un
gramme d'acide phénique par jour.

La réponse à cette objection est aussi facile que
décisive.

En effet, sans chercher à savoir si les doses affai-
blies n'ont jamais produit d'accidents, sans même
invoquer que le rôle déminéralisateur du phénol
s'exerce toujours quelle qu'en soit la dose, mais
nécessairement en rapport avec celle-ci, je répon-
drai en demandant à mes contradicteurs quel but ils
veulent atteindre avec ces petites doses d'acide phénique.

Cherchent-ils un effet antiseptique ? Mais les
doses employées sont insignifiantes et même inutiles devant la masse à stériliser. M. le professeur
Germain Sée, qui a fait autrefois le calcul de la
dose nécessaire, arrivait à des quantités réellement
toxiques.

Veulent-ils combattre la température? Mais les partisans eux-mêmes de la méthode avouent que si
l'on veut modifier réellement la courbe thermique,
il faut employer de hautes doses dont on accumule
les effets.

Et cela est si vrai que tous ceux qui se sont ralliés
aux petites doses d'acide phénique emploient con-

curremment d'autres antiseptiques, tels que l'acide
salicylique et le sulfate de quinine.

Enfin, ne poursuivent-ils ni l'antisepsie ni l'antithermie? Mais alors qu'ils donnent les motifs de
leur pratique ou plutôt qu'ils apportent à son appui
assez de faits cliniques pour étayer une solide statistique.

Ainsi, les hautes doses des médecins de Lille n'ont
pas d'effet sur la durée de la maladie, et elles exposent aux accidents que nous connaissons; avec les
doses amoindries qu'emploient encore certains médecins de Paris, on ne peut obtenir ni effet antiseptique
appréciable, ni effet antipyrétique durable. Enfin,
quelle que soit la dose, l'acide phénique, par son
mode d'élimination, agit de la manière la plus fâcheuse sur les échanges organiques. Que lui reste-
t-il donc pour justifier son emploi, puisque la clinique
et la chimie pathologique s'accordent pour le repousser?

Un dernier mot. Il existe un certain nombre de
composés organiques qui s'éliminent suivant le même
mode que l'acide phénique. Les considérations que
je vous ai développées dans le cours de cette leçon
vous conduiront, j'espère, à ne jamais les admettre
dans votre pratique. Et si je vous dis cela, ce n'est
pas parce que ces composés organiques sont actuellement préconisés ; mais comme plusieurs d'entre
eux jouissent de propriétés antiseptiques et antipyrétiques, il n'y aurait rien d'étonnant à ce que, tôt
ou tard, un thérapeutiste qui ignorerait leur action

chimique sur la nutrition fût tenté de les appliquer au traitement de la fièvre typhoïde (1).

(1) Voici la liste de quelques-uns de ces produits :

1 Crésol.
2 Paracrésol.
3 Orthocrésol.
4 Métacrésol (PREUSSE. *Zeits. f. phys. Chem.*, t. V, p. 57).
5 Thymol.
6 Naphtol (J. MAUTHNER. *Wien. med. Jahrb.*, 1881, p. 201).
7 Pyrocatéchine.
8 Résorcine.
9 Hydroquinone.
10 Méthylhydroquinone.
11 Orcine.
12 Pyrogallol.
13 Tribromophénol.
14 Orthonitrophénol.
15 Acide protocatéchique. Une faible partie seulement passe dans l'urine à l'état d'acide sulfopyrocatéchique (PREUSSE. *Zeit. f. phys. Chem.*, t. II, p. 329).
16 Vanilline. La plus grande partie se conjugue à l'acide sulfurique; une petite partie se retrouve sans changement (PREUSSE. *Zeit. f. phys. Chem.*, t. IV, p. 209).
17 Acide vanillique. *Id.*
18 Benzol (NENCKI und GIACOSA, *Zeit. f. phys. Chem.*, t. IV, p. 325).
19 Isopropylbenzol.
20 Butylbenzol.
21 Naphtaline.
22 Brombenzol (BAUMANN et PREUSSE. *Ber. d. deuts. Chem. Ges.*, t. XII, p. 306).
23 Chlorbenzol (JAFFE, *id.* t. XII, 1042).
24 Aniline (SCHMIEDEBERG).
25 Diméthylaniline.

ONZIÈME LEÇON

DE LA CONGESTION RÉNALE PRIMITIVE

I

La congestion rénale primitive est une affection méconnue. — Histoire et évolution du cas de congestion rénale à forme typhoïde qui doit servir de type pour la description de la maladie.

MESSIEURS,

L'affection dont je vais vous entretenir est loin d'être rare, mais elle est à ce point méconnue que vous n'avez peut-être pas encore eu l'occasion d'en voir faire le diagnostic ni d'en lire de description dans les ouvrages classiques, où d'ailleurs vous ne verrez pas figurer de rubrique qui corresponde exactement au titre de cette leçon. C'est pourquoi, pendant ces derniers jours, je me suis si longtemps arrêté auprès du malade occupant le numéro 36 de la salle Jenner, afin d'attirer votre attention sur les signes à l'aide desquels on pouvait reconnaître cette variété de congestion rénale, si facile à confondre avec d'autres maladies d'essence pourtant bien différente.

Aujourd'hui notre malade est guéri et va quitter l'hôpital ; nous pouvons donc envisager son histoire tout entière d'une manière synthétique et fixer la place que son affection doit occuper dans la pathologie du rein.

Notre homme est un Piémontais de 21 ans, exerçant la dure profession de journalier. Vers le milieu d'août, alors que sa santé paraissait excellente, il fut pris subitement d'un malaise général difficile à caractériser. C'était comme une courbature assez violente pour lui « briser les jambes » et le prostrer au point qu'il dut cesser tout travail. Un profond dégoût pour les aliments, une insomnie rebelle, des douleurs sourdes mais continues dans tout l'abdomen, des frissons erratiques et répétés qui vinrent rendre plus pénible encore le malaise auquel il était en proie, tel fut le bilan du lendemain.

Le troisième jour, une diarrhée abondante survint, sans coliques, mais avec un notable gonflement du ventre et une exaspération de la sensibilité constatée la veille. En même temps le malade éprouva une légère dysurie, caractérisée par une désagréable sensation dans la vessie et dans l'urèthre à chaque miction. L'urine était rare, épaisse, trouble, comme toute urine fébrile.

Ceci dura bien une huitaine de jours ; puis la diarrhée s'amenda sensiblement, tandis qu'apparaissaient une légère angine et quelques épistaxis dont l'une fut assez abondante.

Comme la courbature du premier jour s'était un peu atténuée, le malade avait voulu reprendre son ouvrage, mais ses forces n'avaient pas été à la hauteur de sa volonté, et il traîna pendant deux semaines environ, jusqu'au moment où il s'en vint, presque épuisé, demander le 1er septembre son admission à l'hôpital.

A première vue, j'eus l'impression d'une fièvre typhoïde légère. Au moins, c'en était le facies, avec la prostration, un état voisin de la stupeur, des réponses lentes et une sorte d'immobilité des traits du visage.

La langue était sèche, très sale, avec un peu de rougeur de la pointe et des bords ; la soif ardente, le ventre douloureux à la pression avec gargouillement iliaque, quoiqu'il y eût constipation ; enfin la rate, que je percutai méthodiquement, ne me parut pas sensiblement augmentée de volume.

La température s'élevait à 39°, le pouls à 90 ; la peau était aride. D'autre part, ni céphalalgie, ni éblouissements, ni bourdonnements d'oreille. L'auscultation des poumons et du cœur ne donna aucun résultat.

L'urine était foncée, avec l'apparence trouble et les tons rouge-brunâtre qui caractérisent ce liquide aux premières phases de la néphrite parenchymateuse aiguë ; elle renfermait une grande quantité d'albumine.

Un sédiment assez abondant occupait la partie inférieure du bocal où le liquide avait été recueilli ; ce sédiment était essentiellement constitué par des globules blancs pigmentés pour la plupart et par des cylindres de diverse nature parmi lesquels prédominaient les cylindres hyalins et les cylindres épithéliaux. Enfin, tandis que l'urine traitée par l'acide nitrique développait cette magnifique couleur rouge

hyacinthe qui me sert à apprécier la quantité de l'u-
rohématine, la recherche de l'indican restait infructueuse.

A ne considérer que la symptomatologie générale,
vous comprendrez sans peine, Messieurs, que l'idée
d'une fièvre typhoïde était la première qui dût venir
à notre esprit, d'autant que les antécédents du malade
étaient négatifs et que, nouveau venu à Paris, il affirmait n'avoir jamais été malade. Néanmoins les caractères de l'urine m'inspirèrent des doutes que je vous
fis partager, et nous suspendîmes notre diagnostic.

Dès le lendemain, je pus vous montrer combien
cette réserve était justifiée, car trois faits significatifs
s'étaient produits. D'abord notre malade avait fort
bien dormi ; ensuite sa température s'était brusquement abaissée à 37°6 ; enfin le symptôme qui dominait
cette fois tous les autres était une douleur lombaire
assez vive, spontanée, mais exagérée par la pression
et les mouvements. L'urine, avec la même apparence
que la veille, renfermait moins d'albumine, et dans le
sédiment, de nombreux globules rouges étaient venus
se joindre aux cylindres et aux globules blancs, et
donner au dépôt une couleur brun rougeâtre.

Le 4, la température était à 37°,5, et bien que le
thermomètre se fût encore élevé la veille au soir à 39°,
la nuit avait été excellente. Cependant, malgré l'absence de fièvre, un pouls à 68, la physionomie gar-
dait cette empreinte de prostration qui m'avait
frappé les jours précédents, et le malade accusait
toujours un insurmontable anéantissement.

L'urine ne renfermait plus que des traces d'albumine, mais elle donnait nettement la réaction de l'indican. Son aspect n'avait pas changé; le sédiment était formé de globules rouges et blancs, de cristaux d'acide urique, tandis que les cylindres épithéliaux avaient en partie disparu.

En présence de tous ces caractères, je n'hésitai plus

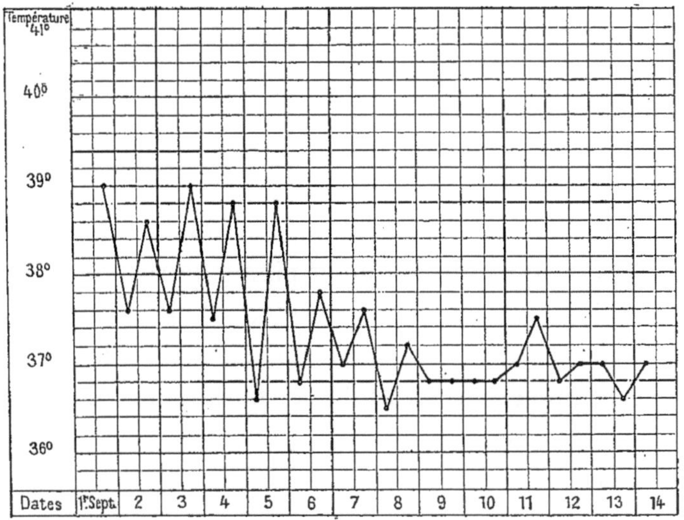

Tracé n° 12. — Congestion rénale primitive à forme typhoïde.

à repousser catégoriquement l'hypothèse d'une fièvre typhoïde, et j'admis que nous nous trouvions en présence d'une *congestion rénale à forme typhoïde*. Dans quelques instants, je vous donnerai les motifs de ce diagnostic.

Il fut pleinement justifié par la marche de la maladie. Le 5, l'albumine disparaissait, et nous relevions la dernière température fébrile : T. M. 36°,6.

T. S. 38°,8, ainsi qu'on peut s'en assurer sur le tracé n° 12, qui vous permettra de suivre l'ensemble de l'évolution thermique.

Le 7, le malade se sentait fort bien, demandait à manger et s'étonnait qu'on ne voulût pas cesser le régime lacté auquel il avait été soumis dès son entrée. Les 10 et 11, il accusait un peu de sensibilité pendant la miction ; la pression sur la région lombaire était encore quelque peu douloureuse ; en même temps, on constatait des retours irréguliers de l'albuminurie.

Mais le 13, celle-ci disparaît définitivement, et si l'urine n'eût été encore trouble et brunâtre, si le sédiment n'eût renfermé quelques globules blancs et rouges et de nombreux amas pigmentaires, on aurait pu croire à une guérison absolue. D'ailleurs celle-ci ne se fit pas attendre, car le 21 septembre, la restitution complète de la santé ne faisait plus de doute pour personne.

II

Établissement du diagnostic. — La congestion rénale primitive n'est plus classée à part dans les Traités des maladies des reins : elle est décrite avec la néphrite catarrhale, qui tend elle-même à être englobée dans la maladie de Bright.

Il s'agit maintenant, Messieurs, de justifier notre diagnostic. D'abord, pourquoi avons-nous repoussé la *fièvre typhoïde ?* A bien considérer les choses, on trouverait un motif suffisant dans la brusque disparition des symptômes typhoïdes qui auraient prêté à la confusion, et cela sans intervention thérapeutique active. Celle-ci fut en effet d'une extrême simplicité : un purgatif salin au début, puis le régime lacté, enfin une potion de Todd, quand la prostration ne parut pas céder à l'égal des autres symptômes.

Néanmoins, il serait insuffisant de repousser cette maladie sans plus de détails, car il est certaines allures de la fièvre continue, en particulier celle que j'ai décrite sous le nom de *fièvre typhoïde à forme rénale*, qui offrent dans l'une de ses formes atténuées certains traits de ressemblance avec la maladie qui nous occupe (1).

Rappelez-vous, en effet, ce jeune garçon de dix-neuf ans, qui était couché, il y a quelques jours encore, au n° 54 de la salle Jenner : sa stupeur était comparable à celle de notre malade d'aujourd'hui ; ses urines, fortement teintées de rouge brunâtre, rappelaient tout à fait celles que l'on observe dans la maladie de Bright aiguë ; une forte proportion d'albumine et des cylindres épithéliaux dans le sédiment complétaient l'analogie. Vous vous souvenez pourtant, que sans nous arrêter aux apparences, nous poursuivîmes notre enquête, qui nous révéla l'existence de taches rosées lenticulaires très caractéristiques, d'un gonflement de la rate et de râles fins aux deux bases des poumons.

(1) Voyez Albert Robin, *Essai d'urologie clinique. La fièvre typhoïde*. Paris, 1877.

Amat, Thèse de Paris, 1878.

Didion, Thèse de Paris, 1883.

Puis la température quotidiennement relevée nous fournit la courbe habituelle des dothiénentéries régulières, et si la maladie fut de courte durée, elle n'a pas présenté ces oscillations et cette brusque défervescence qui ont été si frappantes chez notre malade.

Par conséquent, il existe certaines similitudes entre les formes atténuées de la dothiénentérie à forme rénale et l'affection dont je vous entretiens ; mais cette dernière en sera facilement distinguée, puisqu'elle n'a ni les taches rosées, ni la matité splénique, ni les déterminations pulmonaires, ni l'évolution thermique de la fièvre typhoïde.

La fièvre typhoïde à forme rénale étant écartée, je devais légitimement songer à une *néphrite avec symptômes typhoïdes*. Mais, Messieurs, est-ce que la courte durée de la maladie, la disparition si rapide et si complète de l'albumine, s'accordent bien avec l'idée que nous nous faisons d'une néphrite, mot qui sous-entend immédiatement une lésion véritable du rein? Or, ici, n'est-il pas de toute évidence que nous étions en face d'un trouble superficiel et transitoire, et que si l'on veut quand même lui donner le nom de néphrite, il est indispensable d'adjoindre à ce nom l'épithète de congestive?

Admettons pour un instant une telle dénomination, et cherchons à définir et à classer nosologiquement cette néphrite congestive.

Devons-nous la placer parmi les *congestions rénales* que décrivent les auteurs classiques? Mais la plupart de ceux-ci n'entendent par congestion rénale que l'hyperémie secondaire aux lésions du cœur ou des poumons, et l'hyperémie aiguë des fièvres, des maladies infectieuses ou de certaines intoxications (cantharides); on admet aussi que, dans les néphrites, les lésions d'ordre inflammatoire sont précédées par une phase congestive. Quant à une congestion rénale active et primitive, évoluant pour son propre compte, élevée à la hauteur d'une entité et ayant l'autonomie propre de la congestion pulmonaire, par exemple, vous n'en trouverez aucune description isolée, et son existence reste toute virtuelle. Et si quelque chapitre de pathologie porte en tête le mot d'hyperémie rénale, il confond dans sa description celle-ci avec la néphrite catarrhale.

Qu'est-ce donc alors que cette *néphrite catarrhale* dont l'histoire paraît si bien conjuguée à celle de la congestion active du rein, qu'elle paraît ne pouvoir en être distraite?

M. Lecorché (1) la regarde comme le degré le plus léger de la néphrite parenchymateuse, et lui donne le nom de néphrite parenchymateuse superficielle; Wagner (2) la fait rentrer dans la maladie de Bright aiguë. Donc, si l'on adoptait cette manière de voir, l'affection dont notre homme a été atteint devrait être considérée, elle aussi, comme une variété de ce mal de Bright aigu!

(1) Lecorché, *Traité des maladies des reins.* Paris, 1874.
(2) E. Wagner, *Der Morbus Brightii.* Leipzig, 1882.

III

Que faut-il donc entendre actuellement par mal de Bright? —
Amoindrissement obligé de son domaine. — La clinique et l'anatomie pathologique s'accordent pour légitimer son démembrement. — Notre malade ne rentre dans aucun des groupes qui
ressortissent aux néphrites ou au mal de Bright.

Ceci m'amène, Messieurs, à rechercher devant
vous comment on doit définir le mal de Bright et à
quelles affections ce terme répond. Aussi bien, nous
pourrons alors, en toute connaissance de cause, décider si notre cas peut être classé sous cette dénomination.

Je ne vais pas vous redire par quelles patientes
recherches et par quelles inductions le grand clinicien
anglais a édifié cette maladie qui porte si justement
son nom. C'est un historique qui est traité dans vos
livres classiques avec plus de détails et d'autorité que
je ne saurais le faire. En revanche, ce qu'on sait
moins, c'est qu'à l'heure actuelle la confusion la plus
complète règne dans la maladie de Bright, et je vais
vous en donner la preuve.

L'anatomie pathologique a établi peu à peu une
synonymie entre l'expression de « maladie de Bright »
et celle de « néphrite », si bien que le premier de ces
termes a lentement envahi la plus grande partie de la
pathologie rénale; il en est résulté que l'anatomie
pathologique, malgré ses laborieuses et incessantes
recherches, n'est point encore arrivée à fixer les limi-

tes de ce qu'on doit décidément entendre par mal de Bright. Ceci vous fait toucher du doigt les motifs qui ont fait multiplier à l'excès les formes de cette maladie. La dichotomie première de néphrite parenchymateuse et de néphrite interstitielle, si séduisante par sa simplicité, n'a pu suffire aux progrès de l'anatomie pathologique. C'est pourquoi M. le professeur Jaccoud nous dit : « Au point de vue clinique, l'expression « mal de Bright » correspond à un état parfaitement défini; en anatomie pathologique, elle n'a qu'une signification vague et confuse, parce qu'elle ne se rapporte pas à une lésion univoque »; et à l'heure actuelle, en effet, il est impossible de superposer d'une manière absolue la clinique et l'anatomie pathologique des néphrites en leurs infinies variétés.

Ces vues ne me sont ni particulières ni inspirées par un scepticisme trop fréquent en médecine : ouvrez l'ouvrage le plus récent que nous possédions sur la matière, je veux parler du beau livre de MM. Cornil et Brault (1), et vous lirez cette conclusion que les nombreuses formes anatomiques des néphrites, qui formaient naguère encore la base des classifications de celles-ci, n'ont plus de caractères assez tranchés pour qu'on puisse les rapporter à telle ou telle forme clinique. Et ces auteurs, repoussant la multiplicité des formes d'autrefois, tentent d'arriver à un accord, en réduisant à deux formes principales l'anatomie pathologique des néphrites.

La première comprend les néphrites diffuses, dans lesquelles les lésions sont générales ou généralisées, totales, diffuses; la seconde englobe les néphrites systématiques où les lésions sont locales ou localisées, et frappent primitivement soit l'élément glandulaire, soit l'élément vasculaire de l'organe. Les néphrites diffuses traduiraient l'action exercée sur le rein par les maladies générales et infectieuses; les néphrites systématiques reconnaîtraient comme étiologie les maladies diathésiques et constitutionnelles. Somme toute, les lésions rénales résulteraient de la réaction du tissu du rein devant des irritants de diverses natures. La réaction est générale ou locale et par conséquent la forme anatomique résultante est diffuse ou systématique, suivant la qualité, l'intensité et la durée de l'irritation.

Voilà un progrès réel, qu'il est possible d'accentuer encore en appelant la clinique à l'aide.

Comme le font très judicieusement remarquer MM. Cornil et Brault (1), on perpétue la confusion en employant indifféremment les termes de néphrite et de maladie de Bright; il faut restituer à cette dernière le sens précis que lui attribuait le médecin anglais et ne donner ce nom qu'aux processus dans lesquels domine la triade suivante : *albuminurie, hydropisie ou œdème, coexistant avec une lésion rénale.*

Voyez combien cette notion si simple va rétrécir notre champ d'étude et déblayer le mal de Bright des affections qui sont venues peu à peu se greffer sur lui!

En effet, voici tout un groupe de lésions qui peu-

---

(1) Cornil et Brault, *Études sur la pathologie du rein.* Paris, 1884.

vent évoluer sans hydropisie ou sans albuminurie notable et continue, mais dans lequel ces symptômes apparaissent parfois à titre d'épiphénomène occasionnel ou terminal ; je veux parler de la *dégénérescence amyloïde*, de la *stéatose*, des *lésions vasculaires* et des *cirrhoses* du rein. Comme deux termes de la triade de Bright manquent dans l'expression clinique de ces lésions ou ne font qu'accidentellement partie de leur symptomatologie, je me crois en droit de distraire ces affections de la maladie de Bright. Ce sont des maladies particulières et autonomes, qui peuvent se compliquer de mal de Bright, mais qui ne constituent nullement des variétés de celui-ci.

Passons maintenant à la plupart des néphrites dites secondaires, comme les *néphrites des fièvres et des maladies générales*, telles que la fièvre typhoïde, la rougeole, la diphthérie, l'érysipèle. On les classait jadis sous le vocable « néphrite catarrhale » ; puis Wagner, après leur avoir adjoint le groupe des albuminuries secondaires dans les maladies du cœur, dans la grossesse, etc., fait rentrer le tout dans la maladie de Bright. Mais, en dehors d'autres particularités différentielles, comme je ne trouve pas l'hydropisie ou l'œdème parmi leurs symptômes essentiels, je n'hésite pas à les rayer, elles aussi.

Après d'aussi larges expropriations, le domaine du mal de Bright doit vous paraître fort amoindri, et cependant sa part est encore bien compréhensive, puisqu'elle renferme tout ce que l'on désignait jadis sous le nom de *néphrite parenchymateuse aiguë et chro-*

nique, depuis celle qui frappe les alcooliques refroidis jusqu'à la néphrite post-scarlatineuse : toutes les affections de ce groupe, quelque diverse que soit leur étiologie, possèdent dans leur symptomatologie la triade caractéristique.

A l'heure actuelle donc, une division des néphrites qui voudrait s'appuyer exclusivement sur leur étiologie rééditerait les confusions qui ont si longtemps obscurci leur histoire. Comme je vous le disais tout à l'heure, la clinique est le fil d'Ariane qui doit nous guider encore aujourd'hui dans ce dédale, et la preuve de son efficacité à nous diriger se trouve dans son accord indirect avec l'anatomie pathologique.

Ainsi, il va de soi que si nous enlevons cliniquement au mal de Bright les néphrites systématiques artérielles et interstitielles, la dégénérescence amyloïde, la stéatose, rien dans l'anatomie pathologique ne vient à l'encontre de cette séparation, puisque les lésions observées dans ces affections n'ont rien de commun avec les lésions dites parenchymateuses, auxquelles je voudrais voir réserver l'épithète de brightiques.

Si la démonstration n'est pas aussi péremptoire pour les lésions de la plupart des néphrites infectieuses, dans la symptomatologie desquelles manque l'œdème ou l'hydropisie, pourtant celles-ci se séparent déjà de la néphrite scarlatineuse, je devrais dire du mal de Bright scarlatineux, par des dissemblances anatomo-pathologiques de premier ordre.

Je n'en fournirai d'autres preuves que les très remarquables recherches de M. le professeur J. Renaut (1). Que l'on compare en effet, d'après les descriptions qu'en a données l'éminent professeur de la Faculté de Lyon, les *néphrites de la fièvre typhoïde et celles de la scarlatine*, et l'on sera frappé des différences qui séparent ces deux inflammations rénales. Dans celles de la fièvre typhoïde, il s'agit d'une inflammation dégénérative frappant de mort la totalité de l'épithélium à bâtonnets. Du côté des voies d'excrétion, tubes de Bellini, de Henle et rayons médullaires, il n'y a que des lésions épithéliales accessoires et d'ordre catarrhal; enfin, au niveau des glomérules, une variété d'œdème, dit *œdème albumineux*, siégeant dans les glomérules et les espaces lymphatiques, différant de l'œdème vulgaire en ce qu'il ne renferme pas de globules blancs.

Tout autre est la néphrite scarlatineuse que l'on a considérée pendant longtemps comme une inflammation catarrhale. Ici peu de lésions de l'épithélium à bâtonnets, mais un œdème énorme avec d'innombrables cellules lymphatiques émigrées par diapédèse dans les espaces inter-organiques du rein, telle est la physionomie anatomique du stade initial de la maladie. Alors, de place en place, les épithéliums dont le milieu intérieur nutritif a subi, par le fait de l'œdème, de profondes modifications, éprouvent des altérations qui les font *secondairement* dégénérer et mourir.

(1) J. Renaut, La néphrite aiguë congestive infectieuse. *Gazette médicale de Paris*, nos 17, 18 et 19, 1884.

Comparez maintenant le brightique post-scarlatineux avec son énorme albuminurie, ses œdèmes, etc., et le malade atteint par cette forme rénale de la fièvre typhoïde dont je vous parlais tout à l'heure, dans laquelle l'œdème manque toujours : la clinique et l'anatomie pathologique ne s'accordent-elles pas pour les séparer?

En résumé, Messieurs, il importe de ne pas confondre dans une synonymie les termes de néphrite et de mal de Bright, et l'on doit restreindre celui-ci aux limites cliniques qui ont été tracées par son auteur et qui tendent déjà à être sanctionnées par l'anatomie pathologique.

Ai-je besoin d'ajouter, après cette longue parenthèse, que notre malade ne rentre dans aucun des groupes précédents? Il faut donc lui créer une place à part, ou plutôt le réintégrer dans la place qu'il aurait occupée autrefois, avant que celle-ci fût absorbée par les envahissements du mal de Bright; je veux parler de la *congestion rénale*. Comme il est fort délicat de fixer d'une manière inflexible la barrière qui sépare la congestion de l'inflammation, on pourrait peut-être proposer la dénomination de *néphrite congestive aiguë;* mais considérez combien la maladie s'est résolue rapidement et complètement, et j'imagine qu'avec l'impression anatomique qu'éveille le terme de néphrite, vous serez d'avis que le nom de *congestion rénale à forme typhoïde* est une appellation cliniquement plus précise (1).

(1) Dans le sens littéral du mot, la néphrite doit être toujours une affection inflammatoire, et à vrai dire, les limites et même le sens

La congestion rénale a droit au rang d'entité morbide; elle possède une manière d'être toute personnelle, et elle se présente sous deux formes principales que nous étudierons dans notre prochaine leçon.

exact de l'inflammation ne sont pas absolument fixés, puisque pour Virchow c'est une exsudation cellulaire ou une exagération des activités cellulaires, que pour Cohnhein c'est une exsudation avec diapédèse, et que les histologistes ne s'entendent pas sur la description des lésions élémentaires d'origine inflammatoire. Ce qui n'est pas moins obscur, c'est de savoir où commence l'inflammation ; l'étude de l'urine ne semble pas pouvoir résoudre actuellement la question, puisque MM. Lépine et Aubert ont démontré (*Société de biologie*, 9 janvier 1886) que l'urine subissait des modifications de composition, quand le rein ne jouissait pas, même temporairement, de son intégrité fonctionnelle.

DOUZIÈME LEÇON

DE LA CONGESTION RÉNALE PRIMITIVE
HISTOIRE CLINIQUE ET TRAITEMENT

I

Histoire clinique de la congestion rénale. — Les symptômes généraux permettent de distinguer une forme simple et une forme typhoïde. — Exemples à l'appui. — Symptômes locaux : douleur lombaire, envie d'uriner, dysurie, pigmentation cutanée, absence d'œdème. — Caractères des urines. — Caractères physiques, sédiments, albuminurie.

MESSIEURS,

La forme typhoïde de la congestion rénale constitue presque une exception, car le plus souvent celle-ci évolue sans les symptômes typhoïdes qui, chez notre malade, sont restés sur le premier plan. Sous cette seconde variété, elle est même relativement assez fréquente ; mais comme la douleur lombaire est alors diffuse et peu accentuée, on la met sur le compte d'une courbature ou d'un lombago, de sorte que, sans l'examen de l'urine, le diagnostic est matériellement impossible, et que l'on classe les malades en question sous l'étiquette de lombago, courbature, fièvre synoque, catarrhale, herpétique, embarras gastrique, rhumatisme musculaire, etc.

Cette fréquence relative et les nombreuses erreurs de diagnostic auxquelles cette affection donne lieu m'imposent le devoir de vous en tracer rapidement l'histoire clinique. Bien entendu, je ne m'occupe ici que des cas idiopathiques où la congestion rénale survient d'emblée, et je laisse de côté ceux bien plus nombreux et mieux connus où elle n'est qu'un épiphénomène secondaire dans le cours d'autres maladies.

Cliniquement, sa symptomatologie comprend des manifestations de trois ordres, à savoir : un état général, un état local, des caractères particuliers du côté de la sécrétion urinaire.

Les *symptômes généraux* sont ceux d'une pyrexie à son début; ils se présentent sous deux aspects dominants.

Dans le premier, ce sont les phénomènes généraux d'un état gastrique fébrile, avec léger frisson au début, puis fièvre, céphalalgie, anorexie, soif vive, malaise général ou courbature. Le pouls bat à 90 et 100; la température monte à 38°,5 et 39; parfois au début elle atteint et dépasse 40. C'est la *forme commune ou simple de la congestion rénale*.

J'en ai observé cette année même plusieurs exemples dont le suivant pourra vous servir de type :

Un jeune peintre de vingt et un ans, habitant Paris depuis un an et n'ayant jamais été malade, est pris, le 31 janvier, après s'être exposé au froid, de frissons, de fièvre, de céphalalgie, sans diarrhée ni épistaxis. Je le vois le 2 février pour la première fois : il était très abattu et répondait fort lentement aux questions qu'on lui posait. La céphalalgie était assez vive pour lui arracher des gémissements, et il réclamait l'obscurité, tant la lumière impressionnait péniblement ses yeux. Avec cela, une complète anorexie, la langue blanche, un peu rouge à la pointe, un état nauséeux et une sensibilité de tout l'abdomen. Il ressentait aussi une douleur dans la région lombaire et une sensation de brisement général. La peau était chaude et moite, le pouls plein et fréquent, la fièvre vive. Nulle part la pression du doigt ne révélait d'œdème.

Je demandai à voir l'urine; elle était rougeâtre, louche, très acide et laissait déposer un sédiment brunâtre formé de globules rouges et blancs avec quelques cylindres épithéliaux et des amas pigmentaires. Traitée par la chaleur, elle laissait déposer un abondant précipité albumineux qu'avec l'albuminimètre d'Esbach j'évaluai à 3 grammes. En outre, elle renfermait de l'indican et un excès d'acide urique.

Le lendemain 3 février, la fièvre a diminué, mais l'état général est toujours le même. L'urine est encore plus foncée que la veille, quoiqu'elle contienne moins d'albumine.

Le 4, défervescence complète; le malade se sent mieux : l'urine est toujours foncée, mais l'albumine diminue sensiblement. Depuis hier, un groupe d'herpès est apparu sous la narine droite.

Le 5, l'urine augmente notablement de quantité, et l'on ne trouve plus que des traces d'albumine.

Le 6, l'urine est pâle et très abondante, l'albumine

a disparu. Le malade demande à sortir et à reprendre ses occupations.

La courbe ci-jointe vous permettra de suivre la rapide évolution thermique de cette variété de congestion rénale avec sa défervescence brusque, qui dans le cas actuel a atteint 3°6 en trente-six heures.

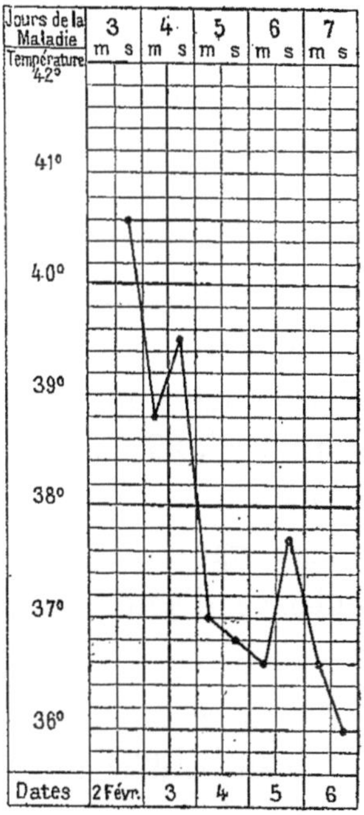

Tracé n° 13. — Congestion rénale à forme typhoïde.

Dans le second aspect, les symptômes généraux sont assez accentués pour que l'idée d'une fièvre typhoïde vienne aussitôt à l'esprit. La céphalalgie gravative, l'insomnie, la photophobie, les étourdissements, les éblouissements, la stupeur, puis un profond malaise, une sensation de brisement général, souvent des épistaxis, des nausées, une grande sensibilité abdominale, de la diarrhée ; enfin un pouls à 100-110, la température à 39°5-40°, tel est l'ensemble plus ou moins complet dans son expression, suivant les cas, qui justifie la séparation de cette variété, sous le nom de *congestion rénale à forme typhoïde*.

Notre malade peut être considéré comme un type de cette espèce morbide. Je puis vous en citer encore un autre exemple non moins caractéristique. Il s'agit d'un imprimeur de vingt-sept ans, ayant eu la fièvre typhoïde en 1873, et qui fut pris, le 19 février, après un refroidissement, de nausées, de malaise général avec étourdissements et impossibilité de se tenir debout, et enfin d'une vive rachialgie. Je vis le malade le 22 février. Il avait la physionomie d'un typhique avec sa face légèrement violacée, son immobilité, ses réponses lentes, son apparence de stupeur. L'insomnie, la céphalalgie ne l'avaient pas quitté depuis le début de son mal. La nuit précédente, il avait eu la diarrhée ; le ventre était sensible à la pression, la peau brûlante et sèche. Mais la fièvre typhoïde antérieure, l'absence d'hypertrophie de la rate, la violence de la rachialgie, m'inspirèrent des doutes qui furent confirmés par l'examen de l'urine. Celle-ci était rougeâtre, avec un sédiment renfermant quelques cylindres épithéliaux et des globules rouges. Elle contenait un peu d'albumine, un grand excès d'acide urique et beaucoup d'indican.

Le 25, comme vous pouvez vous en assurer par l'examen du tracé n° 14, la température élevée du début tendait à s'atténuer régulièrement. Le malade était inondé de sueurs profuses, mais le malaise et la stupeur n'étaient pas améliorés, non plus que la rachialgie. L'urine, moins trouble, ne laissait plus déposer de globules rouges ; l'albumine n'avait pas diminué sensiblement ; l'indican avait disparu avec la diarrhée.

Le 26, continuation des sueurs profuses et amélioration considérable. Pour la première fois depuis le début, le malade a dormi. L'urine est encore foncée, mais elle ne renferme plus ni globules rouges ni hémoglobine dissoute. L'albumine n'est décelable par aucun réactif, l'acide urique a augmenté dans de grandes proportions.

Puis, en même temps que la défervescence ther-

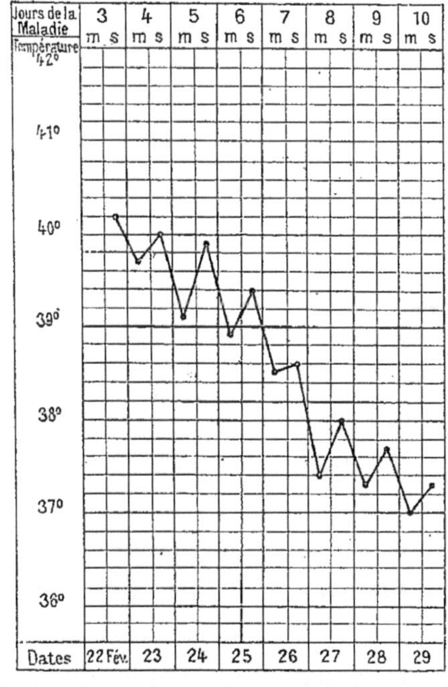

Tracé n° 14. — Congestion rénale à forme typhoïde.

mique suivait son cours, la quantité de l'urine s'élevait, et l'urohématine réapparaissait.

Le 2 mars, le malade reprenait ses occupations; il ne lui restait plus qu'un peu de faiblesse et une tendance marquée à la sudation.

Dans les exemples que je viens de vous rapporter,

comme dans tous les cas de congestion rénale primitive qui sont à ma connaissance, ce qui domine la *symptomatologie locale*, ce sont les douleurs lombaires spontanées et augmentant par la pression sur le rein. Leur intensité est très variable; parfois on est obligé de les chercher par une méthodique exploration de la région rénale, tandis que chez d'autres malades elles simulent une violente rachialgie.

Comme phénomènes accessoires plus ou moins constants, je vous signalerai :

1° Les *envies fréquentes* d'uriner;

2° Une certaine *sensibilité vésicale* et une légère *dysurie*.

3° Une *teinte brunâtre* qui, dès le début de la maladie, s'étend sur toute la peau du patient, laquelle prend suivant les cas une apparence terreuse ou bistrée assez constante et assez caractéristique pour que plusieurs fois déjà elle m'ait mis sur la voie du diagnostic.

J'insiste enfin sur une particularité du plus haut intérêt : c'est l'*absence d'œdème*. Je n'en ai trouvé chez aucun de mes malades, et dans aucune des deux formes de congestion rénale dont nous nous occupons.

Les caractères présentés par l'*urine* sont la véritable pierre de touche du diagnostic. Celle-ci a une *couleur* bouillon de bœuf avec des reflets rougeâtres plus ou moins accentués. Rarement elle est transparente ; ordinairement son *aspect* est trouble, même quand elle a été mise au repos pendant quelques heures. L'*odeur* est d'une fadeur toute particulière et rappelle celle du pain bouilli. Sa *réaction* est très acide. La *quantité*, légèrement diminuée, oscille, suivant les cas, de 700 à 1,100. La *densité* varie de 1,020 à 1,026.

Cette urine laisse déposer un *sédiment* assez abondant, formé de flocons légers, se collectant lentement, et présentant une coloration brune ou brun rougeâtre. L'examen microscopique dénote dans ce sédiment les éléments suivants :

1° Des *cylindres* nombreux, hyalins ou épithéliaux ; d'autres, moins abondants, sont finement granuleux ; d'autres enfin renferment des globules rouges encore facilement reconnaissables et des granulations pigmentaires ;

2° Des *globules rouges* plus ou moins altérés, dont la plupart ont subi la déformation en calotte et laissé exosmoser leur hémoglobine que l'examen spectroscopique permet de retrouver dans l'urine ;

3° Des *globules blancs* chargés de granulations pigmentaires et dont le noyau imprégné de pigment a pris une teinte brunâtre ;

4° Des *cellules libres* d'origine rénale, pigmentées comme les globules blancs ;

5° Des amas libres de *pigment noir* amorphe ;

6° Des cristaux d'*acide urique* dont la constance n'est pas absolue.

Dès le début de la maladie, vous trouverez dans l'urine une quantité d'*albumine* qui atteint 3 à 6 gr. dans les vingt-quatre heures. Mais un des traits caractéristiques de l'affection est la diminution brusque de cette albumine, puis sa rapide disparition. Assez souvent, cependant, vous observerez des retours légers et fugaces de l'albumine, et cela surtout quand, après sa totale disparition, vous constaterez que l'urine est encore rougeâtre et que le sédiment renferme toujours des globules rouges et blancs. Tant que ces éléments figurés existent, vous devez prévoir le retour possible, mais passager, de l'albuminurie.

J'ajouterai enfin, pour en terminer avec les urines, que l'on trouve d'une manière presque constante, au début de la maladie, les réactions de l'*indican*.

II

Marche. — Durée. — Convalescence. — Début et terminaison. — Diagnostic. — Confusion fréquente avec l'embarras gastrique fébrile, le lombago, la courbature, etc. — Diagnostic différentiel d'avec la néphrite catarrhale et l'hémoglobinurie. — Pronostic. — Traitement. — Régime à suivre pendant la convalescence. — Des rechutes.

Les trois ordres de symptômes que je viens de résumer forment un ensemble clinique déjà caractéristique; mais ce qui en fait le cadre complet, c'est leur évolution toute spéciale.

La *marche* peut se définir par un seul mot : rapidité. Après quelques oscillations, la température redevient normale, et les symptômes généraux s'atténuent promptement, avec ou sans *crise sudorale*. Seule, la sensibilité rénale est plus durable, sans toutefois que sa persistance excède quelques jours.

Vous savez déjà que l'albuminurie est transitoire; il en est de même de l'indican, qui disparaît avant ou avec la chute de la température. L'urine reprend peu à peu sa coloration habituelle, les sédiments bruns et floconneux sont remplacés par des cristaux d'acide urique et dans quelques cas plus rares par des cristaux d'oxalate de chaux ; la réaction de l'*urohématine* apparaît avec une considérable intensité. La quantité de l'urine s'élève à 1,250 cc., 1,500 cc., 2,250 cc., se maintient quelques jours autour de 2,000 cc., avec une teinte très pâle et des quantités croissantes d'urohématine, puis revient peu à peu à la normale.

Aussi, la *durée* de la congestion rénale ne saurait être longue : quelques jours pour la forme simple; deux semaines environ pour la forme typhoïde. Le cas qui a fait l'objet de notre précédente leçon est le plus long de ceux qu'il m'a été donné d'observer, puisque, entre le début des accidents et la guérison complète, il s'est écoulé une trentaine de jours.

La période fébrile est presque toujours très courte. Ordinairement la température tombe au-dessous de 38°, en quatre ou huit jours, sauf dans les cas d'exception comme notre malade, chez lequel, d'ailleurs, le jour précis du début n'a pu être déterminé.

Puis vient la *convalescence* dont la lenteur fait un singulier contraste avec la rapidité de la période aiguë de la maladie. Quand la fièvre a disparu, le sujet est affaibli comme s'il avait été en proie à une affection grave et de longue durée. Il peut à peine se tenir sur ses jambes, son teint demeure encore blafard, il a peu d'appétit et ne demande pas à se lever. Cette courte fièvre l'a comme épuisé.

Et l'on reste frappé de son *amaigrissement*, qui est tout à fait hors de proportion avec la durée et la gravité du mal, et qui porte principalement sur les masses musculaires, tandis que la couche adipeuse sous-cutanée a relativement moins souffert. L'urine nous fournit l'explication de ce fait d'apparence si anormale, car elle renferme une quantité d'urée qui s'élève en moyenne à 25 grammes, ce qui, étant donnée l'absolue inappétence et par conséquent l'alimentation nulle des malades, correspond à une perte musculaire quotidienne de 333 grammes.

Au bout de peu de jours et dès que les malades peuvent s'alimenter, ils regagnent d'une manière relativement assez rapide le poids qu'ils ont perdu. J'ai vu une jeune fille de vingt-deux ans qui, dès qu'elle commença à manger, se mit à gagner de 250 à 500 grammes par jour. En même temps la peau perd sa couleur bistrée.

Conjointement à ces modifications, l'urine subit deux curieux changements. Malgré l'alimentation, l'urée y diminue, et les masses pigmentaires qu'on rencontre dans le sédiment augmentent tout à coup, comme si les pigments cutanés mis en liberté accomplissaient ainsi par la voie rénale une sorte de décharge.

Je n'insisterai pas sur la *terminaison*, car, sauf un

fait spécial dont je vous entretiendrai tout à l'heure, tous les cas connus de moi se sont terminés par la guérison. Quant au *début*, il est presque toujours brusque et suit de très près le refroidissement initial.

Au premier abord, le *diagnostic différentiel* paraît assez délicat; car si vous considérez le malade sans regarder son urine, vous croirez à un *embarras gastrique fébrile*, à une *fièvre synoque* ou *catarrhale*, à une *courbature* ou à un *lombago*, etc., et même à une *fièvre typhoïde*. Si, au contraire, vous examinez l'urine, vous penserez aussi bien à la néphrite catarrhale, à la néphrite aiguë à symptômes typhoïdes, à l'hémoglobinurie *à frigore* ou à la fièvre typhoïde à forme rénale.

Par conséquent, l'examen de l'urine vous permettra d'éliminer toutes les affections du premier groupe, et la confusion ne sera plus possible qu'avec celles du second.

Si les points de contact sont nombreux entre la congestion rénale et la *néphrite catarrhale*, si toutes deux présentent le même mode de début, la même albuminurie, la même marche rapide, elles diffèrent en ce que l'urine de la congestion rénale contient toujours des globules rouges du sang, des amas pigmentaires et de l'hémoglobine dissoute, tandis qu'elle n'en renferme qu'exceptionnellement, transitoirement, et en minime quantité dans la néphrite catarrhale. Et puis, l'œdème plus ou moins accentué qui accompagne si souvent cette dernière manque toujours dans les congestions rénales, dont l'évolution est aussi beaucoup plus rapide.

On peut encore confondre la congestion rénale primitive avec la *fièvre typhoïde à forme rénale* et la *néphrite aiguë à symptômes typhoïdes* ; mais j'ai suffisamment indiqué dans la précédente leçon les éléments du diagnostic différentiel pour qu'il soit inutile d'y revenir aujourd'hui.

Reste l'*hémoglobinurie*, ce symptôme commun à de nombreux troubles morbides et dont une variété a été élevée au rang d'entité sous le nom « d'hémoglobinurie paroxystique *a frigore* ». Laissez-moi vous dire, en passant, qu'on a, bien à tort, englobé sous la dénomination d'hémoglobinurie la plupart des cas où les urines présentent une coloration rougeâtre d'apparence sanguinolente, associant ainsi, dans une formule aussi étendue qu'inexacte, l'urine chargée d'hémoglobine avec les urines pigmentaires ou hémaphéiques, et avec celles qui tiennent de l'uroérythrine en dissolution.

Il reste donc bien entendu que je n'accorde le nom d'hémoglobinurie qu'aux cas où l'urine ne renferme que de l'hémoglobine en dissolution, sans globules rouges dans le sédiment. En nous en tenant à ce critérium, nous avons déjà des raisons suffisantes pour refuser toute assimilation de la congestion rénale à l'hémoglobinurie, puisque dans l'urine de la première on trouve des globules rouges ; mais la marche paroxystique de l'hémoglobinurie diffère tellement de l'évolution presque cyclique de la congestion rénale, que, pour un observateur consciencieux, toute confusion me paraît bien difficile.

Il est néanmoins un cas où l'erreur peut être commise, c'est quand la congestion rénale débute par un accès d'hémoglobinurie. Je crois le fait rare, n'en ayant vu qu'un exemple dans lequel l'hémoglobinurie dura deux jours pleins, après quoi l'urine présenta les caractères habituels de la congestion rénale. Dans ces conditions, on ne saurait guère se fonder que sur la fièvre et sur les symptômes locaux qui manquent habituellement dans l'hémoglobinurie ; aussi vaut-il mieux suspendre son jugement jusqu'à l'apparition des globules rouges dans l'urine.

Le *pronostic* de cette affection paraît essentiellement bénin, si j'en juge par les cas qu'il m'a été donné d'observer. Je voudrais pourtant formuler dès à présent une réserve sur l'*avenir rénal* des malades dont il s'agit ; mais cette réserve est d'ordre purement hypothétique, et sa justification reste subordonnée à l'étude de la vie pathologique ultérieure des individus chez lesquels on aura diagnostiqué cette congestion rénale. La congestion primitive du rein crée-t-elle dans cet organe une prédisposition aux diverses variétés de néphrite ; est-elle sujette à récidives ; fait-elle du rein un lieu de moindre résistance? Je me borne à appeler votre attention sur ce point, je devrais dire sur ces lacunes qu'il serait si intéressant de remplir. Tout ce qu'il m'est permis de dire, c'est qu'au moment où mes malades sont sortis de l'hôpital, ils paraissaient être dans le plus parfait état de santé.

Quel *traitement* convient-il d'employer ? Plus il sera simple, mieux il vaudra, car cette congestion rénale paraît avoir une tendance naturelle à la guérison. Aussi vous vous contenterez d'appliquer trois ventouses scarifiées de chaque côté de la colonne vertébrale, dans la région lombaire ; vous prescrirez le repos au lit et le régime lacté dans sa rigueur la plus absolue ; et si l'urine est très sanguinolente, vous administrerez par cuillerées à soupe toutes les heures une potion de 120 grammes contenant vingt à trente gouttes de perchlorure de fer. Puis, vers le troisième jour et en vous guidant sur l'état de la langue, vous ordonnerez un léger purgatif salin.

Dans la *forme typhoïde*, vous ne craindrez pas de donner un peu de vin; s'il y a de l'abattement, vous irez jusqu'à la potion de Todd. L'alcool, en effet, a produit dans notre cas le meilleur résultat : l'albumine disparut presque aussitôt après son emploi, et l'urine devint en même temps moins trouble et moins sédimenteuse. Mais il ne faudrait pas prolonger trop longtemps l'administration de l'alcool, car chez notre malade la chose arriva par suite d'une méprise de l'infirmier, et je ne serais pas éloigné de croire que ce fut là un des motifs du retour temporaire de l'albuminurie.

Il importe aussi de surveiller de très près la *convalescence*. Vous continuerez le régime lacté absolu tant que l'urine renfermera la moindre trace d'albumine ou tant que l'examen microscopique du sédiment vous y révélera la présence de globules blancs ou des cylindres qui persistent quelquefois un temps assez long après la disparition du sang des urines. Vous aurez encore un autre élément pour vous guider dans l'appréciation de la durée de ce régime lacté absolu, ce sont les pertes de poids. Tant que celui-ci s'abaisse, je préfère continuer l'usage du lait; puis, quand l'albuminé et les globules blancs ont disparu, quand le poids reste stationnaire, commencez à donner un peu de viande crue, d'abord 50 grammes, puis progressivement 100 et 200 grammes par jour, sans pour cela cesser le régime lacté, et en permettant un peu de pain légèrement grillé pour faciliter l'ingestion toujours désagréable de la viande crue; et quel que soit l'appétit du malade, ne revenez que fort lentement à une alimentation normale.

Vous exercerez aussi sur les fonctions de la peau la surveillance la plus attentive. Généralement, vers la fin de la période aiguë et au début de la convalescence, les malades ont une poussée sudorale ou tout au moins une moiteur cutanée dont le caractère bienfaisant ne saurait être mis en doute. Il faut respecter et même favoriser cette petite crise sudorale, éviter toute cause de refroidissement et par conséquent ne permettre aux malades de se lever pour quelque motif que ce soit, tant que la peau gardera la moindre humidité. Car, jusqu'à ce que la *restitutio ad integrum* soit parfaite, le malade court le risque d'une *rechute*.

Récemment encore, j'ai vu une jeune infirmière de vingt-deux ans, arrivée au vingt-huitième jour de sa maladie et au vingtième de sa convalescence qui, malgré ma défense expresse voulut se lever, s'habiller et descendre au jardin par une froide journée d'avril : le lendemain, sa température était remontée à 38°,2, et l'urine renfermait de nouveau de l'albumine et des globules rouges. Cette rechute eut, il est vrai, peu de gravité, et la malade guérit parfaitement ; néanmoins, le fait même d'une rechute possible, vu les conséquences qu'elle peut théoriquement entraîner, suffit pour légitimer toutes les précautions que je vous recommande.

TREIZIÈME LEÇON

DE LA CONGESTION RÉNALE PRIMITIVE
PATHOGÉNIE ET ANATOMIE PATHOLOGIQUE

I

Étiologie de la congestion rénale. — Pathogénie. — Fluxion rénale
réflexe et son mode d'action. — Hypothèse de Todd. — Des éliminations dans la congestion rénale, et du rôle de la rétention et
des décharges dans la production et la disparition des symptômes
généraux. — La congestion rénale a les allures d'une maladie
générale.

MESSIEURS,

Le froid ou plutôt le refroidissement subit paraît
dominer toute l'*étiologie* de la congestion rénale ; viennent ensuite les efforts musculaires et le surmenage ;
enfin l'observation de M. le professeur J. Renaut tendrait à prouver qu'elle peut être primitivement d'origine infectieuse.

J'ajouterai que tout récemment un nouveau fait
observé par M. J. Renaut donne à cette vue une
réelle valeur d'avenir. Il s'agit d'une femme non
albuminurique qui, après avoir eu une pneumonie
dont elle guérit parfaitement, fut prise plusieurs jours
après sa sortie de l'hôpital d'une anasarque générali-
lisée, puis d'accès éclamptiques. Les urines, sanglantes

et albumineuses, contenaient des microcoques. M. Renaut fit une culture de l'urine prise dans la vessie avec une sonde de verre flambée. Les microcoques pullulèrent dans la gélatine de Koch et le produit de la culture fut injecté à deux lapins, sous la peau et dans les veines, par M. Gabriel Roux. Ces lapins devinrent albuminuriques, et leurs humeurs, cultivées de nouveau, ont reproduit des cultures identiques à la primitive.

Chez tous mes malades l'urine renfermait de nombreux microcoques, mais je ne me reconnais pas le droit de décider s'ils furent cause ou effet, quoique j'aie vu des cylindres urinaires littéralement farcis de ces microbes.

En supposant que le refroidissement reste la cause le plus souvent constatée, pouvons-nous nous rendre compte de son *mode d'action pathogénique* ?

L'hypothèse la plus plausible que l'on puisse adopter est celle d'une *fluxion réflexe*. D'un côté, en effet, la physiologie a démontré toute l'influence des troubles de l'innervation vaso-motrice et des actions névrotrophiques sur les troubles de fonctionnement et de nutrition du rein, et d'un autre côté, de nombreuses expériences ont mis en relief l'action du froid comme cause d'albuminurie. Quand la peau se refroidit brusquement, l'antagonisme qui existe entre les vasomoteurs cutanés et viscéraux a pour effet une sorte de fluxion compensatrice qui porte tout spécialement son action sur le rein. Goodfellow, Frerichs et M. Jaccoud ont reconnu depuis longtemps cette influence des actions réflexes vaso-motrices sur la production de l'albuminurie.

Retenez donc ce premier point : que le refroidissement périphérique peut produire une fluxion réflexe du côté du rein.

Mais comment agit cette fluxion subite, et par quel mécanisme se produisent les symptômes généraux qui la suivent? Todd admettait que les sécrétions cutanées étaient interrompues par le refroidissement de la peau et que les produits organiques qui devaient s'éliminer par cette voie prenaient la route du rein qu'ils irritaient au passage. Je suis en mesure de vous donner une explication bien préférable, car l'hypothèse de Todd, si séduisante qu'elle soit, n'est qu'une vue de l'esprit, tandis que la mienne s'appuie sur des faits.

Si le rein se congestionnait et s'irritait au passage des produits sudoraux non éliminés, on devrait trouver ces produits dans l'urine. Je puis pourtant vous assurer qu'il n'en est rien, puisqu'au début de la maladie la quantité de l'urine et la somme des déchets éliminés subissent une brusque et notable diminution. Je vais vous en montrer la preuve.

Un petit garçon de cinq ans, n'ayant jamais été malade, se met à tousser le 21 avril; on remarque aussi que son urine est plus foncée qu'à l'ordinaire et l'on m'annonce en même temps que l'enfant a été très mouillé la veille par une averse subite. L'urine renfermait des traces d'albumine, et la quantité des vingt-quatre heures fournit à l'analyse les résultats suivants :

Matériaux solides...................... 14.99 gr.
    —   organiques.................. 11.68
    —   inorganiques................ 3.31

Le lendemain, l'albumine a doublé ; l'urine, tout à fait sanglante, laisse déposer un sédiment brun formé de globules rouges et blancs et de cylindres. L'analyse donne :

Matériaux solides.................... .... 9.45 gr.
    —   organiques.................... 6.03
    —   inorganiques................. 3.42

Le surlendemain, l'état général est parfait, l'albumine a sensiblement diminué, l'urine est brune mais moins sanguinolente ; elle renferme :

Matériaux solides...................... 27.18 gr.
    —   organiques.................. 22.11
    —   inorganiques................ 5.07

Au bout de huit jours, l'albumine avait disparu. Il s'agissait sans nul doute d'un cas type de congestion rénale primitive dans lequel la fluxion avait été complètement réalisée dès le deuxième jour.

Remarquez maintenant que c'est justement ce deuxième jour qui nous fournit la plus faible élimination de matériaux solides ; que l'amélioration qui débute le 4° jour coïncide avec une forte décharge de matériaux organiques, et vous aurez les éléments nécessaires pour résoudre le problème pathogénique qui vous est posé.

L'action du froid sur la peau, et la fluxion rénale

réflexe, constituent le *premier acte* morbide. Le rein congestionné ou fluxionné devient momentanément insuffisant, le départ des déchets de la vie est entravé; l'urée, les extractifs et les leucomaïnes qui proviennent du jeu des fonctions organiques et dont la genèse est probablement influencée par la mise en activité du réflexe cutané, sont retenus dans les plasmas, et cette rétention forme le *deuxième acte* morbide. La réaction de l'organisme devant ces déchets retenus dépend de deux conditions : d'abord leur quantité et leur qualité, ensuite la durée de leur séjour. A la faible quantité, à la qualité normale, à la courte rétention, correspond la *fièvre dite commune* de la congestion rénale, qui se juge par une décharge rapide.

A la quantité plus grande, à la qualité plus nocive, à la plus longue rétention, correspond la *forme typhoïde;* et vous retrouvez ici les notions que je vous ai déjà longuement exposées à propos de la dothiénentérie sur les conditions génératrices de l'état typhoïde. Voilà les deux éventualités du *troisième acte* morbide.

Ces trois grandes étapes pathogéniques demanderaient à être analysées dans leurs détails, car elles sous-entendent un certain nombre de points d'une réelle importance. C'est ainsi que l'influence du réflexe cutané sur la désassimilation, l'effet produit sur celle-ci par la rétention des déchets, sont autant de faits qui ne sauraient être passés sous silence, et dont la chimie des échanges, — chiffre élevé de l'urée, phosphaturie temporaire, pertes en potasse et en soufre, — vous montrent toute la valeur. Je ne puis insister sur toutes ces choses dont l'étude vous paraîtrait trop aride et nous entraînerait trop loin; rappelez-vous simplement qu'au point de vue des troubles de la nutrition, la congestion rénale primitive a tout à fait les allures d'une *maladie générale*.

II

Transformation de la congestion rénale en néphrite catarrhale. — Retour de l'albuminurie sous l'influence des décharges successives. — De la congestion rénale chez les individus antérieurement atteints d'une affection latente des reins. — Observation à l'appui. — L'analyse de l'urine donne la clef des obscurités de cette observation et fixe la pathogénie de la maladie.

Nous allons maintenant envisager quelques cas particuliers qui peuvent se présenter dans la congestion rénale et qui jettent un certain jour sur sa pathogénie en confirmant les vues que je viens de vous exposer.

1° Si la congestion rénale dure plus longtemps qu'il ne convient, les éliminations se trouvent retardées, des œdèmes compensateurs se produisent.

L'albuminurie persiste, et ce qui n'était dans les éléments cellulaires du rein qu'un trouble fonctionnel peut devenir une altération matérielle, néphrite catarrhale ou mal de Bright aigu.

2° Si la quantité des déchets retenus est considérable, si surtout les actes réflexes ont induit des destructions organiques très intenses, il ne suffira pas d'une décharge pour juger la maladie, mais pendant plusieurs jours le rein sera traversé par de grandes quantités de déchets qui l'irriteront au passage et provoqueront un retour ou une augmentation passagère de l'albuminurie.

3° Supposons enfin que cette congestion rénale survienne chez un individu dont le rein n'était pas auparavant dans un état d'intégrité absolue, les symptômes dus à la rétention, ou pour mieux dire, l'auto-intoxication, prendront de suite une gravité de premier ordre et le malade pourra succomber.

Jusqu'à présent, je ne connais pas d'exemple de la première éventualité, qui reste théoriquement possible. La deuxième s'est plusieurs fois rencontrée dans mes observations sans exercer pourtant d'influence bien marquée sur la durée ou la gravité de la maladie. Quant à la troisième, j'ai eu dernièrement l'occasion d'en voir un exemple extrêmement significatif, que je vais vous rapporter en raison de son importance toute spéciale.

Il s'agit d'un cas de congestion rénale à forme typhoïde frappant brusquement un individu dont le rein présentait des lésions anciennes mais latentes, qui s'est terminé par la mort et dont j'ai pu pratiquer l'autopsie.

Un vieillard de soixante-quatorze ans, ayant exercé jadis la profession de mécanicien, se plaint le 9 juin d'avoir une certaine difficulté à uriner. J'examine l'urine qu'il m'a apportée : elle est claire, sans dépôt, et ne renferme ni albumine ni sucre. Le vieillard, d'ailleurs, se porte aussi bien que possible. Deux fois déjà, depuis six mois, j'ai eu l'occasion de lui donner des soins, d'abord pour une bronchite légère qui le tint trois jours au lit, puis pour une constipation parfois opiniâtre. Chaque fois, son urine fut examinée sans qu'on y constatât rien d'anormal. Je supposai, après avoir pratiqué le toucher rectal, que cette difficulté de la miction tenait à une hypertrophie de la prostate, et je me bornai à conseiller des bains tièdes.

Après trois bains, tout rentra dans l'ordre, et jusqu'au 23 juin, la santé fut parfaite.

Dans la journée du 24, après une promenade assez longue qui avait provoqué une sueur abondante, il se sentit glacé par un courant d'air froid et rentra tout frissonnant dans sa chambre. Deux heures après, il éprouvait un violent frisson, une douleur siégeant dans les reins, surtout du côté gauche, assez vive pour gêner la respiration. Le lendemain matin, il avait de la fièvre, un grand malaise, et une toux sèche qui retentissait douloureusement dans les reins : un médecin qu'on fit appeler aussitôt crut à une bronchite au début et ordonna une potion calmante.

Quatre jours après, dans la soirée du 28, comme aucune amélioration ne s'était produite, le malade se décida à entrer dans nos salles.

Quand je l'examinai le lendemain matin, il me frappa par son extrême abattement et même par l'apparence de stupeur qu'il présentait.

La langue était sèche et noirâtre comme celle d'un typhique, la soif ardente, mais le ventre était souple, non douloureux, sans gargouillement iliaque. Ni diarrhée ni constipation.

La rate était très volumineuse, le foie débordait les fausses côtes d'un travers de doigt.

La respiration était fréquente, anxieuse, coupée à de rares intervalles par une toux très grasse. A l'auscultation on ne trouvait que quelques râles muqueux aux deux bases ; l'expectoration était difficile et visqueuse, sans autres caractères.

Les battements du cœur étaient réguliers, les bruits bien frappés, sans souffle. Le pouls était fréquent et petit. La température à 37°,7.

Je pensai d'abord à une de ces pneumonies de la vieillesse qui évoluent d'une manière si insidieuse, sans fièvre, sans expectoration caractéristique, sans signes locaux, sans phénomènes d'auscultation ; et la dyspnée, l'état de la langue, la légère détermination trouvée aux bases des poumons, formaient autant de signes positifs, auxquels ce mode si caractéristique du début par un frisson violent venait ajouter son poids. Comme un examen plus attentif me fit découvrir un groupe de vésicules d'herpès dans l'intérieur et au-dessous de la narine droite, le diagnostic pneumonie trouva dans ce symptôme un nouvel appui.

L'idée d'une fièvre typhoïde me vint aussi à l'esprit, tant était marquée la stupeur, et surtout à cause de cette grosse rate que nous venions de découvrir. Mais l'âge du malade, le début de son affection, l'absence de toute douleur abdominale et de diarrhée, etc., laissaient peu de place à cette hypothèse.

Nous allions donc nous en tenir au diagnostic de pneumonie, quand mon attention fut attirée par la

teinte bistrée de la peau de notre malade. Et cette teinte
me frappa d'autant plus que, dans les précédentes visites, cet homme ne nous avait rien présenté de
pareil. Aussitôt, je pensai à la possibilité d'une congestion rénale, et j'explorai la région lombaire qui
était fort douloureuse à la pression. C'est alors que le
malade nous dit que son affection avait débuté par une
violente douleur de reins qui l'empêchait presque de
se pencher en avant. Cette douleur avait certainement
diminué en ce sens qu'elle n'était plus spontanée, ou
plutôt, qu'elle ne se traduisait plus que par une sensation de lourdeur et de tension, mais chaque mouvement, chaque pression, la réveillaient assez vite ; et
même, lorsqu'on déprimait fortement l'abdomen au
niveau des flancs, au-dessous des fausses côtes, on
produisait une certaine douleur.

L'examen de l'urine nous donna immédiatement la
confirmation de notre diagnostic. Elle était brunâtre,
avec des reflets rouges, très trouble, avec une odeur
fade, une réaction acide, et un dépot floconneux assez
abondant, de couleur brune, dans lequel l'examen
microscopique révéla des globules blancs et rouges et
des cylindres épithéliaux. Par l'acide nitrique et par
la chaleur, on décela une quantité très sensible d'albumine.

Comme la fièvre était tombée, que la douleur lombaire spontanée avait diminué, que l'albumine était
fort peu abondante, je me hasardai à porter un pronostic plutôt favorable, en me fondant sur les cas analogues de congestion rénale à forme typhoïde, surve-

nus chez des adultes ou chez des enfants, et qui, toujours, s'étaient terminés par la guérison. Vous allez voir que l'événement devait tristement déjouer mes prévisions.

Le traitement ordonné fut le régime lacté absolu avec une potion de Todd renfermant 40 grammes de cognac.

Le 30, j'apprends que le malade a eu dans la soirée de la veille un nouveau frisson assez violent. Il est encore plus abattu, sa langue est sèche, fuligineuse; le pouls s'est sensiblement ralenti et ne bat plus qu'à 70. Il y a eu dans la nuit une selle diarrhéique. L'aspect général est absolument celui d'un typhique.

Le 1ᵉʳ juillet, c'est encore la stupeur qui domine; le pouls est remonté à 100, les températures du matin et du soir sont à 37°,7-38°,2. La douleur lombaire persiste, quoique atténuée.

Le 2, rien de nouveau dans la matinée; la température est à 36°,8 et le pouls à 80; mais vers le soir, elle s'élève à 40°,4, et l'abattement fait place à un subdélirium qui dure toute la nuit.

Le 3, le malade murmure des paroles sans suite; il refuse tout liquide, sa langue est sèche comme du bois. On a beaucoup de peine à recueillir ses urines qu'il laisse perdre sous lui. Les températures sont à 38°,7-37°,2.

Le 4, l'aggravation est considérable; la température est tombée à 36°,7; tout espoir paraît perdu. La mort survient dans le collapsus à 8 heures du soir.

TABLEAU XXVII. — Analyses de l'urine d'un vieillard atteint d'une congestion rénale
à forme typhoïde suivie de mort.

DATES.	QUANTITÉ.	DENSITÉ.	RÉACTION.	MATÉRIAUX SOLIDES.	URÉE.	RAPPORT DE L'URÉE AUX MATÉRIAUX SOLIDES.	CHLORURES.	ACIDE PHOSPHORIQUE TOTAL.	ALBUMINE.	UROHÉMATINE.	INDICAN.
30 juin.......	800	1019	acide.	gram. 35.56	gram. 15.88	44.3	gram. 4.050	gram. 0.880	gram. 2.10	traces.	abond.
1er juillet.....	650	1012	faible ac.	18.24	10.27	56.2	3.706	0.910	1.80	traces.	Id.
2 id......	600	1011	Id.	15.44	10.11	65.4	2.100	0.390	0.90	notable	Id.
3 id......	600	1014	Id.	19.65	10.14	51.5	2.400	0.750	1.75	Id.	diminue.
4 id......	600	1014	Id.	18.87	9.42	49.9	2.700	0.900	1.82	Id.	abond.

Dans la description qui précède, j'ai omis à dessein de vous parler de l'*état des urines*, qui ont été analysées chaque jour et dont les caractères principaux sont réunis dans le tableau n° XXVII.

Remarquez la faible quantité des matériaux solides et de l'urée, et l'abaissement des principes salins. Ce sont là des caractères tout à fait exceptionnels et bien différents de ceux qu'on observe dans la congestion rénale qui guérit. Dans cette dernière, les éliminations, très diminuées au début de la maladie, augmentent tout à coup dans d'énormes proportions et se continuent à ce taux élevé jusqu'à dépuration totale de l'organisme ; ici, au contraire, la diminution est progressive, et ce retard des éliminations coïncide avec une aggravation croissante des symptômes, comme tout à l'heure, dans la congestion rénale simple, les décharges s'accompagnaient d'une amélioration parallèle. L'urologie nous donne donc la clef de tout ce que l'évolution clinique de la congestion rénale renferme de mystérieux, et cette discordance entre les analyses chimiques de l'urine dans les cas qui guérissent et dans celui qui s'est terminé par la mort, est le meilleur argument que je puisse vous fournir en faveur de l'exactitude, j'oserais même dire de la certitude des vues pathogéniques que je vous exposais il y a quelques instants.

III

Lésions trouvées à l'autopsie. — Anatomie et histologie pathologiques de la congestion rénale. — Physiologie pathologique. — Conclusions.

Je vais maintenant vous résumer les lésions qui ont été trouvées à l'autopsie de notre vieillard. Elles sont assez significatives pour servir de point de départ à l'*histoire anatomo-pathologique* de la congestion rénale à forme typhoïde.

L'autopsie, pratiquée trente-six heures après la mort, donna les résultats suivants :

Le *rein gauche* pèse 200 grammes ; il est très volumineux, très mou, et se laisse facilement déchirer. La capsule n'est point adhérente et s'enlève sans peine. La surface du rein est lisse, non granuleuse ; mais elle a une coloration violacée sur le fond de laquelle les étoiles de Verheyen se dessinent en arborisations presque noires.

Ce qui domine à la coupe, c'est une congestion d'une extrême intensité qui donne à tout l'organe une couleur rouge sombre. La substance corticale violet-noirâtre est parsemée de points et de tractus rouge vif, qui ont à l'œil nu l'apparence d'hémorrhagies interstitielles. En certains points, ces apparences hémorrhagiques sont agglomérées en foyers sous forme de taches d'un rouge vif, dont la dimension varie d'une tête d'épingle à un petit pois.

Les pyramides sont également le siège d'une énorme congestion ; leur coloration est d'un rouge beaucoup plus vif que celle de la substance corticale.

Le *bassinet* est couvert de vaisseaux flexueux et dilatés.

Le *rein droit*, qui pèse 195 grammes, présente absolument les mêmes altérations que le rein gauche. La *vessie* et le *canal de l'urèthre* sont absolument normaux.

Sauf quelques adhérences pleurales d'ancienne date du côté gauche, un peu d'emphysème et un peu de congestion hypostatique aux deux bases, les *poumons* ne présentent aucune altération qui mérite d'attirer l'attention.

Le *cœur* est absolument normal dans sa musculature et dans ses valvules.

Il est plutôt petit, et sans trace de la surcharge graisseuse si commune à cet âge.

L'*aorte* est presque normale ; à peine voit-on çà et là, sur sa face interne, quelques plaques gélatineuses avec une apparence comme plissée.

L'*estomac* est tout à fait sain. Dans le petit *intestin* on remarque un peu de rougeur vers la fin de l'iléon. Le gros intestin est normal.

Le *foie* est volumineux, jaunâtre et mou ; à la coupe il graisse manifestement le couteau.

La *rate* est très grosse, lie de vin, et si diffluente qu'elle s'en va presque en bouillie lorsqu'on la met sur la table ; des poussées anciennes de périsplénite ont épaissi sa capsule qui est indurée et même cartilagineuse en certains points.

Les *centres nerveux* sont sains.

M. Ledoux-Lebard a bien voulu pratiquer, avec sa compétence très connue, l'*examen histologique des reins*, et il m'a remis la note ci-jointe que je reproduis textuellement :

« A l'examen histologique des reins, on constate les lésions de la néphrite diffuse, lésions intéressant à la fois toutes les parties du rein : les tubes urinifères, le tissu interstitiel, les vaisseaux.

« 1° *Tubes urinifères.* — Le glomérule ne remplit pas la capsule de Bowman, il est visiblement rétracté, et dans cet intervalle, on voit des cellules dont les unes sont des cellules épithéliales desquamées, les autres des globules blancs. L'endothélium qui tapisse la surface interne de la capsule est tombé, par places. La lame de tissu conjonctif qui forme la capsule de Bowman est épaissie. Rétraction du glomérule, desquamation cellulaire, épaississement de la capsule, telles sont donc les lésions de cette première portion de l'appareil sécréteur.

« 2° Les *tubes contournés* contiennent des cylindres hyalins. Sur des coupes, ces cylindres apparaissent avec l'aspect d'une substance homogène faiblement colorée en rose par le picro-carmin. Les cellules épithéliales de ces tubes sont altérées. Bien que le mode de conservation du rein (solution de bichromate d'ammoniaque, puis alcool, gomme et alcool) ne permette pas d'apprécier aussi bien ces altérations épithéliales qu'après l'action de l'acide osmique, cependant on constate facilement que ces cellules n'ont plus leur aspect normal. Beaucoup sont détachées de leur surface d'implantation. Celles qui restent en place sont irrégulières ou incomplètes, comme si toute une portion de la cellule avait disparu, et que la portion basale seule fût restée adhérente à la tunique propre du tube contourné.

« 3° Les *lésions du labyrinthe* sont accompagnées d'une *congestion intense des petits vaisseaux*. Il y a des ruptures vasculaires, et les globules sanguins sont infiltrés dans le tissu interstitiel. Dans la même région, il existe un petit abcès arrondi d'un millimètre de diamètre environ et dont le contenu s'est vidé ou a été enlevé par les manipulations. Mais les parois de la petite cavité sont encore recouvertes de globules de pus. Tout autour de cet abcès minuscule, le tissu est plus fortement congestionné encore avec des hémorrhagies interstitielles. On ne peut affirmer l'origine de cet abcès, mais il est possible qu'il ait débuté par un glomérule et que le pus ait rempli et distendu ensuite la capsule de Bowman, car à la périphérie de la petite collection purulente, on trouve des fragments de bandes conjonctives qui rappellent, par leur aspect, une capsule de Bowman enflammée et hypertrophiée.

« 4° Le *tissu interstitiel* est épaissi, et parmi les vaisseaux artériels qui le parcourent, plusieurs ont leurs parois manifestement sclérosées. Sur la coupe de certains d'entre eux, on voit des bandes élastiques sinueuses à disposition concentrique.

« En résumé, nous avons ici des lésions de néphrite

diffuse de vieille date intéressant tous les éléments du tissu, et de plus, une congestion vasculaire très intense, qui ne peut guère se concevoir autrement qu'en admettant une poussée congestive aiguë développée dans un rein déjà malade et atteint de néphrite diffuse chronique. »

Ce qu'il y a de tout à fait curieux dans cette histoire, c'est la latence absolue de cette néphrite diffuse qui devait exister depuis longtemps, à en juger par les résultats de l'examen histologique. Et cependant, j'avais à trois reprises différentes examiné les urines du sujet, à l'occasion de petits troubles de sa santé, et jamais je n'y avais constaté quoi que ce fût d'anormal. Lui-même, chaque fois qu'il était venu réclamer mes soins, n'avait jamais présenté aucun symptôme qui attirât mon attention du côté d'une maladie des reins. En somme, il s'était accommodé à sa lésion rénale, et l'émonctoire, quoique altéré, suffisait aux éliminations.

Un jour, un coup de froid met en jeu les réflexes cutanés et viscéraux, et les reins se congestionnent comme les poumons. Et cette poussée congestive est d'autant plus intense dans les reins que ceux-ci constituaient des lieux de moindre résistance en raison des lésions antécédentes dont ils étaient le siège. Alors ces reins, dont le territoire resté sain pouvait encore excréter les déchets de la vie cellulaire, deviennent tout à coup insuffisants ; les résidus organiques s'accumulent dans le sang et dans les tissus ; la maladie prend une apparence infectieuse ; le foie et la rate de-

viennent volumineux comme dans les affections typhoïdes. Puis les anciennes lésions rénales endormies
reprennent une activité nouvelle à la faveur de cette
congestion qui frappe tout l'organe ; l'insuffisance
croît et l'élimination diminue ; tout conspire pour
empêcher la décharge salutaire qui entraînerait au
dehors les poisons organiques ; l'auto-infection fait
de rapides progrès, et après une courte défense, le mala-
lade succombe.

Toute cette évolution me paraît si claire, qu'il est
inutile d'insister davantage.

J'ai tenté, Messieurs, de reconstituer devant vous
la congestion rénale primitive, qui, après avoir joui
d'une complète autonomie, avait disparu dans les
maladies voisines ; je crois vous avoir prouvé qu'elle
possède une symptomatologie, une évolution et des
formes qui lui appartiennent en propre, que la chimie
des éliminations rend parfaitement compte de sa pathogénie, enfin que l'anatomie pathologique concorde
très exactement avec l'idée que nous nous faisons de
son processus. Par conséquent la congestion rénale,
rajeunie et mieux comprise, mérite de tenir une place
à part dans la clinique des maladies du rein.

QUATORZIÈME LEÇON

DE LA PYÉLO-NÉPHRITE PRIMITIVE

I

Étude séméiologique d'une affection qui a d'abord dérouté le diagnostic. — Mode de début. — Antécédents pathologiques du
malade. — On écarte successivement la néphrite aiguë, l'urémie,
la fièvre typhoïde. — Apparition de pus dans l'urine, puis d'une
tuméfaction douloureuse dans le flanc gauche. On repousse la
périnéphrite pour admettre une pyélo-néphrite. — Évolution de
la maladie. — Retours fébriles pendant la convalescence.

MESSIEURS,

Vous avez vu, pendant les dernières semaines, de
combien d'incertitudes a été entouré le diagnostic
du malade couché au n° 8 de la salle Jenner. Notre
jugement, longtemps hésitant, n'est arrivé que tardi-
vement à la vérité, après de si nombreuses fluctua-
tions qu'un instant nous avons pu craindre que le
secret de la maladie ne nous échappât. Or je voudrais
vous retracer toutes ces hésitations avec les difficultés
qui les légitimaient, parce que je suis convaincu que
vous en retirerez un utile enseignement. C'est, en
effet, une notion de lointaine expérience que rien ne
sert mieux l'éducation médicale qu'un diagnostic

épineux; car, lorsque vous vous trouverez plus tard aux prises avec des cas aussi ardus, l'histoire d'aujourd'hui revivra dans votre esprit avec une intensité nouvelle, et le souvenir des embarras que nous avons éprouvés sera le meilleur guide que vous puissiez avoir pour les éviter.

Écoutez donc le récit de la maladie qui, le 16 août dernier, amenait Léon R... à l'hôpital et jugez vous-mêmes de la difficulté du problème qui nous était posé. J'estime qu'après avoir pris connaissance des faits, vous passerez condamnation sur nos hésitations des premiers jours.

Léon R... a trente-sept ans; il est employé chez un épicier, mais ne s'occupe nullement de la vente : c'est une sorte de cheval de trait, attelé du matin au soir à une charrette pleine de denrées qu'il transporte chez des clients. Si la tâche était pénible, l'homme était vigoureux et suffisait à la remplir. Le 4 août dernier, après avoir traîné sa voiture pendant toute la journée, par une chaleur torride, il rentra baigné de sueur chez son patron qui, séance tenante, lui fit descendre des marchandises dans une cave humide et très fraîche.

Là, il fut saisi par le froid, et non par ce froid banal qu'on cherche à retrouver dans toutes les étiologies douteuses, mais par une véritable sensation de glacement qui le pénétra « jusqu'aux os », suivant son énergique expression. Presque aussitôt, il eut des frissons; il se mit à trembler et à claquer des dents, et la fièvre se déclara vive et rapide, avec de la céphalalgie, des nausées et bientôt des vomissements bilieux. Il dut s'aliter le jour même, et dès ce moment fut en proie à une rachialgie inférieure double des plus vives. Cette rachialgie spontanée, exaspérée par les mouvements, avait l'apparence d'une douleur de reins profonde ; et comme pour avoir la preuve démonstrative de ce siège, le malade remarqua lui-même que son urine était rouge, brûlante et rare. A chaque instant survenait un impérieux besoin d'uriner que la miction ne parvenait pas à satisfaire. Et il ne put fermer l'œil de toute la nuit, qu'il passa dans une incessante agitation.

Ainsi, fatigue musculaire considérable, surmenage pour dire le mot ; refroidissement profond, puis fièvre, céphalalgie, vomissements ; enfin vives douleurs rénales, excrétion d'une urine rare et probablement sanglante : tel fut, en résumé, le début des accidents dont je vais maintenant vous raconter l'évolution.

Les jours suivants, les phénomènes douloureux présentèrent une acuité plus pénible ; la dysurie devint extrême ; la fièvre, la céphalalgie, l'insomnie et l'état gastrique s'accentuèrent ; il s'y adjoignit même un léger obscurcissement de la vue. C'est dans ces conditions que la malade entra dans nos salles.

Mais tout d'abord, avant de vous dire par le menu les symptômes qui furent constatés à son entrée, je veux vous résumer ses antécédents. A neuf ans, il a eu la scarlatine avec anasarque consécutive (il se souvient d'une enflure généralisée). A trente ans, il contracta une variole bénigne, et voilà tout son bilan pathologique ou plutôt celui qu'il accuse, car nous sommes en droit de porter à son actif un degré d'alcoolisme, sur l'existence duquel un tremblement très marqué de la langue et des mains ne laisse aucun doute. Malgré tout, il était fort, actif, mangeait solidement et dormait d'un sommeil souvent agité par des rêves professionnels, mais assez réparateur cependant pour lui permettre de faire sa rude besogne.

Le 17 août, à la visite du matin, le chef de clinique M. Juhel-Rénoy examina notre homme, et je transcris dans tout son laconisme la note qu'il dicta : « Malade fébrile, 38°,4, légèrement prostré ; langue sèche, soif vive ; ni céphalalgie ni nausées ; constipation très marquée. Dyspnée assez vive, sans signes physiques thoraciques ou cardiaques. Région lombaire très douloureuse des deux côtés ; la douleur est spontanée, mais s'exagère beaucoup par la pression. Pas de troubles oculaires ; absence d'œdème. Urine des vingt-quatre heures : 600 centimètres cubes, de couleur jaune un peu foncée, renferme des flots d'albumine.

« Malgré l'absence d'œdème, en présence de la netteté du début, de la précision de l'étiologie, de l'abondance de l'albumine, le diagnostic probable est *néphrite aiguë*. Traitement : 6 ventouses scarifiées sur la région lombaire ; 2 verres d'eau de sedlitz. Lait. bouillon. »

Le 18 août, je vis moi-même le malade, et je dois vous avouer, Messieurs, que je donnai mon assentiment au diagnostic porté la veille par le chef de clinique. Seulement je fis une réserve et j'attirai plus fortement l'attention des assistants sur trois faits insolites, à savoir : l'absence de tout œdème ; la coloration jaune foncé de l'urine et sa parfaite transparence, enfin l'absence de cylindres et de globules rouges dans l'hypostase très léger que cette urine avait laissé déposer au fond du verre.

Les autres symptômes n'avaient subi aucun changement ; si la température de la veille avait atteint le soir 39°,6, elle était retombée ce jour même à 38°,4, le pouls battait 80 seulement ; sous l'influence présumée des émissions sanguines locales, les douleurs lombaires avaient disparu, faisant place à une sensation d'endolorissement général. La quantité de l'urine s'était élevée à 1,250 grammes et la proportion d'albumine qu'elle contenait était encore si considérable que je l'évaluai « au jugé » à 12 ou 15 grammes par litre. Je notai enfin la présence de l'indican (le malade avait été purgé) et l'absence de l'urohématine.

Le traitement prescrit la veille fut continué.

Le 19, nous relevons les températures de 37°,4 et 38°,5, avec le même état général ; l'urine s'élève à 1,750 ; l'albumine, quoique tendant à diminuer, reste toujours très considérable. Comme la constipation persiste, je prescris deux pilules de calomel et scammonée (0^{gr},25 de chaque).

Le 20 au matin, le malade se trouve très bien ; il a été purgé et ne se plaint plus que de l'absence de sommeil. La quantité de l'urine monte à 2,250 ; l'albumine a diminué très sensiblement. Mais en examinant le bocal où l'on recueillait l'urine des vingt-

quatre heures, je fus frappé par un dépôt assez notable
qui, examiné de suite au microscope, nous apparut
exclusivement constitué par des globules blancs;
c'était un véritable dépôt purulent.

Le lendemain fut un mauvais jour; le malade avait
un état nauséeux des plus pénibles, entrecoupé de
vomissements bilieux. Il accusait une violente céphalalgie, une insomnie absolue et des frissons erratiques. La dyspnée avait reparu, « sine materia »; le
faciès était prostré et comme cyanosé; mais les réponses brèves, un tremblement plus accentué de la
langue et des mains, les yeux brillants, dénotaient
une sorte d'excitation qui faisait contraste avec
l'aspect de la physionomie. Par contre, le bocal renfermait 2,000 centimètres cubes d'urine, et ce n'est
qu'à grand renfort de réactifs qu'il nous fut possible
d'y déceler des traces d'albumine.

Vous comprenez si mon embarras redoubla en
constatant cette quasi-disparition de l'albuminurie.
A ne s'en tenir qu'à la superficie des choses, c'est-
à-dire à l'examen de l'urine, cela pouvait paraître
favorable; mais l'état général de Léon R..., cette
association insolite de stupeur et d'excitation, la fièvre
à 39°,4, le pouls petit et trémulant, le tremblement
général, tout cet ensemble imposait l'idée de je ne
sais quoi d'infectieux, de toxique, qui ne fit qu'augmenter mes incertitudes.

Ce qu'il y avait encore de plus clair, c'est que
l'hypothèse d'une néphrite aiguë, ou pour mieux
dire, d'une maladie de Bright aiguë, devait être

écartée définitivement ; et quand je vis cette énorme albuminurie disparaître en trois jours, je n'hésitai plus à repousser ce diagnostic qui, au moment où il paraissait vraisemblable, comportait cependant de si fortes réserves, qu'il n'avait été adopté qu'avec un gros point d'interrogation.

Pourtant, autour de moi, beaucoup prononçaient le mot d'*urémie*. A dire vrai, cette idée avait pour elle des apparences singulièrement spécieuses, et certes, cette dyspnée continue et sans cause, cet état d'excitation cérébrale croissante, expliquaient suffisamment qu'on eût songé à soulever une telle hypothèse. Mais quand ceux qui la soutenaient examinèrent le malade de plus près et constatèrent une température de 39°,4, une quantité d'urine s'élevant à 2 litres et ne renfermant que des traces indosables d'albumine, ils repoussèrent bien vite l'interprétation qu'ils avaient donnée de l'état général de notre malade.

Alors nous nous demandâmes si nous n'étions pas en présence d'une *fièvre typhoïde;* et de fait, la courbe thermique, si irrégulière qu'elle fût, et l'état général laissaient peu de place à un autre diagnostic.

Aussi, le lendemain 29 août, je crus un instant avoir mis définitivement la main sur la vérité, car Léon R... nous offrait le tableau à peu près complet de la dothiénentérie. Étendu sur le dos, les paupières mi-closes, il ne sortait qu'avec peine de son abattement et de sa stupeur pour répondre lentement et d'une manière indécise aux questions qu'on lui posait; le visage était hébété, la langue sèche et tremblante.

Il y avait eu pendant la nuit et la matinée un peu de subdélirium. La fièvre était modérée, la température peu élevée, mais le pouls battait 120, le ventre était sensiblement météorisé, douloureux à la pression, principalement dans la fosse iliaque droite, où l'on percevait un gargouillement manifeste, et pour compléter cet ensemble symptomatique, la percussion de la région splénique dénotait pour la première fois une matité notable qu'au premier abord je crus pouvoir rapporter à la rate.

Mais, fait insolite, la percussion de la région splénique était assez douloureuse, et la figure du malade se contractait d'une manière significative, alors qu'une pression même légère était exercée sur l'hypochondre gauche; en outre, la matité n'occupait pas exactement la place habituelle de la rate; elle paraissait un peu plus antérieure. Et puis que d'autres anomalies! la persistance de la constipation, la dyspnée avec une poitrine et un cœur muets à l'auscultation, l'absence de taches rosées dont la recherche était rendue très difficile par l'extraordinaire développement pileux de notre malade, tout cela venait si bien contrebalancer les signes positifs que l'idée si séduisante d'une fièvre typhoïde ne pouvait raisonnablement passer de l'état de soupçon à celui de fait.

Ce qui confirmait encore mes doutes, c'était l'état des urines, qui ne présentait aucune relation, si éloignée qu'elle fût, avec les syndrômes urologiquestrès précis que j'ai attribués à la dothiénentérie : elles étaient très abondantes (2 litres), peu colorées, avec des traces faibles d'albumine, un peu d'urohématine, et une augmentation légère du dépôt de globules blancs auquel j'ai déjà fait allusion.

Notre conclusion fut que, s'il était légitime de penser à la fièvre typhoïde, il était néanmoins impossible d'affirmer son existence, tant il manquait d'éléments pour constituer le diagnostic et tant la douleur de l'hypochondre gauche et l'état des urines concordaient peu avec cette manière de voir. Comme le lait n'était pas toléré, nous ordonnâmes des bouillons, deux verres d'eau de Sedlitz, à cause de la constipation, et 0^{gr},50 de sulfate de quinine.

Le lendemain, 24 août, le subdélirium avait disparu et le malade accusait du mieux, quoique son état général, l'aspect typhique et les caractères de l'urine fussent sensiblement les mêmes que la veille ; mais il était survenu un symptôme local, sur lequel j'appelle toute votre attention, parce que son importance est capitale pour l'histoire clinique de notre cas. En effet, tandis que la veille il n'existait dans la région splénique que de la matité et de la douleur, ce jour-là on constatait à la main et à la vue une *tuméfaction* très appréciable, située dans le flanc gauche, immédiatement au-dessous de l'hypochondre, et empiétant quelque peu sur les limites de la région ombilicale. En se plaçant au pied du lit, directement en face du malade, on voyait nettement que le côté gauche du ventre bombait en avant, tandis que la palpation donnait l'impression d'une résistance vague et très douloureuse. Cette douleur rendait impossible toute exploration prolongée.

Une percussion méthodique nous ayant alors montré que cette tuméfaction était indépendante de la rate, immédiatement surgit l'idée d'une *périnéphrite*. Or, non seulement il n'existait dans la région lombaire correspondante aucune tuméfaction, mais encore la pression et la percussion la plus énergique n'y réveillaient pas la moindre sensation douloureuse.

C'est alors, Messieurs, que fut définitivement écartée l'hypothèse de fièvre typhoïde, quoique l'état général reproduisît absolument l'apparence d'une dothiénentérie. Rapprochant ces deux phénomènes : tuméfaction limitée, globuleuse, douloureuse, ne dépendant ni de la rate ni du tissu périnéphrétique, d'une part, et dépôt de pus permanent dans l'urine, d'autre part, je conclus que cette tuméfaction devait occuper le rein et le bassinet, et que nous étions par conséquent en présence d'une *pyélo-néphrite suppurée*. Dans quelques instants, quand nous en aurons fini avec les diverses péripéties de la maladie, je vous dirai les motifs de ce diagnostic.

Du 23 au 25 août, l'état général ne varia pas sensiblement ; il y eut des alternatives de mieux-être et d'aggravation sensibles surtout pour le patient, dont nous continuâmes à soutenir les forces par l'alcool et les bouillons, et à combattre la fièvre par le sulfate de quinine. L'urine était toujours abondante (1,500 à 2,000 centimètres cubes), l'albuminurie à peine appréciable, tandis que le dépôt allait toujours croissant ; dans ce dépôt, qui fut examiné chaque jour au microscope, l'on ne trouva jamais de cylindres ni d'hématies, mais seulement des globules de pus. La fièvre était continue, et sur le tracé graphique que je mets sous vos yeux, vous pouvez voir que la courbe thermique monta graduellement jusqu'aux alentours de 40°, avec des rémissions matinales très irrégulières.

Le 26, le sédiment purulent de l'urine atteignit des proportions considérables, et dans le bocal qui contenait 1,500 centimètres cubes de celle-ci, le pus occupait un cinquième de la hauteur.

Les jours suivants furent marqués par une telle aggravation que, le 28, l'état de Léon R... inspirait les plus légitimes inquiétudes. Il avait des vomissements incessants, de la diarrhée, une dyspnée toujours inexplicable par l'auscultation cardiaque ou pulmonaire, enfin une insomnie absolue. La douleur sous-hypochondriaque qui semblait avoir diminué avec le rejet par l'urine d'une si grande quantité de pus, cette douleur, dis-je, s'était réveillée intense et s'irradiait dans tout le flanc gauche, en suivant assez exactement le trajet de l'uretère. Toute cette région paraissait plus chaude à la main et la voussure déjà signalée apparaissait très manifeste.

Et cependant dès le 1er septembre, c'est-à-dire quatre jours après, la maladie paraissait terminée ; le sujet éprouvait un grand bien-être et une vive sensation de faim ; son visage était rasséréné ; la tuméfaction splénique, la douleur, la fièvre, tout avait disparu. Seule, l'urine restait encore un peu louche avec un très faible dépôt purulent, mais sans albumine.

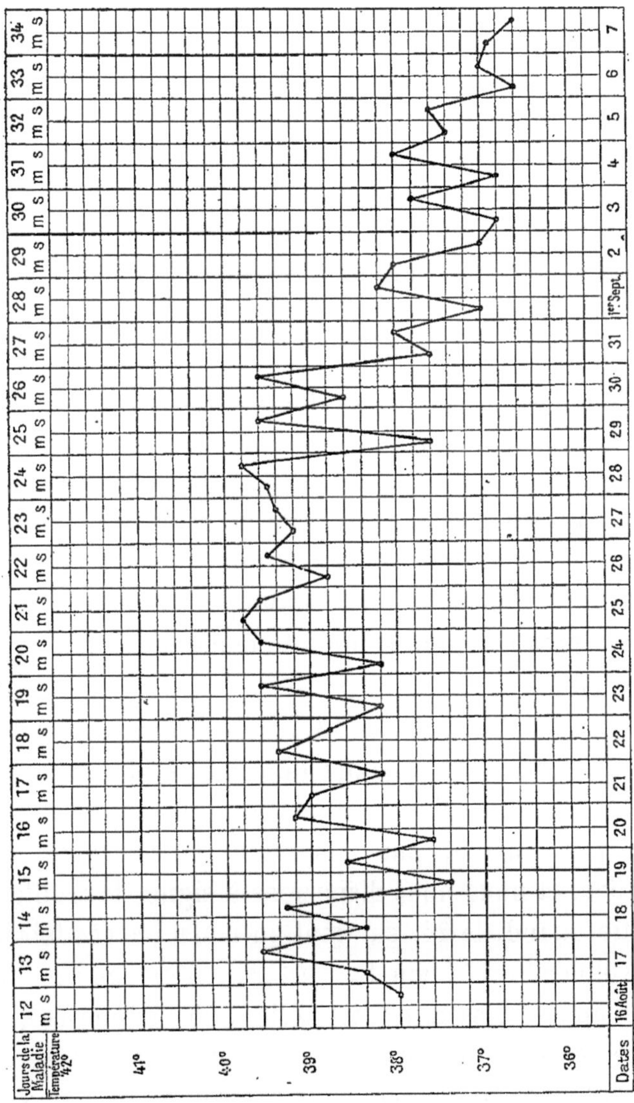

Tracé 15. — Pyélo-néphrite primitive avec symptômes typhoïdes.

Quatre jours après, sans symptômes nouveaux, alors

que le malade mange deux portions et demande à descendre au jardin, le pus reparaît assez abondamment dans l'urine.

Les six jours qui suivent sont excellents ; Léon R... mange bien et se promène une partie de la journée.

Mais le 11, il nous arrête de nouveau à son lit : la région sous-hypochondriaque est encore douloureuse à la pression profonde, et une palpation minutieuse laisse percevoir comme le reliquat de cette tumeur que nous avions vue se former et se vider devant nous. L'urine, toujours abondante, laisse déposer un sédiment purulent plus considérable et l'albumine a reparu en faible proportion. Malgré tout, comme le malade s'alimente bien, son état général reste excellent, et il est vraiment difficile de retrouver dans cet homme de si fraîche et de si bonne apparence le triste patient du mois précédent, miné par la fièvre et tellement prostré qu'il semblait condamné à une mort prochaine.

Toutefois, voici que, le 13, la fièvre revient ; elle dure deux jours, s'accompagne de nausées, d'un inexprimable malaise, d'une élimination plus abondante de pus par l'urine, puis disparaît. Tout rentre dans l'ordre, et nous nous disposions à signer la feuille de sortie quand, le 26, survient un nouvel accès fébrile.

Aujourd'hui, Léon R... est gai, il mange du meilleur appétit ; sa mine est celle d'un homme en parfaite santé ; il demande à sortir et à reprendre son travail. Or, Messieurs, vous me voyez résister à ses instances et lui recommander la plus extrême prudence, si bien que plusieurs d'entre vous m'ont taxé de quelque exagération. Je crains bien pourtant que l'avenir ne me donne raison, et que, pendant bien longtemps encore, notre malade ne soit sous le coup de ces retours fébriles dont il a présenté déjà deux accès depuis son apparente guérison.

II

Justification du diagnostic. — Les symptômes locaux dirigent le diagnostic du côté d'une affection rénale. — Motifs qui font éliminer la congestion rénale à forme typhoïde, la néphrite parenchymateuse aiguë, l'hydronéphrose, les abcès et les kystes des reins, la périnéphrite. — Les symptômes généraux font songer à la fièvre typhoïde. — Motifs de son rejet. — On arrive, par élimination, au diagnostic pyélo-néphrite. — De l'albuminurie au début de cette affection. — Cette pyélo-néphrite ne reconnaît aucune des causes habituellement signalées. — Elle est spontanée.

Quelle est donc la maladie singulière qui, après avoir, durant tant de jours, dérouté le diagnostic, frappe encore par des retours offensifs si fréquents et si soudains ? Je vous l'ai dit déjà, Messieurs, il s'agit d'une *pyélite* ou, pour être plus exact, d'une *pyélonéphrite*. L'heure est venue de justifier devant vous et ce diagnostic et cette dénomination, et pour ce faire, je m'en vais procéder par cette méthode classique qui porte le nom de « diagnostic par élimination ». Il est de toute nécessité que j'agisse ainsi, car l'affection dont vous venez d'entendre l'histoire est si exceptionnelle, si vraiment rare, du moins si rarement décrite, que malgré les recherches les plus patientes, je n'ai rien trouvé de précis sur elle, si ce n'est un ancien fait de M. Le Dentu, perdu dans la thèse inaugurale d'un de ses élèves (1) et quelques cas épars que je vous rappellerai bientôt. Donc, établir la légitimité de notre diagnostic me semble d'une importance extrême, car je ne crois pas m'abuser en vous disant que cette observation aura une valeur réelle pour les écrivains qui tenteront de donner une description définitive de la pyélo-néphrite spontanée.

Vous avez encore présent à l'esprit ce mode de début par de la fièvre, de la céphalalgie, des douleurs lombaires et des modifications de l'urine telles, que le premier diagnostic fut celui de néphrite aiguë ; deux ordres de symptômes, en effet, concentraient sur eux l'attention.

Les premiers étaient des *symptômes d'ordre local* qui, pour ainsi dire, dirigeaient les idées du côté d'une affection du rein.

Pour parler de la plus simple et de la plus éphémère des maladies de cet organe, était-il possible que nous eussions affaire à cette *congestion rénale à forme typhoïde* dont je vous traçais récemment l'histoire ? La réponse, Messieurs, est tout entière contenue dans la marche si particulière de la maladie qui nous occupe, marche dont les allures sont si dissemblables de celles que nous avons étudiées ensemble à propos de la congestion rénale ; je ne vois guère

______

(1) L. AMSTEIN. *De la pyélo-néphrite spontanée*. Thèse de Paris, 1869.

d'analogies possibles que dans le mode de début, la réaction générale d'apparence typhique, l'albuminurie considérable dès les premiers jours, qui diminue rapidement, enfin l'absence d'œdème. Mais la présence du sang et des cylindres dans l'urine de la congestion rénale, la résolution rapide et définitive de celle-ci, séparent nettement cette affection de la pyélo-néphrite primitive, dans laquelle l'urine ne contient ni sang ni cylindres, mais se charge bientôt des produits d'une suppuration abondante et persistante; en outre, après la chute de la fièvre, la maladie sommeille encore sous les apparences d'une trompeuse résolution.

Quant à la *néphrite parenchymateuse aiguë*, vous savez déjà quelles raisons nous ont fait rejeter ce diagnostic porté tout d'abord ; je vous les rappelle en quelques mots : du côté de l'urine, absence de cylindres, de sang, disparition rapide de l'albumine, suppuration précoce ; du côté des autres symptômes, absence d'œdème. Néanmoins, quelques-uns d'entre vous, rappelant le passé pathologique du malade, se demandaient s'il n'était pas possible qu'une néphrite, datant de la scarlatine signalée dans les antécédents, se fût réveillée et eût subi une poussée aiguë. Mais vingt-cinq ans se sont écoulés depuis cette scarlatine ; durant cette longue période, la santé a toujours été parfaite, et aucune modification urinaire, aucun œdème n'a jamais attiré l'attention de Léon R...., de sorte que cette hypothèse d'un mal latent soudainement activé me paraît dénuée de fondement.

Toutes ces suppositions, d'ailleurs, ne tombaient-elles pas d'elles-mêmes du jour où nous avions constaté une *tumeur* située dans la région du flanc gauche et paraissant faire corps avec le rein ?

Cette tumeur, une fois reconnue, devenait la pierre d'achoppement du diagnostic ; avant tout, l'on devait fixer son siège. Étant donnée la région qu'elle occupait, on ne pouvait guère songer qu'à la rate ou au rein, et comme une percussion attentive mettait la rate hors de cause, le siège rénal s'imposait.

Évidemment cette tumeur ne pouvait appartenir à une *hydronéphrose*, affection chronique non inflammatoire et reconnaissant pour cause essentielle un obstacle au cours de l'urine. Les mêmes raisons réduisaient à néant l'idée d'un *kyste du rein*, car je ne sache pas qu'on ait jamais observé un kyste du rein ou une hydronéphrose se développant avec cette rapidité et ce cortège de symptômes généraux.

Il est vrai qu'un kyste hydatique ancien peut s'enflammer et suppurer ; mais, pour soulever cette hypothèse, faudrait-il au moins avoir quelque indice de l'existence antérieure d'un kyste hydatique, ou trouver dans l'urine quelque élément caractéristique, comme les crochets, par exemple, et je vous ai dit déjà que le dépôt urinaire examiné chaque jour n'a jamais contenu que des globules blancs.

Il ne reste donc que trois suppositions plausibles : l'abcès du rein, la périnéphrite, la pyélo-néphrite.

La néphrite suppurée avec *abcès du rein*, dont vous trouverez une excellente description dans le *Traité de pathologie interne* de M. le professeur Jaccoud, débute par des frissons, de la fièvre, des douleurs lombaires et des vomissements, mais le rein est rarement assez augmenté de volume pour qu'on puisse le palper à travers la paroi abdominale. L'urine est rare, haute en couleur, sans albumine, à moins qu'elle ne contienne du sang ; enfin elle ne renferme du pus que lorsque l'abcès s'est ouvert dans le bassinet. Ici, au contraire, il y eut dès le début une énorme albuminurie rapidement dissipée ; l'urine se maintint entre 1250 centimètres cubes et 2200 centimètres cubes ; le pus apparut, sinon d'emblée, du moins de très bonne heure, bien avant la période véritablement inquiétante de la maladie et la constatation de la tumeur. Voilà, ce me semble, des motifs suffisants pour éliminer l'abcès du rein.

Vous venez de voir à quelles suppositions erronées pouvaient conduire les symptômes locaux. Il en était de même des *phénomènes généraux* qui, isolés, donnaient l'impression d'une fièvre typhoïde, et qui, associés à la tumeur et aux modifications de l'urine, tenaient le diagnostic entre la périnéphrite et la pyélo-néphrite.

Mais ce début brutal, ce frisson, ces douleurs rénales saisissant notre homme après un refroidissement certain, cette tumeur, cette urine purulente, n'étaient-ce pas là des signes suffisants pour nous faire renoncer bien vite à la *dothiénentérie*, même à la forme rénale de celle-ci ? Et quant à la *périnéphrite*, l'absence de tuméfaction et de toute douleur spontanée ou provoquée dans la région lombaire, l'albuminurie d'emblée, l'urine primitivement purulente, ne l'écartaient-elles pas, elle aussi, d'une manière irréfragable?

Par le procédé de l'élimination, c'est la *pyélonéphrite* qui s'impose, et de fait, les bonnes raisons ne manquent pas pour la justifier, depuis le début inflammatoire jusqu'aux changements de l'urine, jusqu'à l'apparition du pus, corps du délit, coïncidant avec la tumeur du flanc gauche. Aussi tout cela constitue-t-il un ensemble de preuves assez luxueux pour qu'il soit inutile d'insister plus longtemps.

Et cependant, il existe une dernière objection qu'il est nécessaire d'abattre, c'est celle qui s'appuierait sur l'intense albuminurie des premiers jours pour mettre en doute notre diagnostic. Cette *albuminurie* n'est pour moi que la traduction de la réaction du processus pyélitique originel sur le rein, en même temps que ce dernier subit certainement une action de voisinage ; et c'est pourquoi, au lieu de dire simplement pyélite, je préfère le terme de pyélo-néphrite, lequel tient compte de cette détermination rénale, qui dans le cas actuel me paraît avoir été l'un des points marquants de la maladie. D'ailleurs, Messieurs, l'albuminurie des premiers jours de la pyélite est plutôt un fait oublié qu'une chose rare ou nouvelle ; Rayer l'avait indiquée très nettement ; moi-même j'ai eu l'occasion de la constater à un haut degré d'intensité dans deux cas de pyélite d'origine calculeuse (1).

(1) Le diagnostic de la pyélite est souvent entouré de difficultés très grandes. Récemment, j'ai vu une femme que l'on soignait pour

La pyélo-néphrite étant admise, quelle en est la *cause* ? Il faut avouer que, dans le cas présent, l'on ne reconnaît aucune des conditions étiologiques habituelles de la pyélite. Quelque minutieuse qu'ait été notre enquête, nous n'avons pu trouver aucun accident imputable à la lithiase rénale, qui figure d'ordinaire au premier rang de l'étiologie des pyélites. Le malade n'avait pas de blennorrhagie ancienne ou récente ; il n'avait point absorbé de balsamiques ni eu de vésicatoires ; il ne relevait d'aucune maladie, par conséquent il n'était pas possible de rapporter son affection à ce travail morbide qui s'effectue quelquefois au niveau du bassinet dans le décours des fièvres graves et dont j'ai donné jadis la description. Enfin, on ne trouvait aucune affection uréthrale, prostatique ou vésicale, qui pût donner la clef de cette obscure étiologie. Cette dernière étant ainsi épuisée dans sa teneur classique, on était en droit de conclure, provisoirement au moins, au caractère primitif du mal et d'admettre qu'il s'agissait d'une *pyélite spontanée a frigore.*

Dans la prochaine leçon, nous étudierons son histoire et son traitement.

une périmétrite et chez laquelle un examen attentif fit reconnaître l'existence d'une pyélite qui avait débuté avec un cortège de symptômes généraux assez insolites. La confusion entre la pyélite et les affections utérines est loin d'être rare et j'en connais, à l'heure actuelle, trois exemples très significatifs.

QUINZIÈME LEÇON

DE LA PYÉLO-NÉPHRITE PRIMITIVE.
ÉTIOLOGIE, PRONOSTIC, TRAITEMENT.

I

Rareté des documents sur la pyélo-néphrite primitive. — Elle peut devenir l'origine de calculs phosphatiques et l'on a pris peut-être l'effet pour la cause, de sorte qu'elle serait probablement moins rare qu'elle ne paraît. — Rôle du froid et du surmenage. — Leur action pathogène est encore incertaine. — Hypothèse d'une maladie infectieuse. — Considérations pronostiques. — Caractères des urines. — Terminaisons.

MESSIEURS,

Ce n'est pas sans une certaine appréhension que fut formulé ce diagnostic de pyélo-néphrite primitive, et vous comprendrez sûrement cette réserve, quand vous saurez combien est pauvre l'histoire pathologique de cette affection.

C'est à peine, en effet, si quelques indications éparses la signalent, de sorte qu'il n'est pas exagéré de dire qu'il est peu de sujets médicaux dont la littérature soit aussi peu documentée. Ainsi le *Jahresbericht* de Virchow et Hirsch, les *Bulletins* de la Société médicale des hôpitaux, la *Revue des sciences médicales*, ne renferment aucun cas qui puisse être rapproché de celui qui nous occupe. Rosenstein, cependant, y fait allusion dans les termes suivants : « Il existe enfin des cas rares où la maladie se présente d'une façon spontanée et sans la moindre cause extérieure appréciable ; alors elle s'est développée sous des influences inconnues, peut-être de certaines conditions atmosphériques. Son apparition fréquente dans notre ville de Groningue me porterait à admettre l'influence particulière d'un climat humide sur son développement. »

Roberts, dans la quatrième édition de son *Traité des maladies des reins*, dit aussi que la pyélite peut être engendrée par le froid et par diverses causes inconnues, mais qu'il est très rare qu'elle ne soit pas secondaire à une maladie générale ou déterminée par une irritation mécanique. Il ajoute qu'on rencontre de temps à autre des cas dont il est impossible de déterminer la causalité, et il en rapporte un exemple suivi d'autopsie. Plus loin, il cite une observation de pyélite causée « probablement » par le froid.

M. Lecorché, dans son *Traité des maladies des reins*, répète l'assertion de Rosenstein sans y rien ajouter de particulier ; quant à Bartels et à Wagner, ils gardent un silence complet. Il en est de même des traités de pathologie : Grisolle, pourtant, avance que la pyélite est rarement spontanée. Enfin Rayer, qui fut le créateur de la pyélite ne dit pas un mot de sa forme primitive.

Deux auteurs pourtant ont donné à leurs mémoires le titre de pyélite spontanée. C'est d'abord Nicolas

Bernardy, puis Louis Amstein; mais, à la lecture de leurs travaux, on s'aperçoit bientôt qu'ils traitent des pyélo-néphrites en général, et non de cas semblables au nôtre. La thèse de L. Amstein contient néanmoins une observation communiquée par M. le docteur Le Dentu et fort importante dans l'espèce.

C'est celle d'une femme de vingt-huit ans qui fut prise subitement de frissons, puis de fièvre, de nausées, de vomissements, et d'une vive douleur dans tout l'abdomen et dans la région lombaire. Cette douleur, qui s'irradiait jusque dans la région cervicale, était assez vive pour gêner le jeu du diaphragme et produire une anxiété considérable. Le diagnostic resta quelque temps incertain; la sensibilité de l'abdomen n'était pas assez exquise pour que l'idée d'une péritonite pût être acceptée, et l'on se rangea plutôt du côté d'une pleurésie diaphragmatique. Le cinquième jour, la pression sous les fausses côtes gauches réveillait une douleur profonde qui suivait assez exactement le trajet de l'uretère; toute douleur dans le reste de l'abdomen avait disparu ou s'était au moins atténuée ; les vomissements continuaient. On porta le diagnostic de pyélonéphrite gauche, probablement non calculeuse. Le septième jour, l'urine, qui n'avait pas diminué de quantité, contenait de l'albumine et du « mucus » en suspension. Le huitième jour, la malade paraissait guérie, et la rapidité avec laquelle les accidents avaient disparu inspirait des doutes légitimes sur la nature de la maladie, quand la convalescente fut prise d'un choléra foudroyant qui la tua en cinq heures et demie. A l'autopsie, on trouva les lésions d'une pyélo-néphrite double, plus marquée du côté droit et sans concrétions calculeuses.

Ainsi se confirme cette pauvreté d'informations à laquelle je faisais allusion tout à l'heure et qui donne d'autant plus de valeur à notre observation et à celle de M. Le Dentu, qui toutes deux peuvent être considérés comme des cas types.

M. Reliquet, à qui je demandais récemment son avis sur la maladie de Léon R..., me disait avoir observé plusieurs fois des cas semblables ; il admet donc l'existence de la pyélo-néphrite primitive et soupçonne même avec moi qu'elle peut être par elle-même l'origine de concrétions calculeuses secondaires.

Pour ceux qui se rangent à l'opinion émise dernièrement par W. Ebstein sur la genèse des concrétions urinaires, cette manière de voir n'a rien que de rationnel. W. Ebstein (1), en effet, soutient que le développement et l'accroissement des calculs sont conditionnés par une matière organique de nature albuminoïde qui forme leur trame et qui provient elle-même de l'inflammation et de la nécrose des cellules épithéliales des voies urinaires. Or, d'une part, un état inflammatoire du bassinet passant à la chronicité; d'autre part, une urine fermentant avec la plus grande facilité et laissant par conséquent déposer des sédiments de phosphate ammoniaco-magnésien et de phosphate de chaux : voilà-t-il pas réunies les circons-

_____

(1) W. Ebstein. *Die Natur und Behandlung der Harnsteine.* Wiesbaden, 1884.

tances génératrices des calculs phosphatiques? Et ce
sont justement les calculs de cette nature qui auraient
été rencontrés dans les cas auxquels je fais allusion.

Et c'est pourquoi il est permis de se demander si
l'on n'a pas pris souvent l'effet pour la cause et si l'on
n'a pas donné à certaines pyélites l'épithète étiologique
de « calculeuses », alors que les calculs s'étaient produits et développés, au contraire, sous l'influence des
conditions nouvelles créées dans les bassinets par l'inflammation ou le catarrhe de la muqueuse.

Mais revenons à notre malade : j'admets que, chez
lui, la pyélo-néphrite a été spontanée, c'est-à-dire
qu'elle s'est développée primitivement, sans altération
préalable des voies urinaires ou de l'urine. Son *étiologie* paraît fort précise; le refroidissement et le surmenage, telles sont les deux conditions bien nettes
qu'on doit invoquer. Dans le *Traité des maladies des
reins* de Rayer, nous trouvons d'ailleurs l'observation
d'un ouvrier des ports dont la maladie offrit de
grandes similitudes avec celle de Léon R... Cet homme
était occupé à décharger un bateau plein de charbon
de terre, quand il fut pris tout à coup d'une telle
douleur à la région lombaire droite, qu'il dut laisser
tomber l'instrument dont il se servait pour remuer le
charbon et qu'on fut obligé de le transporter de suite
à l'hôpital, où l'on constata bientôt les signes d'une
pyélite. Dans ce cas, les efforts et le surmenage paraissent avoir joué un rôle considérable.

Mais si l'on trouve dans le froid et la fatigue une
étiologie précise, on est cependant fort embarrassé

pour préciser le lien qui les réunit à la pyélo-néphrite, pour établir, en un mot, la *pathogénie* de celle-ci. Sur ce terrain, nous sommes en pleine hypothèse.

Faut-il admettre une sorte de traumatisme du bassinet et du rein par efforts musculaires et surmenage; doit-on invoquer, au contraire, l'action répercussive du froid sur le rein? Est-il rationnel de supposer que cette suractivité musculaire a jeté dans la circulation un excès de matières extractives dont l'élimination, dans un court espace de temps, a surchargé d'autant le travail du rein, en même temps qu'elles donnaient des propriétés irritantes à l'urine qui en était chargée; enfin, y avait-il une condition prédisposante dans ces faits que le malade était alcoolique et qu'il avait eu dans son enfance une scarlatine avec détermination rénale probable?

Vous voyez combien de points d'interrogation se dressent, et vous ne vous étonnerez pas si je ne pose aucune conclusion formelle. Je dois d'autant moins le faire que l'on pourrait se demander encore s'il ne s'agissait pas là d'une maladie infectieuse à détermination pyélo-néphritique, et si celle-ci ne devrait pas être rapprochée du groupe des néphrites infectieuses ou microbiennes, groupe auquel paraît aussi se rattacher, jusqu'à un certain point, la congestion rénale primitive dont je vous ai tracé l'histoire clinique.

Mais laissons ces incertitudes pour envisager une question d'un intérêt pratique plus actuel, c'est l'*avenir réservé à notre malade*. Vous l'avez vu ce matin, gai, la figure épanouie, réclamant sa sortie, et je vous disais que j'avais grand'peine à la lui accorder. C'est que, d'une manière générale, la pyélo-néphrite est une affection qui se résout avec une très grande lenteur et dont la convalescence exige des soins incessants.

Regardez cette urine que j'ai fait apporter ici : elle est abondante, pâle, un peu louche, de faible densité : les réactifs habituels y décèlent des traces d'albumine ; sauf cela, elle présente les caractères extérieurs d'une urine de convalescence (1). Mais si on la laisse déposer dans un verre à pied, on voit se former un sédiment léger, floconneux, d'un blanc grisâtre, formé d'éléments de densité différente qui se déposent lentement par couches successives. Ce sont :

1° Des *globules blancs* légèrement teintés de jaune, comme s'ils renfermaient une très minime proportion d'hémoglobine. Ils sont agglomérés en amas arrondis auxquels on pourrait donner le nom de bouchons purulents.

2° Des *cellules épithéliales* assez nombreuses, en forme de raquette ou effilées à leurs deux extrémités et imbriquées les unes sur les autres. Un grand nombre

---

(1) L'analyse complète de cette urine donne les résultats ci-dessous :

Quantité.........	1900cc	Chlorures.......	6gr, 65
Densité..........	1011 5	Acide phosphori-	
Réaction.........	acide	que..........	4 085
Matériaux solides.	51gr, 12	Albumine totale.	0 845
Urée.............	21 34	Globulines......	0 389
Azote total.......	12 158	Sérine..........	0 456
Azote de l'urée...	9 954	Urohématine....	normale
Coefficient d'oxy-		Indican.........	traces
dation.........	81 8		

de ces cellules sont recroquevillées sur elles-mêmes, déchiquetées sur leurs bords, granuleuses, comme si, ayant séjourné quelque temps dans les voies urinaires après avoir été détachées, elles avaient subi un commencement de destruction sur place.

3° De rares *cellules arrondies*, pavimenteuses, toujours isolées.

4° Des *cellules cylindriques* ou prismatiques dont quelques-unes ont pris l'apparence colloïde ou sont devenues vésiculeuses. Leur noyau est très pâle, se colore mal et, avec un fort grossissement, paraît se résoudre en un semis granuleux.

5° Des *gouttelettes de graisse* siégeant exclusivement sur les bouchons purulents dont les leucocytes sont beaucoup plus granuleux que ceux isolés.

6° Des *amas pigmentaires* amorphes.

Tant que vous verrez ce sédiment, tant que l'examen microscopique révélera même dans les dépôts urinaires la présence de globules blancs, tenez-vous sur vos gardes et redoutez toujours un retour fébrile; vous ne devez rendre les malades à leurs occupations ou à leur vie habituelle que lorsque l'urine aura repris d'une manière complète ses caractères d'urine normale. J'ai, dans mes notes, l'observation d'un industriel qui avait été soigné trois ans auparavant pour une pyélo-néphrite dont l'étiologie est restée inconnue et qui le tint environ quatre semaines au lit et à la chambre. Or, depuis cette époque, l'urine est restée presque toujours louche, et à la moindre fatigue, au plus léger refroidissement, parfois sans cause appréciable, des douleurs de reins surviennent, l'urine laisse déposer un sédiment purulent plus abondant, en même temps qu'apparaît un accès de fièvre plus ou moins violent, avec une température de 39 à 40°, ayant les allures d'un accès de fièvre paludéenne.

Je puis vous citer aussi le cas d'une femme de quarante et un ans qui tomba malade dans les premiers jours du mois d'avril de l'an dernier. Après plusieurs erreurs de diagnostic, on s'arrêta à l'idée d'une pyélo-néphrite et l'on institua un traitement en conséquence. Mais la malade, très indisciplinée, ne voulut s'astreindre à aucune thérapeutique suivie et n'en fit qu'à sa fantaisie. Il en résulta d'abord des accès fébriles intermittents qui me parurent en rapport avec une diminution des sédiments urinaires et qui se terminaient toujours par des décharges purulentes; puis la maladie passa à l'état chronique, et à l'heure actuelle, treize mois environ après le début, l'état s'est aggravé au point que tout me fait craindre un envahissement progressif du rein par la lésion. La figure est terreuse, bouffie, les pieds sont œdématiés, et l'urine des vingt-quatre heures contient, outre le dépôt que vous connaissez, plus de 2 grammes d'albumine.

Il est fort à craindre qu'il n'en soit de même chez notre malade, et les accès fébriles des 4 et 13 septembre, la persistance des globules blancs dans l'urine, sont autant d'indices du passage de cette pyélo-néphrite à l'état chronique. Et comme cette chronicité même, et la facile fermentation de l'urine, peuvent devenir des facteurs de lithiase, voilà un nouvel élément d'une certaine gravité à faire intervenir dans le pronostic.

Quand la chronicité est établie, l'évolution de la pyélo-néphrite primitive ne diffère en rien de celle qu'affecte la pyélite commune, c'est-à-dire qu'elle peut se terminer :

1° Par la *guérison*, si la maladie est traitée comme il convient et à une époque aussi rapprochée que possible de son début.

2° Par la mort, qui arrive de plusieurs manières, soit par *marasme et hecticité*, soit par *rupture du bassinet* altéré et distendu, soit par *anurie subite*. Je viens de voir succomber ces jours derniers, par le procédé de l'anurie subite, un malade auquel je donnais des soins depuis sept années.

Atteint en parfaite santé d'une pyélo-néphrite que l'absence de toute étiologie me fit diagnostiquer primitive, il s'était en quelque sorte accommodé avec sa maladie, rendait de 1500 à 1800 centimètres cubes d'urine renfermant de 0^{gr},25 à 0^{gr},75 d'albumine par litre, avec un dépôt toujours assez abondant, presque exclusivement formé de globules blancs avec quelques cellules épithéliales du bassinet. Il pouvait vaquer à ses occupations, voyager, chasser même, sans éprouver d'autres accidents qu'une légère augmentation de l'albuminurie et du sédiment purulent, et une sensation de pénible pesanteur dans la région lombaire. Une seule chose l'éprouvait plus profondément, c'était le froid humide. Quand il avait eu la malechance de s'y exposer, il était pris presque infailliblement de

frissons et de fièvre à caractère intermittent. Il y a
quelques jours, par un temps humide, il fut saisi de
froid et se réveilla le lendemain avec une légère
angine, de la fièvre et des douleurs de reins. Deux
jours après, malgré une légère amélioration, la
quantité de l'urine diminua et l'albumine s'éleva en
vingt-quatre heures à 2 grammes, chiffre qui depuis
sept ans n'avait jamais été atteint. Le quatrième jour, le
malade se lève et passe la journée à son bureau ; mais,
vers le soir, il est atteint d'une somnolence inusitée
et rend une très petite quantité d'urine pâle et purulente. A partir de ce moment, l'urine fut totalement
supprimée ; le malade tomba dans un état semi-comateux coupé par de brusques et violents accès de suffocation, et quarante-huit heures après, il succombait
après avoir présenté quelques mouvements convulsifs.

3° L'envahissement progressif du rein, la transformation de la pyélite du début en pyélo-néphrite où la
néphrite prend les proportions d'une maladie de
Bright chronique avec albuminurie considérable et
œdèmes, constitue enfin la dernière éventualité terminale de la maladie qui nous occupe ; je vous en rappelais tout à l'heure un exemple.

II

Thérapeutique. — Traitement de la période aiguë. — Traitement
de la période chronique. — Durée de celui-ci. — Indications du
traitement général et du traitement local. — Indications du
régime lacté, des balsamiques, des astringents, des révulsifs, etc.
— Traitement hydrominéral. — Conclusion. — Appendice.

Les considérations qui précèdent, et la possibilité
d'enrayer parfois la marche de ces graves accidents
et d'arriver à la guérison, me conduisent à insister
tout particulièrement sur la *thérapeutique*, qui comprend plusieurs étapes. D'abord qu'avons-nous fait?

Au début, alors que le diagnostic restait encore incertain, le traitement, en dehors de quelques indications
générales, ne pouvait être que symptomatique. Nous
avons eu recours, en premier lieu, aux ventouses scarifiées sur la région lombaire; le malade a été mis au
lait et aux bouillons; la constipation a été combattue
par l'eau de Sedlitz, puis par la scammonée associée
au calomel. Bientôt le lait ne fut plus toléré; il causait
un insurmontable dégoût et souvent il était vomi ; on
le supprima et il fut remplacé par du bouillon et de
la limonade vineuse.

Plus tard, j'ordonnai du sulfate de quinine aux
doses de 0^{gr},50 et 0^{gr},75 par jour, en deux prises, et
une potion de Todd avec 30 grammes d'alcool. Cette
médication fut continuée jusqu'au 31 août, c'est-à-
dire jusqu'à la disparition des hautes températures.
Durant toute la période fébrile, comme le malade

avait une insomnie absolue, je lui fis prendre à plusieurs reprises un peu d'extrait thébaïque qui lui procura sans le moindre dommage quelques nuits réparatrices.

Dès le début, la tentation me vint de faire sur l'abdomen ou dans les lombes une vigoureuse révulsion ; mais l'on ne pouvait songer au vésicatoire dont vous connaissez l'action sur le rein et sur le bassinet. On se contenta de badigeonner avec de la teinture d'iode les régions lombaire et sous-hypochondriaque ; plus tard, on appliqua à plusieurs reprises des pointes de feu très nombreuses et très superficielles qui amenèrent un prompt soulagement.

Ce traitement a donné des résultats relativement favorables, en ce sens que le malade, de la vie duquel nous avons désespéré pendant quelques jours, a franchi la période vraiment aiguë de son affection pour entrer dans une phase actuellement moins dangereuse, mais qui va nécessiter une intervention thérapeutique de la plus grande activité. Je ne crains pas de dire que cette seconde étape du traitement est d'une extrême difficulté ; si les indications paraissent précises et faciles à remplir, vous vous heurterez cependant dans la pratique à des insuccès désespérants. Et c'est pourquoi je veux insister tout particulièrement sur les règles que vous devrez avoir toujours sous les yeux pour mener à bonne fin une œuvre aussi délicate.

La première, la plus importante, est de traiter le malade jusqu'à ce que l'urine ne contienne plus de globules blancs ; la disparition de ceux-ci est le signe de guérison que vous devrez reconnaître comme absolu. Que le sujet ait les apparences de la meilleure santé, que toutes ses fonctions paraissent s'accomplir normalement, cela doit peu vous importer, si l'urine mise au repos dans un verre à pied laisse déposer encore un sédiment dans la constitution duquel les globules blancs entrent pour une part notable. Cette disparition devant être *durable et définitive*, pour acquérir une valeur réelle, ne cessez pas immédiatement l'examen de l'urine ; étudiez-la de temps à autre pendant un à deux mois au moins, et ne déclarez la guérison parfaite que si vous n'avez pas constaté une seule fois le retour des leucocytes. Vous verrez souvent ceux-ci disparaître temporairement, tandis que l'urine reprend sa limpidité ; tout à coup, et sans que rien puisse l'expliquer, voici que des traces d'albumine sont décelées par les réactifs : vous pouvez alors prédire à coup sûr que l'affection endormie va se réveiller, et que le retour des globules blancs est imminent.

J'en viens maintenant aux *indications thérapeutiques* à remplir ; elles s'adressent à l'état général et à l'état local.

Une alimentation réparatrice, mais non excitante, dans laquelle on évitera scrupuleusement tout ce qui peut exercer une action irritante sur le rein (asperges, oseille, tomates, à cause de l'oxalate de chaux qu'elles contiennent ; bière, vins mousseux, alcools, etc.) ; des préparations de quinquina administrées de préférence pendant le repas; une hygiène sévère dans laquelle on s'ingéniera entre autres choses à favoriser les fonctions de la peau et à éviter tout refroidissement, telles sont en bloc les prescriptions d'ordre général les plus indispensables.

Il est important au plus haut point de veiller à leur scrupuleuse exécution; croyez bien que rien n'est banal dans leur mise en œuvre et qu'elles sont l'absolue condition de la réussite du traitement qui s'adresse à l'état local.

Pour agir sur celui-ci, il faut, avant tout, modifier l'urine de telle façon qu'elle ne soit plus par elle-même une cause d'irritation; ensuite, comme l'urine, en raison des matières albuminoïdes qu'elle rencontre dans les bassinets et dont elle se charge, devient pour le *micrococcus ureæ* un milieu de culture où celui-ci va transformer avec la plus grande facilité l'urée en carbonate d'ammoniaque, il est nécessaire de rendre cette urine aussi antiseptique que possible, afin de retarder d'autant la fermentation ammoniacale qui deviendrait par elle-même une cause nouvelle d'excitation du bassinet et une condition du développement de calculs phosphatiques secondaires (1). Enfin l'urine

(1) Voyez L. Gosselin et Albert Robin : *Traitement de la cystite ammoniacale par l'acide benzoïque* (Arch. gén. de méd., 1874). « Les cristaux de phosphate ammoniaco-magnésien enserrés dans les masses visqueuses que forme le mucus vésical quand le carbonate d'ammoniaque a agi sur lui peuvent, en séjournant dans le bas-fond de la vessie ou dans un repli de la muqueuse, devenir, s'ils ne sont pas entraînés par l'urine, le centre d'appel de cristaux analogues dont la réunion formera une masse de plus en plus volumineuse. Tel est le mode probable suivant lequel se forment les calculs

ainsi modifiée doit servir au transport des agents médicamenteux destinés au bassinet.

Le régime alimentaire dont il était question tout à l'heure répond en partie déjà à la première indication; il est indispensable, pour la compléter, d'y adjoindre l'usage du lait que vous conseillerez sous forme de régime mixte, à la dose de un litre et demi à deux litres par jour, et de préférence pendant les repas, où il remplacera avantageusement les autres boissons. Vous aurez même grand avantage à commencer la cure par le régime lacté absolu que l'on continuera tant que le malade pourra le supporter. Insistez énergiquement sur ce régime lacté qui forme l'un des éléments les plus urgents du traitement.

Pour satisfaire à la deuxième indication, je vous conseille les *balsamiques*, au premier rang desquels vous devrez faire figurer ceux qui augmentent dans l'urine la proportion de l'acide hippurique. Or ces balsamiques sont ceux qui contiennent les acides benzoïque, toluique, cinnamique, etc. Je place sur le même rang les produits naturels qui renferment de l'acide salicylique. Par conséquent, ces acides eux-mêmes et leurs sels sont aussi fort nettement indiqués.

J'ai démontré, en effet, depuis bien des années (1873), que l'acide hippurique ou l'acide salicylurique qui passent dans l'urine quand on a ingéré des acides benzoïque et salicylique, saturent non seulement le

phosphatiques. » Ces considérations sont en tout point applicables à la fermentation de l'urine dans le bassinet.

carbonate d'ammoniaque des urines qui commencent à se décomposer, mais exercent aussi sur la muqueuse des voies urinaires une action salutaire, puisque, après leur administration, on voit fréquemment diminuer le pus évacué par l'urine. De plus, il est incontestable que la présence de ces principes immédiats dans l'urine retarde la fermentation de l'urée (1). Donc, les acides qui passent dans l'urine après l'ingestion des principes que je viens de vous citer agissent en saturant le carbonate d'ammoniaque, produit toxique irritant par lui-même; en retardant la décomposition de l'urée et par suite la production de ce même carbonate d'ammoniaque; en diminuant ainsi la formation des dépôts phosphatiques insolubles qui sont essentiellement une cause d'inflammation secondaire et peuvent devenir le point de départ de calculs. Un effet topique sur la muqueuse des voies urinaires complète heureusement ces divers modes d'action.

Le choix et l'emploi des balsamiques réclament certaines précautions qu'il importe maintenant de vous indiquer.

D'abord, quels sont-ils? Certes, je ne les passerai pas tous en revue, et je veux limiter cette étude à ceux que j'ai eu l'occasion d'étudier personnellement.

C'est d'abord l'*acide benzoïque*. Vous l'administrerez sous forme de limonade, à la dose de 2 grammes, que l'on fera dissoudre à chaud dans un litre d'eau ordinaire; après le refroidissement, on ajoutera à la so-

(1) Gosselin et Albert Robin, *loc. cit.*, p. 21 du tirage à part.

lution 80 à 100 grammes d'eau distillée de cannelle. Et si vous avez des raisons de craindre l'ingestion d'une aussi grande quantité de liquide, — laquelle nécessairement doit être prise entre les repas, — donnez l'acide benzoïque sous forme pilulaire et de préférence avant les repas. Dans ce cas, pour modérer l'action parfois irritante de l'acide benzoïque sur les voies digestives, employez des doses plus faibles (50 à 75 centigrammes par jour) et associez-le dans votre formule avec la thériaque.

Car les voies digestives présentent souvent devant les balsamiques une désespérante intolérance. C'est pourquoi, méfiez-vous des hautes doses, et tenez pour habituel que les effets favorables sont bien plutôt en rapport avec la prolongation qu'avec l'intensité du traitement.

Le *benzoate de soude* est quelquefois mieux toléré : je le donne en potion édulcorée avec un sirop de fruits et à la dose de 1 à 3 grammes par jour.

L'*acide salicylique* et les salicylates, la *térébenthine*, les *baumes de copahu*, de *tolu*, du *Canada*, le *styrax*, l'*eucalyptol*, peuvent être placés sur le même rang que l'acide benzoïque, et vous devrez y recourir quand, pour une raison quelconque, vous n'obtiendrez pas de celui-ci l'effet que vous en attendez. Je ne veux pas insister trop longtemps sur le mode d'administration de ces médicaments; vous trouverez dans tous les traités de thérapeutique les renseignements les plus circonstanciés sur ce sujet; rappelez-vous seulement que l'acide salicylique peut être employé sous forme de limonade comme l'acide benzoïque, que la térébenthine, l'eucalyptol, le copahu, fatiguent rapidement les voies digestives et déterminent des accidents dyspeptiques caractérisés par une sensation de chaleur épigastrique, un état nauséeux, de l'anorexie, de la diarrhée et parfois de l'intolérance gastrique. Enfin, n'oubliez pas que les balsamiques pris à dose trop élevée irritent les voies urinaires et sont des agents de congestion rénale et même de pyélite.

Comme succédanés des balsamiques, vous pourrez employer les infusions de *bourgeons de sapin*, de *buchu*, de *matico*, d'*eucalyptus*, de *busserolle* (1) et l'*eau de goudron*.

Mais je veux insister surtout sur deux préparations un peu délaissées dont j'ai obtenu d'excellents résultats et qui, je crois, méritent de reprendre leur place dans la thérapeutique. Ces deux préparations sont l'huile de Haarlem et l'eau balsamique de Soultzmatt.

L'*huile de Haarlem* est un vieux remède secret qui paraît constitué principalement par de l'huile pyrogénée de baies de laurier et de l'huile de cade. On la trouve dans le commerce sous trois espèces : l'huile transparente et incolore, l'huile brunâtre très fluide, l'huile brunâtre un peu visqueuse. C'est la seconde

(1) A la suite de l'ingestion d'une infusion concentrée de busserolle, il passe dans l'urine de l'hydroquinone qui donne à celle-ci une teinte foncée. C'est à ce dernier corps que doit être attribuée l'action de la busserolle sur les voies urinaires. C'est un antizymotique qui retarde considérablement la fermentation de l'urine. En raison de la grande quantité de tannin qu'elle renferme, la busserolle est quelquefois mal tolérée par l'estomac.

que j'emploie habituellement. Mais comme ce médicament est doué de propriétés irritantes au même titre que les balsamiques dont il vient d'être question, il est nécessaire d'user de certaines précautions dans son administration.

Voici donc comment il convient de procéder : j'associe ordinairement l'huile de Haarlem au *sirop de baume du Canada* et à l'infusion de *spiræa ulmaria*. Le sirop de baume du Canada augmente la proportion d'acide hippurique dans l'urine ; la *spiræa ulmaria* contient des traces de salicylate de méthyle, l'éther récemment étudié par M. Rabuteau, qui, s'éliminant par les reins sous forme d'acide salicylique ou salicylurique, contribue à l'acidification de l'urine.

Il faut commencer d'abord par mélanger le sirop de baume du Canada et l'huile de Haarlem. Pour cela, vous agiterez vigoureusement dans une bouteille 25 gouttes d'huile de Haarlem et cinq grandes cuillerées de sirop de baume du Canada, de manière à faire un mélange aussi intime que possible, l'huile restant en suspension dans le sirop. Vous vous servirez de ce mélange pour sucrer l'infusion de *spiræa ulmaria*, à la dose de une cuillerée de sirop pour une tasse à thé d'infusion. Ordinairement, il faut donner de deux à quatre tasses par jour, et vous vous guiderez sur l'état de l'estomac et de l'appétit pour prolonger ou pour cesser cette médication dont j'ai vu des effets très réels (1).

(1) Je tiens de M. le Dr Cusco qu'il emploie depuis longtemps et avec succès l'huile de Haarlem dans les suppurations urinaires.

Quant à *l'eau balsamique de Soultzmatt*, c'est un liquide limpide légèrement gazeux, d'une odeur assez fortement résineuse, d'une saveur fraîche et aromatique, et qu'on prépare en mélangeant en certaines proportions à l'eau minérale de Soultzmatt une décoction concentrée de bourgeons de sapin. Cette eau de sapin. (*Tannenwasser*) est fort bien tolérée et ne fatigue pas l'estomac ; vous l'emploierez à la dose d'un, deux, trois et quatre grands verres par jour (1). Si toutefois elle déterminait une sensation de brûlure épigastrique ou de la sécheresse de la gorge, il serait nécessaire d'en suspendre momentanément l'usage. L'eau balsamique de Soultzmatt n'agit qu'à la longue ; il faut donc la continuer pendant assez longtemps si l'on veut obtenir un résultat appréciable.

La troisième indication, qui consiste à se servir de l'urine pour mettre des agents médicamenteux en contact avec la muqueuse du bassinet, est remplie dans une certaine mesure par les balsamiques qui s'éliminent en grande partie par le rein. Mais c'est principalement aux *astringents* que vous devrez vous adresser quand cette indication deviendra dominante. L'*acide gallique*, le *tannin*, l'*alun*, l'*acétate de plomb*, l'*extrait de ratanhia*, le *cachou*, associés, suivant les cas, avec des toniques, avec des opiacés ou avec des laxatifs, vous rendront souvent de grands services. Fréquemment, je me suis fort bien trouvé de l'a-

(1) Il y a deux espèces d'eau balsamique de Soultzmatt qui diffèrent par leur degré de concentration. C'est la plus concentrée qui s'applique le mieux aux cas dont il est question.

cide gallique et de l'iode associés sous forme de sirop ou de *vin iodo-gallique* dans lesquels on incorpore en outre une petite quantité d'iodure de potassium.

Enfin, cette thérapeutique sera fort heureusement complétée par des badigeonnages révulsifs avec la *teinture d'iode* sur la région lombaire ou sur les flancs, et par des applications réitérées de *pointes de feu* très superficielles.

Il ne me reste plus qu'à vous donner quelques instructions sur l'emploi des *eaux minérales* qui, dans l'immense majorité des cas, vous seront de la plus grande ressource, si toutefois vous savez les manier comme il convient. Au premier rang, nous placerons les eaux minérales sulfureuses, dites dégénérées, c'est-à-dire partiellement oxydées, qui agissent sur la muqueuse des voies urinaires, enrayent dans une certaine mesure la fermentation ammoniacale de l'urine, et réduisent les sécrétions purulentes. Les eaux de *La Preste*, *Moltig*, *Saint-Sauveur*, *Olette*, peuvent rentrer dans cette catégorie. Quand il existe des troubles dyspeptiques, les eaux précédentes paraissent moins précisément indiquées, et vous trouverez avantage à conseiller *Pougues*, *Evian*, *Vittel* ou *Wildungen*. J'ai eu fréquemment l'occasion de constater les bons effets de cette dernière station dont Johannes Wulff disait déjà en 1580 (1) : *Mictioni purulentæ medentur.* Vous aurez à choisir entre deux sources qui ont chacune leur indication bien précise : la pre-

----

(1) Johannes WULFF. *Brevis explicatio de acidis Wildungensibus.* Marburgi, 1580.

mière (Hélenen-Quelle) doit être conseillée quand l'urine est acide et fermente lentement, ce qui est le cas le plus rare ; la seconde (Georg-Victor-Quelle) s'adresse aux malades bien plus nombreux dont l'urine neutre, alcaline, fermente avec rapidité.

Je vais essayer, Messieurs, d'appliquer à notre malade quelques-unes des règles thérapeutiques que je viens de vous exposer. Nous pouvons, à l'heure actuelle, laisser un peu de côté son état général qui est excellent et diriger toute notre attention sur l'état local que nous attaquerons d'abord à l'aide des balsamiques, puis avec les astringents unis à l'iode, en même temps que l'on exercera sur la peau des révulsions constantes avec des pointes de feu répétées et superficielles. Et si le malade nous quitte avant sa complète guérison, je ferai mon possible pour ne pas le perdre de vue et vous dire un jour les résultats de cette thérapeutique.

Retenez de cette longue histoire l'existence non douteuse de la pyélo-néphrite spontanée, les difficultés de sa recherche, mais aussi la possibilité d'arriver, soit par élimination, soit directement, à un diagnostic positif, et il vous viendra peut-être à l'esprit cette idée que la pyélo-néphrite primitive, en raison de ces difficultés mêmes, a peut-être été souvent méconnue et que par conséquent sa rareté est probablement beaucoup moins absolue que ne le laisserait supposer le silence des auteurs (1).

(1) Un grand nombre de faits anatomo-pathologiques recueillis depuis un an et demi à l'hospice des Ménages, et dans lesquels j'ai

APPENDICE.

Voici quelle a été la marche de la maladie depuis le 26 septembre :

1er octobre. — Léger accès de fièvre dans la soirée d'hier. Urine 1550, toujours louche. Traces d'albumine. Urohématine considérable.

5 octobre. — Hier, à midi et demi, grand frisson avec montée de la température à 40°. Ce matin, la température n'est plus qu'à 38°,4, mais la pression sur la région lombaire gauche est un peu douloureuse; il en est de même de la pression en avant dans le flanc gauche. Cette douleur ne s'irradie pas sur le trajet de l'uretère.

Le facies a beaucoup changé depuis hier. Il est pâle, avec des plaques rouges sur les pommettes; 1,250 grammes d'urine moins trouble et avec moins de dépôt que les jours précédents.

2 octobre. — La température s'est encore élevée hier au soir à 39°,4. Ce matin, on ne constate que 37°,2. Le malade se sent bien et demande à manger. Urine 1 000 c.c., très trouble, avec un dépot purulent assez abondant et une augmentation notable de l'albumine.

trouvé les bassinets dilatés, épaissis, vascularisés et remplis de liquide purulent, sans que les voies urinaires présentassent d'autres altérations qui pussent être considérées comme primitives, ces faits, dis-je, viendraient déjà à l'appui de l'opinion que je crois devoir soutenir.

Du 2 au 21 octobre, santé parfaite. L'urine varie de 1 500 à 2 000 c.c.

22 octobre. — Hier soir, violent accès de fièvre. Douleur vive et profonde du côté gauche, irradiée sur le trajet de l'uretère. Temp. d'hier au soir, 39°,8 ; ce matin, 39°. P. 96 ; facies rouge et animé. Urine, deux litres, très légèrement trouble. Traces très faibles d'albumine.

Du 22 octobre au 10 décembre, le malade eut quatre accès semblables, mais sans que la température dépassât 39°. Chaque accès n'eut qu'un jour de durée. Dans tous les cas, l'accès a été suivi d'une augmentation de la quantité de pus contenue dans l'urine. Puis, en deux ou trois jours, le pus disparaissait de nouveau et l'urine reprenait presque sa limpidité.

Le 10 décembre, il quitta l'hôpital de la Pitié et reprit son travail. Pendant vingt jours, tout alla si bien qu'il se considérait comme guéri, quand, le 30 décembre, il fut repris de malaise et de pesanteur dans la région lombaire.

Le 2 janvier, il avait perdu sa bonne mine, se sentait fort abattu ; son urine, toujours abondante et claire jusque-là, laissait de nouveau déposer un sédiment formé de globules blancs. Mais la température restait normale et variait entre 36°,8 et 37°,4. Je lui conseillai d'entrer à l'hôpital, et il fut admis à la Charité, dans le service de M. le professeur Hardy.

Le 8 et le 15 janvier, il eut deux accès de fièvre de douze heures de durée, avec des températures de 39°,2 et 39°,6. L'urine devint plus trouble après chaque accès.

Le 20 janvier, il sortit de l'hôpital. Depuis cette époque jusqu'au 10 mai, sa santé a été parfaite ; il a repris son travail, qu'il fait sans fatigue. Son urine est tout à fait transparente et ne contient plus ni globules blancs, ni albumine. La guérison paraît aussi complète que possible.

SEIZIÈME LEÇON

DU PSEUDO-RHUMATISME DE SURMENAGE

I

Existe-t-il une caractéristique du rhumatisme ? Agrandissement du domaine rhumatismal qui englobe toutes les affections à frigore. Tentative d'unification basée d'abord sur l'anatomie pathologique, puis sur la pathogénie et l'existence d'un trouble de la nutrition. — De la diathèse rhumatismale et de l'arthritisme. — Le rhumatisme articulaire aigu n'est pas une maladie par ralentissement de la nutrition. — Démembrement du rhumatisme chronique. — Théories nerveuses et microbiennes. — Essai de classification des diverses variétés de rhumatisme articulaire aigu. — Pseudo-rhumatismes primitifs et secondaires. — Les rhumatismes subaigus sont des hybrides destinés à disparaître. — Ce qui reste du rhumatisme articulaire aigu peut être encore diminué par la séparation de types dont l'étiologie et les manifestations cliniques sont distinctes.

MESSIEURS,

Quand nous avons examiné ensemble la jeune femme couchée au n° 27 de la salle Laënnec, l'un de vous, frappé par les douleurs articulaires qu'elle présentait, n'a pas hésité à la déclarer atteinte de rhumatisme articulaire aigu. Il est présumable que ce n'est pas sans un étonnement intime assez grand que vous m'avez entendu apporter à ce jugement de telles restrictions, que du diagnostic « rhumatisme » il ne restait, à proprement parler, que le *nom*, tandis que la *chose* apparaissait complètement modifiée par les épithètes qu'il devenait nécessaire d'accoler à celui-ci.

Est-il donc si difficile, pensez-vous, de dire ce qui est ou ce qui n'est pas du rhumatisme, c'est-à-dire de trouver une caractéristique quelconque qui soit assez précise pour mettre hors de doute la nature rhumatismale d'une affection ou d'une détermination morbide? Si, dans un grand nombre de cas, la difficulté est facile à trancher, il en est d'autres, et notre malade en est un exemple, où le problème devient extrêmement ardu, car la maladie rhumatismale est aujourd'hui en plein démembrement, et la caractéristique dont je viens de vous parler n'est pas encore absolument déterminée.

En effet, tel qu'il a été édifié par les générations médicales qui nous ont précédé, le rhumatisme apparaît comme une maladie au large cadre, si grande dans sa compréhension qu'elle constitue à elle seule une véritable pathologie au petit pied. Baillou, qui le sépara de l'arthritis et fut le premier architecte de ce monument, ne le reconnaîtrait certes pas aujourd'hui, tant son plan primitif a subi de modifications, pour ne pas dire de bouleversements. Et le mobile de tous ceux-ci, c'était toujours la recherche de ce « Maître Signe » en dehors duquel il n'y avait qu'apparence rhumatismale et non rhumatisme.

Un instant, on crut trouver dans le refroidissement la pierre de touche tant cherchée, et tout ce dont le froid était capable fut rangé dans le rhumatisme qui

devint le type par excellence des maladies « à frigore ». Mais du moment que le froid constituait l'*ul-
tima ratio* du rhumatisme, était-il possible de distraire
de ce dernier les algies diverses auxquelles le froid
donne aussi naissance? Aussi bien, on les réunit. Cette
annexion, c'est le propre de ces sortes de choses, ne
suffit bientôt plus, et tout un groupe de phlegmasies
dont le froid paraissait être l'agent provocateur entra
bientôt dans le domaine du rhumatisme : et l'on décrivit des pneumonies, des pleurésies, voire même des
méningites rhumatismales, comme on venait déjà de
spécialiser des névralgies de même origine. Baillou
n'avait eu en vue que les rhumatismes des parties
externes : c'était donc comme un rhumatisme des
organes internes qui venait former la seconde aile de
l'édifice et le compléter.

Mais le rhumatisme ainsi constitué n'était pas né
viable; trop d'états morbides divers et même disparates avaient envahi son territoire pour que l'unification fût possible. C'était toujours un assemblage
confus de troubles pathologiques qui ne reconnais-
saient comme seul point de contact que le refroidissement étiologique, et véritablement cette dernière
notion n'avait pas une valeur assez dominante pour
être érigée en criterium.

L'anatomie pathologique, à laquelle on s'adressa,
demeura aussi impuissante, quoiqu'elle eût réalisé
cependant un sensible progrès en restreignant l'étendue du rhumatisme. Barthez lui donna pour siège
les parties musculaires situées entre les articulations;

Gasc le définit l'*état inflammatoire des membranes fibreuses et des expansions tendineuses qui servent à la jonction des os entre eux*. Chomel le limita aux systèmes musculaires et fibreux, et voulut en distraire toutes les lésions viscérales; enfin Bouillaud montra que le rhumatisme intéresse les articulations dans leurs parties constituantes, qu'il peut atteindre les organes internes et principalement les séreuses, et qu'habituellement, ces localisations internes coïncidaient avec l'affection articulaire.

Mais qu'elles soient ou non rhumatismales, toutes ces lésions internes n'en ont pas moins la même apparence, je dirai presque la même évolution; rien ne saurait anatomiquement les distinguer les unes des autres. Par conséquent, ce n'est pas l'anatomie pathologique qui peut servir actuellement à limiter d'une manière formelle le cadre du rhumatisme. Elle n'a à son actif qu'une tentative de restriction dans l'étendue de celui-ci.

Or, s'il se meut un peu plus à l'étroit dans la formule anatomo-pathologique, voilà qu'il prend ses libres coudées avec l'entrée en scène de la notion pathogénique et de la diathèse. Ce grand mot, qui est l'expression de cet effort continu de synthèse à laquelle tendent peu à peu les générations médicales et qui attend jusqu'à présent une définition absolue, a été longtemps, et est encore le pivot autour duquel doivent graviter les affections rhumatismales. Mais cette tendance à la répétition chez un même sujet d'un certain nombre d'actes morbides présentant ce caractère spécial, cette modification du type physiologique dont l'effet est de diminuer la résistance de l'organisme contre certaines influences morbifiques, de le prédisposer à certaines affections, d'imprimer à ses réactions une physionomie spéciale (Hallopeau), tout cela n'est-il pas d'un vague que ne comporte plus l'évolution nettement scientifique de nos connaissances médicales? Qui dit affection diathésique exprime l'idée d'une maladie héréditaire, laquelle présente une succession ou une coïncidence d'accidents plus ou moins coordonnés, plus ou moins hiérarchiquement placés, au milieu desquels apparaît une manifestation toujours identique à elle-même, et autour de laquelle viennent se grouper tous ces accidents dont elle constitue le lien commun. Dans l'ordre de la diathèse rhumatismale, l'arthrite constitue cette manifestation révélatrice qui permettrait de mettre la signature du rhumatisme sur tout trouble morbide qui la précède, l'accompagne ou la suit.

Ainsi fut bâti cet arthritisme aux vastes proportions que Bazin, l'un de ses plus illustres édificateurs, a si magistralement étudié, et qui ne tendait à rien moins qu'à ressusciter la doctrine de l'identité dont Baillou avait si gravement compromis l'existence. Mais, depuis Bazin, que de lézardes au monument!

Une affection qui condensait un gros chapitre des dermatoses, des troubles digestifs allant de l'angine aux dyspepsies et aux hémorrhoïdes, des accidents respiratoires étendus du coryza éphémère, mais aigu, aux laryngites, à l'asthme, à certaines bronchites chroniques et à l'emphysème, puis les chapitres de l'athérome et de la périartérite avec leurs conséquences du côté de l'encéphale, de l'aorte et du rein, enfin tout un groupe de névroses, de névralgies, de maladies calculeuses, le diabète, l'obésité, cette affection, dis-je, avait trop embrassé pour solidement étreindre.

Aussi les uns contestèrent-ils à l'arthritisme tout droit à l'existence; d'autres débaptisèrent quelques-unes de ses manifestations pour les faire revivre sous le nom d'herpétisme; plusieurs, comme Pidoux, firent de cet herpétisme une forme de l'arthritisme, et récemment, M. Lancereaux réunit à nouveau les deux diathèses sous la dénomination d'herpétisme.

Bref, l'arthritisme, devenu méconnaissable, semble craquer de toutes parts. Le terrain sur lequel il repose n'a pas la stabilité voulue et ses départements manquent de cohésion, parce que la notion de l'unité de la condition pathologique génératrice qui doit les unir n'est représentable, à l'heure actuelle, par rien de concret ni par rien d'indiscutable.

Je sais bien que depuis quelques années on cherche à trouver dans un trouble de la nutrition le secret de la diathèse; mais jusqu'à présent, malgré les travaux de M. Bence Jones, de Cantani et de M. le professeur Bouchard, malgré les recherches que j'ai poursuivies moi-même, le voile n'a pas été entièrement soulevé. Classer le rhumatisme, envisagé d'une manière générale et sous toutes ses variétés, dans les maladies par ralentissement de nutrition et faire de ce trouble intime le lien commun des accidents de l'arthritisme,

me semblerait un progrès réel, si l'on pouvait distraire de la famille rhumatismale son chef de file, le
rhumatisme articulaire aigu. Car ce rhumatisant, qui
rend quotidiennement de 35 à 40 grammes d'urée,
sans s'alimenter et aux dépens de ses propres albuminoïdes, me paraît, au contraire, en pleine suractivité
destructive ! On m'objectera qu'il émet aussi un excès
considérable de produits incomplètement élaborés,
acide urique, oxalique, acides gras volatils, matières
extractives, etc. ; il en résulte que les produits de la
désassimilation de ses tissus n'arrivent pas tous au
même degré de transformation, ce qui est le propre
du retard nutritif. Mais la réponse est facile. En effet,
la puissance élaboratrice de l'organisme n'est pas in-
finie et reconnaît certaines limites : supposons que
nous voulions lui faire franchir ces limites, il est incontestable qu'après avoir donné son maximum, cet
organisme faillira devant l'oxydation ou devant tel
acte chimique intime, et qu'alors les produits de la
désassimilation traduiront cette imperfection du travail vital; d'un autre côté, voilà un individu qui a absorbé son maximum d'oxygène, mais la proportion
de matériaux à transformer livrés par sa propre substance dépasse la somme de cet oxygène disponible, si
élevée qu'elle soit. Dire que dans ces deux cas il y a
ralentissement nutritif, équivaudrait à taxer de faiblesse le fort de la halle qui, habitué à soulever 100
kilogrammes, en porte tout d'un coup 150, mais
commence à faiblir quand on le charge de 200 kilogrammes.

Qu'il existe dans le rhumatisme articulaire aigu un trouble de la nutrition, que celui-ci soit le *primum movens* des accidents morbides, j'en suis convaincu plus que personne, mais quand il s'agit de spécifier ce trouble nutritif, je ne vois encore qu'incertitudes ou erreurs, ce qui me donne le droit de conclure, comme je le faisais tout à l'heure, que la famille rhumatismale manque jusqu'à présent de critérium.

Vous venez d'assister, messieurs, à quelques-unes des péripéties par lesquelles ont passé les manifestations aiguës du rhumatisme. Mais ne croyez pas que celles-ci seules aient été attaquées. Le rhumatisme chronique, que l'on regardait comme le plus proche parent des précédentes, a été aussi singulièrement contesté. Le rhumatisme noueux, la goutte asthénique de Landré-Beauvais, serait pour ces démolisseurs une maladie de déchéance, un trouble nutritif, qu'on doit séparer du rhumatisme. D'autres, plus nombreux, avancent que ces arthropathies présentent des similitudes avec celles qui dépendent d'affections médullaires, et cette ressemblance plus ou moins précise est transportée à la notion pathogénique et dépossède ainsi le rhumatisme.

Ceci m'amène incidemment à vous signaler un point de vue qui, s'il n'est pas original, est du moins toujours bon à rappeler. C'est l'influence exagérée qu'exercent sur les choses de la médecine les doctrines à l'ordre du jour. La mode est un tyran que nous suivons tous plus ou moins ; et deux modes, je veux dire deux courants d'idées. se partagent aujourd'hui

les esprits et devaient par conséquent agir sur les
questions pendantes. C'est, d'un côté, la neuro-patho-
logie, l'aînée, pas encore démodée ; de l'autre, c'est
la microbiologie, tard venue, mais acclamée comme
les nouveaux prophètes. Or, ces deux courants ont
tenté d'entraîner, qui une part du rhumatisme chronique, qui une part du rhumatisme aigu.

La microbiologie, dont le promoteur a tracé dans
la médecine un sillon si profond, est une sorte de Ca-
lifornie qui attire tous les chercheurs. Et si le génie
de M. Pasteur a découvert du premier coup les filons
qu'il a exploités d'une manière définitive, beaucoup
des ouvriers de la dernière heure ont été entraînés
par un enthousiasme que semble démentir bientôt la
réalité des faits. Ceci peut s'appliquer, je pense, à
cette tentative d'annexion du rhumatisme articulaire
aigu. Car on a décrit le « monas rhumaticus », monas,
soit dit en passant, qui appartient plutôt au rhumatisme infectieux. Klebs en est le père, et Hueter,
qui l'adopte, édifie sur lui une pathogénie dont la sin-
gularité, pour ne pas dire plus, mérite d'être rappelée
comme un exemple des aberrations auxquelles peut
conduire l'esprit de système.

Voilà, dit Hueter, un individu dont le corps est en
sueur et dont les orifices glandulaires dilatés rendent
possible la pénétration des agents phlogogènes, des
monades déposées à la surface de la peau. Ces monades perforent alors les parois des canalicules sudoripares, puis, des vaisseaux ils pénètrent dans le sang et
viennent se déposer dans les articulations, les plèvres,

l'endocarde. Là, ils se multiplient et engendrent des arthrites, des pleurésies, des endocardites.

Je ne m'attarderai pas à discuter cette étrange pathogénie, pas plus que je n'insisterai sur les théories plus ou moins spécieuses dans lesquelles on a voulu enserrer le rhumatisme. Toutes n'ont encore servi qu'à rendre plus confuses les limites de cette grande maladie. Mais s'il est impossible, à l'heure actuelle, de fixer d'une manière inflexible la barrière qui sépare le rhumatisme vrai des affections qu'on a voulu ranger sous ce vocable, on peut du moins tenter un classement provisoire dans les nombreuses dépendances du rhumatisme articulaire aigu.

D'abord, on doit en séparer la grande classe des rhumatismes secondaires. Les uns, comme les rhumatismes de la blennorrhagie, de la pyohémie, de la puerpéralité, de la scarlatine, variole, rougeole, de l'érysipèle, de la diphthérie, de la fièvre typhoïde (1), de la morve, etc., surviennent au cours d'états infectieux bien déterminés; les autres, moins bien connus, sont des arthropathies dont le caractère secondaire est indéniable, mais qui sont les manifestations d'états infectieux encore mal étudiés et non classés en nosologie, que l'on pourrait dénommer « pseudo-rhumatismes infectieux ». Toutes ces arthropathies relèvent probablement de quelque microbe, et c'est ici que

____

(1) J'ai décrit pour la première fois le rhumatisme typhique dans un travail intitulé : *Considérations sur un cas de fièvre typhoïde compliquée d'arthrites purulentes généralisées.* (Gazette médicale de Paris, 1881.)

Klebs trouverait peut-être le moyen de placer son
« monas ».

Les arthropathies du premier groupe, dont
M. Bourcy a donné récemment une excellente description.(1), sont cliniquement faciles à séparer du
rhumatisme articulaire aigu. On les rencontre au
cours ou au déclin d'états infectieux chez des individus personnellement ou héréditairement indemnes
de toute affection rhumatismale ou présentant quelque affinité avec le rhumatisme. De plus, la marche
de la température, la fréquence et même la constance
de l'albuminurie, la tendance suppurative des manifestations articulaires, l'action nulle ou peu efficace
du salicylate de soude, constituent autant de particularités assez tranchées pour constituer une autonomie clinique.

Les arthropathies du deuxième groupe forment une
catégorie d'attente qui compte parmi ses traits principaux tous ceux qui viennent d'être attribués aux
arthropathies du premier groupe, et qui se caractérise
en outre par ce fait qu'ici la détermination articulaire
paraît être l'expression principale et obligée d'un état
infectieux dont la nature nous est encore inconnue.

Après les pseudo-rhumatismes primitifs ou secondaires, vient le chaos des rhumatismes subaigus,
c'est-à-dire une vaste fosse commune où sont entas-
sées les choses les plus disparates, depuis le rhumatisme aigu de courte durée et d'intensité faible, celui

(1) Bourcy. *Des déterminations articulaires des maladies infectieuses
(pseudo-rhumatisme infectieux)*. Thèse de Paris, 1883.

qui, débutant d'une manière aiguë, se prolonge sur un type atténué, jusqu'aux rhumatismes secondaires dont une partie reparaît ici sous le couvert d'un groupement artificiel. Mais si l'on prend soin d'éliminer ceux-ci, dont la place est d'ailleurs déjà faite, on trouvera encore dans la clinique, comme l'a démontré M. Besnier, un moyen de constituer avec les formes subaiguës du rhumatisme un groupe jouissant d'une personnalité distincte, mais probablement transitoire.

En effet, les lésions articulaires y sont moins souvent symétriques; elles ont moins de prédilection pour les grosses jointures; les douleurs sont moins aiguës, mais plus rebelles, et coïncident avec des lésions articulaires plus profondes et plus tenaces. Les tissus périarticulaires sont aussi plus fréquemment intéressés que dans le rhumatisme articulaire aigu; la lésion tend en quelque sorte à s'extérioriser. La marche et l'évolution de ces arthropathies sont lentes; elles se résolvent moins facilement et moins complètement que celles du rhumatisme aigu et entraînent après elles des scléroses péri-articulaires, des pseudo-ankyloses et diverses altérations fonctionnelles, d'où un point de contact non douteux avec le rhumatisme chronique. Enfin, les lésions viscérales y sont atténuées comme les phénomènes généraux.

C'est donc, à proprement parler, un hybride, et comme tel, destiné à disparaître un jour, car vous savez le sort que la nature réserve à ces êtres imparfaits, et la médecine procède de même, en ne sanctionnant pas ce métissage. Cependant de grandes autorités,

M. Charcot et M. Ernest Besnier, ont constitué ce groupe d'attente que la clinique impose ; mais ils font prudemment remarquer que ce rhumatisme subaigu n'ést qu'une forme de transition placée entre le rhumatisme aigu dont la gravité réside surtout dans les complications viscérales, et le rhumatisme chronique qui emprunte une grosse part de son pronostic aux manifestations articulaires.

Vous voyez, Messieurs, que le démembrement du rhumatisme est aussi complet que possible et que le type aigu a subi lui-même de fortes atteintes. Et je vais essayer de vous démontrer qu'on peut l'amoindrir encore et que bon nombre de cas, tout en présentant l'apparence du rhumatisme aigu, s'en éloignent pourtant par des différences si tranchées qu'on est en droit de les classer à part, au nom de la clinique comme de l'étiologie. La malade dont je veux vous entretenir peut être considérée comme le type de l'une de ces classes qui doivent être distraites, selon moi, de l'unité rhumatismale.

II

Histoire d'un cas de pseudo-rhumatisme de surmenage. — Étiologie. — Absence d'antécédents rhumatismaux comme de toute influence du froid. — Particularités des manifestations locales et des symptômes généraux. — Détermination endo-péricardique. — Inutilité du salicylate de soude.

C'est une forte fille, originaire de la Bourgogne, et ne présentant aucun de ces attributs que nous ont décrits les historiens du rhumatisme. Personnellement, elle n'a jamais fait de maladies; elle est de souche absolùment pure, et, remarquez bien ce fait, elle n'a ni dans ses ascendants ni dans ses collatéraux, non seulement aucun rhumatisant, mais encore aucun parent qui ait présenté l'une quelconque des affections qualifiées d'arthritiques. Si elle est réellement atteinte de rhumatisme, il faut admettre d'abord que la maladie est entrée chez elle par une porte inaccoutumée, et qu'elle-même est devenue spontanément rhumatisante, premier fait quelque peu insolite. Trouvons-nous ici le froid ou l'humidité, cette cause invoquée à juste titre depuis des siècles, comme présidant à l'éclosion du rhumatisme? Eh bien, Messieurs, dans le tableau navrant que j'ai à vous faire de cette malheureuse malade, c'est l'unique couleur claire qu'il me soit permis d'apporter.

Elle habitait au troisième étage une chambre aérée, et *nullement humide*. C'est la seule condition hygiénique favorable, vous disais-je, qui ait accueilli cette pauvre campagnarde à son arrivée à Paris. Elle entre en condition, mais comment! Elle nous en a fait elle-même le récit d'une voix dolente, avec cette résignation des pauvres gens habitués à souffrir toutes les injustices sans murmurer. Elle était bonne, *bonne à tout faire*, dans la plus vaste acception du terme. Son maître, marchand de vins traiteur, lui faisait faire les plus rudes ouvrages. Elle allait, venait dans la maison, répandant partout une activité incessante qui ne prenait fin que bien tard dans la nuit. Elle remontait à deux heures du matin dans sa chambre, morte de fatigue, les jambes rompues par des montées et des descentes sans trêve, et deux ou trois heures au plus elle reposait. Dès cinq heures elle était sur pied, lavant la boutique, débarbouillant les enfants, préparant les aliments des maîtres, lavant le linge ; pour ce travail que refuserait un homme robuste, elle gagnait vingt-cinq francs par mois et recevait une nourriture de qualité douteuse et parcimonieusement mesurée.

Est-il possible de rencontrer fatigue plus colossale, surmenage plus intense ?

Et n'allez pas croire que ce martyre — car c'en est un — date d'hier ! Il y a seize mois que cette vie dure. Cette robuste Bourguignonne, transplantée du grand air de ses champs dans cet enfer, a résisté quatorze mois. Mais, depuis deux mois, le fardeau est trop lourd pour ses forces amoindries ; elle succombe à la tâche, pâlit, s'étiole, maigrit et perd l'appétit, en même temps qu'elle voit se déclarer une leucorrhée abondante qui l'épuise. Le 30 août dernier, comme une bonne bête de somme, elle donne son dernier coup de collier, puis elle s'abat ; et, pour emprunter un terme à l'art vétérinaire, « elle est sur ses boulets ; » je veux dire que ses genoux deviennent douloureux et lui refusent tout service. Le 31, elle veut se lever, se traîne à son ouvrage, mais elle éprouve un malaise inouï, elle est baignée de sueurs froides ; enfin, le soir, les genoux sont le siège d'une douleur vive ; elle regagne sa chambre où, pendant deux jours, elle est abandonnée sans soins. Enfin, le 3 septembre, elle se présente à la consultation et est admise dans nos salles.

Je crois qu'il ne peut rester dans vos esprits aucun doute, et vous admettrez avec moi que ce surmenage patent, certain, est bien et dûment la cause créatrice de ces douleurs. Retenez cette étiologie dont la précision paraît ici absolue, car elle sera l'un des éléments principaux sur lesquels je vais tenter d'établir la réalité du *pseudo-rhumatisme de surmenage*. On m'objectera que la fatigue figure au nombre des causes efficientes du rhumatisme vrai ; à vrai dire, le fait est indéniable, et tout à l'heure je vous rappellerai les travaux de nos maîtres sur ce point ; mais ce sur quoi j'insiste actuellement, c'est sur le surmenage comme étiologie unique d'une affection rhumatismale développée chez une malade qui ne présentait aucun antécédent arthritique héréditaire ou personnel, et chez laquelle le froid et l'humidité devaient être mis complètement hors de cause.

Et comme cette première particularité ne suffit pas pour justifier une nouvelle scission dans le rhumatisme, je vais m'adresser à la clinique, qui nous fournira de solides arguments.

Voyons d'abord les *manifestations locales*. Les seules articulations intéressées sont les deux genoux et la tibio-tarsienne gauche. Les genoux sont extrêmement gonflés ; ils donnent l'impression d'une double hydarthrose ; saillies, méplats, tout a disparu, et l'on y provoque la fluctuation avec la plus grande facilité. Et puis, il est un autre fait dont je vous ai donné la démonstration à plusieurs reprises, c'est l'indolence relative de ces grosses jointures. Tandis que je les explorais, vous pouviez voir que la pauvre figure craintive de notre malade n'exprimait nullement cette épouvante qui se peint sur le visage du grand rhumatisant aigu quand on touche à ses articulations. Vous avez le souvenir, en effet, de ces malades pâles, couverts de sueurs, dont le regard anxieux suit vos moindres mouvements. A peine les approchez-vous, qu'ils vous supplient de la voix et du geste de leur épargner tout mouvement; ils ont, comme nous disons par une triste ironie, une douleur *exquise*. Or, rien de semblable chez notre pseudo-rhumatisante. Sans doute elle souffre, et je ne vais pas prétendre que ses fluxions articulaires sont indolentes, mais enfin l'on peut les examiner, les malaxer même, avec une réelle facilité. Tout ceci s'applique aussi à l'articulation tibio-tarsienne, qui est cependant un peu moins gonflée que les genoux, et autour de laquelle vous remarquerez quelques papules d'érythème.

Ainsi donc, au résumé, état local caractérisé par des fluxions articulaires très peu douloureuses, avec épanchement considérable. J'ajoute que ces fluxions sont fixes, et qu'elles semblent s'immobiliser dans les jointures primitivement atteintes, car ce sont là les seules manifestations qu'ait présentées notre femme pendant la durée de la maladie.

Que nous apprennent maintenant les *symptômes généraux* ? D'abord, sauf une lassitude générale et un peu de céphalalgie, la malade ne se plaignait de

rien ; ensuite, elle avait gardé son appétit et mangeait
une portion avec plaisir ; puis la température, qui

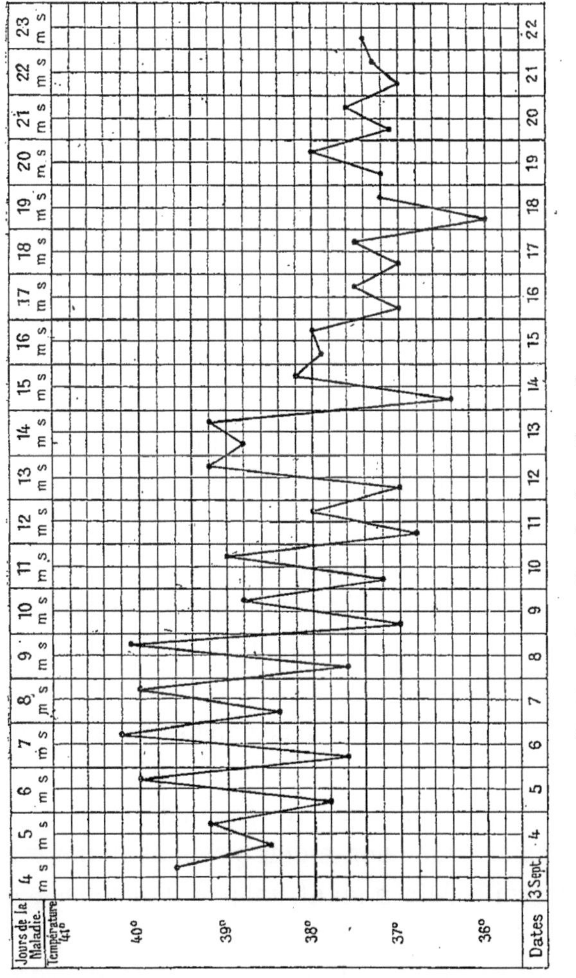

Tracé n° 17. — Pseudo-rhumatisme de surmenage.

était montée à 39°,6 le soir du quatrième jour, des-
cendit graduellement à 37°,8 le matin du sixième
jour, tandis que le pouls se maintenait à 84-80.

Comme c'est pendant cette première période que les symptômes locaux, et en particulier les épanchements articulaires, atteignirent leur maximum, il en résulte une discordance sensible entre les deux ordres de symptômes.

Ce désaccord s'accentue les jours suivants, mais dans un sens opposé. Du sixième au neuvième jour, les températures s'élèvent à 40°—40°,2, et cette période d'ascensions vespérales coïncide avec une diminution sensible des gonflements articulaires. Remarquez enfin sur la courbe ci-jointe les grandes oscillations de cette température qui, presque toujours normale le matin, montait le soir aux chiffres de la fièvre en redescendant brusquement ensuite avec des rémissions de 2 à 3 degrés.

Il me reste à vous parler de l'*état du cœur*, qui m'a paru légèrement touché dès l'entrée de la malade à l'hôpital, de manière que l'on est en droit de supposer que cette complication s'est développée conjointement aux fluxions articulaires. Elle est caractérisée par un petit foyer de frottements au niveau de la base du cœur, indice d'un point de péricardite sèche, et par un prolongement du premier bruit de la pointe du cœur, signe non moins probant d'une minime endocardite déterminant un peu d'insuffisance.

Enfin, comme dernière particularité, je vous annoncerai que le salicylate de soude n'a été ici d'aucun secours. La malade en a pris 4 grammes du 5 au 8 septembre, et c'est pendant cette période que la température s'est élevée le plus haut. Elle s'est abaissée de 3°,2 le lendemain même du jour où l'on avait supprimé le médicament. Quant à la diminution du gonflement articulaire, qu'on pourrait porter à l'actif du salicylate de soude, il est juste de rappeler que le 5 au matin, avant qu'on eût administré la première dose, je vous avais fait remarquer le retrait sensible de l'épanchement des deux genoux.

Il est inutile d'insister longuement sur l'évolution ultérieure des accidents. Le 14 septembre, la fièvre tombait définitivement ; mais depuis le 10, on avait dû mettre la malade à deux degrés, tant elle souffrait de la faim. Elle sortit de nos salles le 24 ; le souffle de la pointe du cœur avait disparu, mais il y avait encore un frottement léger, à la base, vers l'origine des gros vaisseaux. Quant aux jointures, elles n'étaient plus douloureuses depuis longtemps, et la malade marchait dès le 16 ; néanmoins, les genoux renfermaient toujours une petite quantité de liquide.

III

De la fatigue dans la genèse du rhumatisme. — Le surmenage peut créer des manifestations rhumatoïdes et des affections du cœur. — Exemples à l'appui. — L'étiologie et la clinique s'accordent pour différencier le pseudo-rhumatisme de surmenage du rhumatisme vrai. — Essai de pathogénie.

Voilà donc, Messieurs, une jeune fille de dix-neuf ans exempte de toute tare rhumatismale, qu'un surmènement extraordinaire alite, et qui se présente avec des manifestations articulaires et un état général qui ne répondent pas tout à fait au type clinique que l'on désigne sous le nom de rhumatisme. A coup sûr, nous sommes en présence d'une affection rhumatoïde de surmenage, ou pour ne pas trop changer la formule classique, d'un rhumatisme chez une surmenée, ce qui équivaut à dire que le surmenage peut créer des accidents rhumatoïdes, selon qu'on veut continuer à ranger ceux-ci dans le rhumatisme ou qu'on se croit en droit de les en séparer.

L'influence de la fatigue sur la genèse du rhumatisme a frappé déjà nombre d'éminents observateurs. Trousseau, Monneret, Gubler, Peter, etc., ont fait remarquer que les déterminations articulaires se produisaient surtout au niveau des jointures les plus fatiguées, et M. Peter, en particulier, dans une de ses plus brillantes leçons, a montré que l'usure et la fatigue constituaient pour les articulations comme pour les séreuses une imminence morbide de premier ordre. Enfin, M. Besnier est récemment encore revenu sur cette idée dans son remarquable article du *Dictionnaire encyclopédique* (1).

Mais ce qu'il y a de vraiment spécial dans notre cas, c'est que le surmenage a créé un état rhumatismal à lui seul, sans le secours du froid ou de la diathèse. Et n'allez pas croire, Messieurs, que ce fait soit isolé et constitue une rareté pathologique ;

______

(1) Voyez sur ce sujet une très remarquable étude de M. Albert MATHIEU. *Sur une forme de détermination rhumatoïde qui survient chez les rhumatisants sous l'influence de la fatigue.* Arch. gén. de médecine. Juillet 1884.

la médecine vétérinaire comme la médecine de l'homme nous en offrent, au contraire, de nombreux exemples dont je vous rapporterai les plus caractéristiques.

Un vétérinaire distingué de Chaumont-en-Vexin, M. Philippe Heu, est appelé auprès d'un cheval de quatre ans faisant le service d'un boucher, et qui, après une course, est pris d'arthrites à caractère ambulant. L'ingénieux praticien, ayant eu l'idée de l'ausculter, entendit quelques jours après un bruit de souffle cardiaque avec caractère tumultueux des battements. Après cinquante-quatre jours de maladie, l'animal succomba et l'autopsie confirma le diagnostic porté d'endo-péricardite. Et l'auteur, en rapportant ce fait, insiste sur la fréquence des arthrites redoutables à caractère ambulant avec complications cardiaques, qui surviennent chez les poulains de dix mois à deux ans qu'on attelle trop tôt et dont on exige le même travail que d'un *cheval fait* de l'âge de cinq ans.

Et ce ne sont pas seulement les travaux musculo-articulaires qui peuvent être invoqués dans l'étiologie des fluxions rhumatoïdes, mais aussi le surmenage génital, qui n'est qu'une autre forme de fatigue. A ce propos, je vous citerai l'exemple de taureaux fatigués trop jeunes par des saillies trop nombreuses, qui sont pris d'arthrites aiguës pour lesquelles ils doivent être réformés et conduits aux distilleries afin d'y être engraissés avec de la pulpe de betterave et livrés ensuite à la boucherie. M. Philippe Heu rapporte aussi l'observation d'un vigoureux taureau qui, depuis deux ans, faisait seul le service de la saillie dans un troupeau de cinquante vaches flamandes. Un matin, on le trouva mort dans l'étable ; l'autopsie révéla l'existence d'une grosse endocardite (1).

La médecine humaine est plus riche encore en exemples d'individus affectés suivant le même type, que notre malade, sous l'influence du surmenage.

Je puis vous citer, entre autres, quatre faits très précis. L'un d'eux, que vous pouvez lire dans la thèse d'agrégation de M. le docteur Carrieu (2), a trait à un serrurier qui, à la suite d'un travail extrêmement fatigant, fut pris dans les articulations du coude et du poignet, c'est-à-dire dans les articles surmenés, de douleurs et de fluxions rhumatoïdes. Dans un autre cas, c'est un chaudronnier de trente-six ans qui, après une marche forcée, voit son articulation tibio-tarsienne envahie. Le troisième fait est relatif à une domestique qui, après un trajet de quatre lieues à pied, est atteinte également de rhumatisme à l'articulation tibio-tarsienne gauche. Enfin, le dernier cas est encore plus probant. C'est celui d'une femme de chambre affectée au service de la lingerie, qui passa toute une journée à ranger de lourdes piles de linge.

---

(1) M. Bricon a publié récemment dans le *Progrès médical* (p. 107, 1885) l'autopsie d'un chat de deux ans, qui après avoir pratiqué de nombreux coïts avec quatre chattes, présenta de là dyspnée et des palpitations et mourut deux jours après. Le cœur était hypertrophié ; l'orifice auriculo-ventriculaire droit insuffisant.

(2) Carrieu. *De la fatigue musculaire.* (Thèse d'agrégation. Paris, 1878.)

Le soir venu, elle éprouvait de la douleur et du gonflement dans le poignet droit et dans les doigts du
même côté; puis, les fluxions se généralisèrent,
comme il arrive, d'ailleurs, dans tous les cas que je
viens de vous rapporter.

Il me semble, Messieurs, que voilà des faits étiologiques d'une très grande netteté, et que le lien qui
réunit la cause à l'effet est ici particulièrement serré :
le surmenage, à lui seul, peut créer des fluxions
rhumatoïdes. Mais son action nocive peut ne pas
s'arrêter là, et l'on est aussi en droit de lui imputer
certaines affections cardiaques.

C'est aux médecins anglais et américains que l'on
doit d'avoir tout d'abord mis ces faits en lumière.
Lors des guerres de la Sécession et franco-alle-
mande, les occasions de les étudier furent nombreuses. Ainsi Treadwell (1), qui observait pendant
la guerre d'Amérique, a trouvé, sur cent quatre-vingt-
dix-neuf soldats réformés pour affection du cœur,
cent cinquante-huit cardiaques par le fait de la fatigue. Fraentzel (2) insiste sur les nombreuses affections cardiaques qu'il a vu se développer dans la
guerre de 1870, après les marches forcées autour
d'Orléans. Clifford Allbutt fait remarquer le rapport
qui existe entre les fatigues exagérées et les maladies
du cœur dans la classe ouvrière : ses sujets étaient
des individus jeunes encore, n'ayant eu ni rhumatismes ni aucune autre affection qui pût être incri-

(1) TREADWELL. *Boston med. and Surg. Journal*, 1872.
(2) FRAENTZEL. *Virchow's Archiv*, 1873.

minée. Nicholson, Parkes, Mac Lean (1), Peacock (2), Da Costa (3), J. Seitz (4), etc., ont fourni nombre d'observations à l'appui de cette thèse. Enfin, sans insister davantage sur une question qui est traitée dans tous les livres classiques, vous savez quel rôle on attribue à la fatigue et à l'épuisement dans la genèse de cette grave variété d'endocardite, qu'on qualifie d'ulcéreuse ou de végétante.

Il résulte de tout ce que je viens de vous dire, d'abord que le surmenage est capable d'engendrer et des arthrites ayant de nombreux points de contact avec les arthrites du rhumatisme vrai, et des affections cardiaques; ensuite que ces arthrites et ces affections cardiaques peuvent exister à titre de manifestations isolées ou associées, sans que l'on connaisse encore le motif de cet isolement ou de cette association. Ces notions ne peuvent-elles pas s'appliquer directement à notre malade, et n'est-on pas conduit à supposer que, chez elle, c'est le surmenage qui a créé des déterminations articulaires et cardiaques contemporaines? Cette manière de voir me paraît plus conforme à la réalité des faits que celle qui consisterait à considérer ces arthrites comme du rhumatisme véritable, et cette endo-péricardite comme une complication rhumatismale.

Mais, dira-t-on, les choses se passent presque tou-

(1) Mac Lean. *British Med. Journal*, 1867.
(2) Peacock. *Med. Times and Gazette*, 1875.
(3) Da Costa. *The American Journal*, 1871.
(4) J. Seitz. *Deuts. Archiv für klin. Medicin...*, 1873.

Albert Robin. 27

jours ainsi; la détermination cardiaque est ordinairement le propre du rhumatisme vrai; elle peut entrer
en scène la première et précéder les arthrites : quant
au surmenage, il ne fait qu'engendrer, comme l'a si
bien dit M. Peter, l'état d'opportunité morbide nécessaire à l'évolution de toute maladie. Par conséquent,
votre pseudo-rhumatisme doit rentrer dans le cadre
du rhumatisme vrai; tout ce qui le distingue, c'est l'action déterminante du surmenage qui vient brutalement
stimuler une diathèse endormie. Enfin, si les articulations les plus fatiguées ont supporté les premières
l'assaut rhumatismal, c'est par la simple application
de la loi vulgaire du *pars minoris resistentiæ*.

Mais, Messieurs, pour qu'une diathèse s'éveille,
faut-il au moins qu'elle existe ! Et la plus sévère enquête nous a démontré que, dans le cas actuel, elle
n'existait pas. Si l'expression rhumatisme articulaire aigu est indissolublement liée à l'idée de diathèse, on est nécessairement forcé d'admettre ou que
notre malade ne doit pas être classée dans le rhumatisme vrai ou que le surmenage est capable de
donner naissance à la diathèse rhumatismale. Comme,
d'un autre côté, la marche clinique du pseudo-rhumatisme de surmenage ne reproduit pas exactement
le type classique du rhumatisme vrai, que le désaccord porte sur des éléments essentiels de la maladie,
qu'il s'agisse des symptômes locaux ou généraux, ne
serait-ce pas forcer les analogies que de qualifier de
rhumatisme vrai une affection qui diffère absolument
de celui-ci par son étiologie et qui s'en sépare encore

par son mode d'évolution et d'expression cliniques?

Il serait du plus haut intérêt de savoir exactement ce que deviendra notre malade; on pourrait ainsi avoir un élément de plus pour la solution du problème que je viens de poser. Il est hors de doute, en effet, que cette distinction entre le rhumatisme vrai et le pseudo-rhumatisme de surmenage tomberait à l'instant, si les malades, frappés une première fois par celui-ci, éprouvaient dans la suite de nouvelles manifestations articulaires, sous l'influence du froid, par exemple. Mais je n'ai pas jusqu'à présent de quoi baser un jugement plausible, de sorte que l'existence de notre pseudo-rhumatisme restera en suspens tant que ce desideratum ne sera pas rempli.

Je voudrais maintenant tenter de vous expliquer le mécanisme à l'aide duquel le surmenage peut conduire au pseudo-rhumatisme. La tâche est assez difficile, car les nombreux documents sur la fatigue, qu'on trouve disséminés dans la science, n'ayant pas été réunis dans le but que nous poursuivons, manquent de cohésion ou se rapportent à des particularités sans intérêt pour le pseudo-rhumatisme. Cependant, en faisant une synthèse des faits acquis, on peut concevoir sa *pathogénie* de la manière suivante :

La première série de phénomènes produits par le surmenage consiste dans des modifications des échanges généraux, lesquelles dérivent surtout de la suractivité de la nutrition musculaire. Un muscle en travail donne naissance à des matières extractives diverses et à de l'acide lactique dont la proportion croît en raison du travail produit. C'est même sur cette production exagérée de l'acide lactique qu'on a édifié toute une théorie humorale du rhumatisme dont l'acide lactique serait la matière morbifique ; à cette théorie, il manque deux choses principales : d'abord, la constatation irrécusable de l'acide lactique en excès chez les rhumatisants, ensuite l'explication du mode suivant lequel cet acide pourrait déterminer des accidents rhumatismaux. Laissons donc l'acide lactique de côté, et retenons seulement en bloc l'excès d'extractifs jetés dans la circulation, à la suite d'un trouble profond et continu de la nutrition musculaire.

Pendant que ces actes s'accomplissent dans la nutrition générale, une deuxième série de phénomènes ont lieu du côté des jointures et des divers appareils de frottement. Il y a là une suractivité locale des échanges, facile à comprendre, et qui altère profondément la synovie. Frerichs a fait sur ce point des observations utiles et qui peuvent ainsi se résumer : chez les animaux surmenés, la synovie des grandes articulations subit d'importantes modifications ; sa quantité diminue en même temps qu'elle-même devient plus épaisse, plus dense et plus tenace ; sa richesse en globules blancs augmente très notablement, tandis que les matériaux solides inorganiques diminuent. Enfin, la synovine et les matières extractives subissent une très appréciable augmentation.

Donc, d'une part, un vice dans les échanges généraux ; d'autre part, une altération locale de la nutrition articulaire, créant un lieu de moindre résistance dans les articles surmenés, tels sont les seuls éléments pathogéniques qu'il nous soit permis de relever, et vous avouerez avec moi que, s'ils donnent une idée générale du processus, ils sont insuffisants pour l'éclairer dans tous ses détails.

L'étude du cas si curieux que je viens de vous décrire ne constitue encore qu'un cadre dont le tableau complet ne saurait être parachevé qu'à l'aide de faits nouveaux. A côté de cette observation type doivent se présenter certainement des espèces cliniques variables et diverses, et tout ce qui touche le *pronostic* et la *thérapeutique* doit être réservé jusqu'au moment où nous serons en mesure d'envisager la maladie dans ses modes particuliers d'expression. Aujourd'hui, retenons seulement le fait clinique avec son étiologie si frappante et sa symptomatologie toute personnelle, et bornons-nous à ouvrir une nouvelle tête de chapitre dans l'ordre des pseudo-rhumatismes.

DIX-SEPTIÈME LEÇON

DE LA SYPHILIS AMYGDALIENNE A FORME DIPHTHÉROIDE

I

Les manifestations syphilitiques de l'isthme du gosier donnent fréquemment lieu à des erreurs de diagnostic. — Dans notre cas, la première impression fut celle d'une angine diphthéritique. — Description des plaques de l'arrière-bouche et du palais. — Éruptions cutanées et vulvaires nettement syphilitiques. — Motifs qui font repousser l'idée d'une angine diphthéritique chez une syphilitique. — On conclut à une affection syphilitique de l'isthme du gosier.

MESSIEURS,

Je vous ai prié tout à l'heure de vous arrêter au n° 22 de la salle Laënnec pour examiner l'arrière-gorge de la jeune fille qui occupe ce lit. Aucun de vous, sans doute, ne s'est mépris sur la nature spécifique de ce mal de gorge dont elle souffre, et vous avez reconnu, à sa teinte opaline et à ses autres caractères, la manifestation syphilitique secondaire qui porte le nom de « plaque muqueuse ». Et vous vous êtes probablement demandé pourquoi je vous avais engagé avec tant d'insistance à étudier un cas qui, à l'heure actuelle, ne présente que les signes d'une lésion banale de la syphilis.

C'est que ce diagnostic, si facile aujourd'hui que

personne ne s'y tromperait, a été d'une certaine difficulté quand la malade s'est présentée à nous pour la
première fois. Les plaques muqueuses que vous voyez
si nettement n'avaient pas l'apparence classique qui
les rend maintenant si reconnaissables ; même, une
erreur temporaire a été commise, et c'est pourquoi je
voudrais profiter de la présence de cette jeune fille
dans nos salles pour attirer votre attention sur quelques-unes des erreurs de diagnostic auxquelles la
syphilis de l'isthme du gosier peut donner lieu.

L'histoire de notre malade constitue l'exemple le
plus frappant que je puisse mettre sous vos yeux.

Le 27 août dernier, elle se présentait à la consultation de la Pitié. Le chef de clinique, M. le docteur
Juhel-Rénoy, qui la vit le premier, me décrivit son
état ainsi qu'il suit : la malade était assise sur un
banc, comme affaissée sur elle-même, et quand vint
son tour, elle eut peine à se lever et à faire les quelques pas qui la séparaient de nous. Encore fallut-il
qu'on l'aidât et qu'on la soutînt, sans quoi elle fût
certainement tombée. Sa figure était d'une extrême
pâleur ; elle parlait bas, d'une voix entrecoupée et à
timbre nasonné, se plaignant d'avoir de la fièvre et
mal à la gorge depuis cinq à six jours. A l'inspection
du pharynx, on voyait un exsudat qui couvrait les
deux amygdales, la luette et une partie du voile du
palais. Cet exsudat, blanc grisâtre, couenneux, d'aspect cohérent, avait absolument l'aspect diphthéritique.

Les ganglions sous-maxillaires et parotidiens étaient

douloureux et engorgés au point de produire une légère déformation de ces régions. L'anorexie était absolue, la fièvre vive, le pouls fréquent et petit ; et malgré la température extérieure et la fièvre, les parties découvertes étaient presque froides.

En présence de cet état général, de ces pseudo-membranes de l'arrière-bouche, M. Juhel-Rénoy, qui voyait cette pauvre femme habillée, le cou perdu dans des foulards de laine, déclara aux assistants qu'on se trouvait en présence d'une angine diphthéritique et fit isoler la malade.

Quand je la vis le lendemain matin, la situation s'était déjà quelque peu modifiée ; d'abord, la fièvre était tombée (37°,8), et si la face avait gardé sa pâleur, si la voix restait toujours faible et nasonnée, si les ganglions du cou faisaient saillie à l'œil, l'état général cependant n'offrait plus l'aspect de haute gravité qui avait frappé la veille M. Juhel-Rénoy. En outre, la malade étant découverte, nous eûmes à notre disposition le moyen de rectifier immédiatement le diagnostic primitivement porté, lequel, d'ailleurs, avait été modifié également par mon chef de clinique.

J'examinai la gorge. Sur la face antérieure de l'amygdale droite existait une plaque blanc-grisâtre, qui s'étendait sur le pilier antérieur du voile palatin. A gauche, l'amygdale tout entière était tapissée par une pseudo-membrane blanchâtre, épaisse et paraissant cohérente. De ce même côté, l'arcade qui sépare la luette de l'amygdale était recouverte par une plaque assez étendue pour entourer en partie la luette qu'elle enchâssait à moitié. Enfin, il y avait sur le voile du palais une quatrième plaque séparée des précédentes par un espace de 2 millimètres environ ; celle-ci était ovalaire, avec les dimensions d'une pièce de vingt centimes, et formée d'une pellicule membraneuse assez mince pour qu'il fût possible de voir qu'au-dessous d'elle la muqueuse était exulcérée. Cette plaque paraissait d'origine plus récente que les autres ; du moins M. Juhel-Rénoy ne se souvenait pas de l'avoir constatée lors de son premier examen.

Toutes les plaques que je viens de vous décrire n'étaient pas aussi isolées que dans ma description, sauf cependant la plaque palatine. En observant avec attention, on voyait entre elles comme des tractus opalins ; mais leurs bords étaient réguliers, légèrement surélevés sur les parties voisines, qui avaient pris à leur niveau une teinte rosée plus foncée.

L'aspect de ces plaques n'était pas seulement diphthéroïde, mais encore nettement diphthéritique, et si quelque distinction pouvait être tentée, ce n'était qu'au prix d'un examen beaucoup plus minutieux que je me proposais de faire, quand j'aperçus, au niveau du triangle sus-claviculaire gauche, une grosse papule cuivrée dont les bords portaient cette fine desquamation connue sous le nom de collerette de Biett. Découvrant alors la malade, nous constatâmes que son thorax et son abdomen étaient couverts de macules rouge-pâle, donnant à la peau une apparence marbrée plus visible encore quand on se plaçait à contre-jour. Il était donc hors de doute que nous nous trouvions en présence d'une éruption syphilitique secondaire.

Au niveau de la région vulvaire, il y avait un grand foyer de plaques cutanéo-muqueuses qui, par le fait de l'humidité de la région ou de l'incurie de la malade, avaient pris un développement exagéré et se présentaient sous l'aspect de condylômes. Dans les aines, on percevait l'existence d'une pléiade ganglionnaire caractéristique.

Un premier point restait acquis et indiscutable, c'était une syhilis secondaire reconnaissable à tous ses caractères. Il ne s'agissait plus que de rechercher si les accidents gutturaux qui avaient tout d'abord frappé l'attention dépendaient ou non de cette syphilis, et dans le cas affirmatif, de déterminer à quel titre ils devaient être rattachés à celle-ci.

Pouvait-on songer, tout d'abord, à une *diphthérie survenue chez une syphilitique?* Au premier aspect, l'état général, l'engorgement ganglionnaire, l'apparence des plaques de la gorge donnaient une certaine créance à cette manière de voir. Mais l'état général, qui paraissait si sérieux la veille, s'était fort heureusement modifié depuis vingt-quatre heures, en même temps que les plaques amygdaliennes augmentaient de nombre et d'étendue, ce qui constitue un premier désaccord d'une certaine importance. Puis la malade accusait de l'appétit et demandait à manger. D'un autre côté, l'examen local révélait dans la manière d'être des lésions gutturales

des particularités qui n'appartiennent pas à la diphthérie. C'était, en premier lieu, cette plaque palatine,
isolée, recouvrant une ulcération manifeste : or, la
diphthérie se cantonne à l'isthme du gosier, la paroi
postérieure du pharynx, le voile du palais, mais atteint
rarement la portion dure de la voûte palatine, tandis
que la plaque à laquelle je fais allusion s'étendait jusque sur l'os palatin. En outre, cette plaque était légèrement exulcérée et recouverte d'un enduit grisâtre ;
on eût dit que la muqueuse avait été touchée à ce
niveau avec un crayon de nitrate d'argent. Enfin, si
l'enduit qui tapissait l'isthme du gosier présentait à
l'œil la couleur, la cohérence, l'épaisseur d'une membrane diphthéritique, on était tout étonné, en le touchant avec le doigt ou avec un pinceau, de voir que
cette apparence était vaine et que l'enduit se détachait
facilement, sous forme de petits grumeaux, comme
ces enduits pultacés que vous connaissez tous.

La conclusion qui se dégageait de cet ensemble
était formelle : notre malade était atteinte d'une *angine syphilitique* particulière ; et si les caractères que
je viens de vous rappeler avaient laissé subsister
quelque doute, l'éruption cutanée, les plaques muqueuses vulvaires faisaient cesser toute hésitation.

II

Est-ce un accident primitif ? Étude du chancre amygdalien. — Son
histoire. — Sa rareté. — Sa durée. — Mode de contagion : rapports anormaux ; chancre tonsillaire honnête ; mécanismes du
baiser et de la déglutition. — Caractères du chancre tonsillaire et
variétés d'aspect ; troubles fonctionnels. — Erreurs de diagnostic
commises. — Éléments du diagnostic. — L'étude des anamnestiques aussi bien que l'examen direct font repousser l'hypothèse
du chancre amygdalien.

Mais quelle était cette angine syphilitique? S'agis-
sait-il d'un accident primitif ou de plaques muqueuses
ayant pris un aspect diphthéroïde?

Cette question, Messieurs, m'amène à vous parler
de ces deux manifestations de la syphilis de la gorge.

Ne vous étonnez pas si je soulève l'hypothèse d'un
chancre amygdalien, car cet accident primitif a souvent
donné lieu à des erreurs de diagnostic qu'on ne
saurait imputer à l'ignorance des médecins, mais
bien aux apparences trompeuses que cet accident
revêt trop souvent quand il siège à l'isthme du gosier.
C'est ainsi qu'on a pu confondre le chancre amygdalien avec une angine gangréneuse, un épithélioma,
enfin avec une angine diphthéritique, ce qui nous
intéresse tout particulièrement.

Le chancre de l'amygdale n'est pas encore très bien
connu. Nié par Velpeau, absent des statistiques imposantes de Melchior Robert, Mac-Carthy, Clerc, etc.,
il est soupçonné par Ricord, Martellière, Cullerier,
etc., et décrit magistralement par Diday, qui en

rapporte du premier coup huit observations et étudie son évolution et les difficultés de son diagnostic. Dès lors, tous les auteurs en parlent ; aussi, vous signalerai-je seulement, parmi les travaux les plus récents, la belle description qu'en donne M. Mauriac et l'intéressant mémoire que M. Legendre a publié en 1884 dans les *Archives de Médecine*.

C'est un accident rare et qui n'appartient pas exclusivement à la femme, comme on le croyait jadis, alors qu'on pensait que le chancre ne pouvait se montrer en un siège aussi insolite qu'à la suite d'un coït anormal. La statistique de Diday établit une proportion égale entre les hommes et les femmes, 4 contre 4 ; celle de Legendre donne 7 hommes contre 6 femmes. Cependant, pour Diday, cette rareté ne serait qu'apparente, car le chancre amygdalien échappe souvent au malade ou est mal interprété par le médecin dont l'attention n'est pas mise en éveil. Aussi, quand l'accident primitif manque aux lieux d'élection, ne doit-on jamais négliger l'examen de l'isthme du gosier.

Ordinairement, il est solitaire, et je n'ai rencontré qu'une observation où il fut multiple ; c'est celle d'un jeune homme du service de M. Mauriac, porteur de six chancres syphilitiques dont un sur chaque amygdale.

Pour Diday, la durée du chancre tonsillaire serait plus courte que celle des accidents primitifs qui siègent en d'autres régions. Ainsi il n'aurait pas duré plus d'un mois et demi, même dans un cas où il était phagédénique. En relevant les observations dans lesquelles la durée a été notée, je trouve quatre à cinq semaines. Dans un cas de Legendre, cependant, ce chancre dura six semaines sans qu'aucune complication ait pu donner la raison de cette longue durée. Vous verrez tout à l'heure comment ces notions sont applicables au diagnostic particulier de notre malade.

Le mode de contagion qui donne naissance au chancre tonsillaire a fait l'objet d'intéressantes discussions. On pourrait croire *a priori* que l'inoculation du virus dans les amygdales résulte ordinairement de rapports contre nature, tels que le coït *ab ore*. Et, de fait, cette étiologie a été constatée plusieurs fois d'une manière indiscutable. Mais s'il en était toujours ainsi, nul doute que ce chancre ne fût plus fréquemment rencontré et surtout qu'il n'affectât d'une façon plus élective le sexe féminin, et vous avez vu que la statistique prouve le contraire. Retenez donc que cette cause existe, mais qu'elle n'est pas la seule. Il y a un chancre tonsillaire honnête, Messieurs, et quoique cet accouplement de mots semble au moins étrange, il paraît hors de doute, d'après les observations connues, qu'une aïeule a pris un chancre de son petit-fils syphilitique qu'elle embrassait imprudemment sur les lèvres, et qu'une nourrice peut être contaminée en amorçant le biberon de son nourrisson porteur de plaques muqueuses.

Le mécanisme du baiser, invoqué par Diday, et qui s'opère par un procédé qui tient à la fois de la succion et de l'aspiration, ne me paraît devoir être invoqué que dans le cas de ces baisers profonds et prolongés où la succion alternative de la langue est pratiquée par les deux sujets qui s'y livrent, ou dans les faits comme celui de Gibert, où une jeune fille subit l'embrassement d'un soldat syphilitique qui lui enfonça sa langue dans la bouche.

Il est plus rationnel, ce me semble, d'admettre que pendant la déglutition de la salive imprégnée de virus syphilitique, celui-ci peut se déposer sur une exulcération de l'amygdale, qui, par sa structure anatomique, est admirablement disposée pour servir de réceptacle, les cryptes qui couvrent sa face interne favorisant le séjour des liquides qui viennent à leur contact. C'est probablement par ce mécanisme que se produisent les contagions médiates par les objets usuels qui passent de l'un à l'autre sans nettoyage préalable, tels que cuillers, pipes, verres, etc. Il en est de même du chancre tonsillaire observé par Rollet chez les souffleurs de verre. Quant à l'observation relatée par Knight d'un neveu qui contagionna sa tante par l'intermédiaire d'une poudre dentifrice, elle paraît prêter à des commentaires qu'il est inutile de développer.

En thèse générale, le chancre amygdalien présente les caractères suivants : c'est tantôt une érosion légère, n'ayant que la très faible profondeur d'une plaque muqueuse exulcérée, accompagnée d'un léger gonflement de la région sous-maxillaire, comme dans le cas de ce négociant dont Diday rapporte l'histoire ; tantôt c'est une tuméfaction plus ou moins diffuse de la tonsille dont la couleur est devenue rouge-sombre ou carminée, et qui est couverte de petites ulcérations finement granulées, tandis que sa consistance donne au doigt la sensation d'une masse dure et résistante. Enfin, dans d'autres cas, c'est une ulcération profonde et comme anfractueuse, à fond grisâtre ou pultacé, bordée par une muqueuse tuméfiée, rouge, indurée, qui forme quelquefois autour de la cavité un bourrelet œdémateux.

Les troubles fonctionnels sont peu marqués; ils se résument en un peu de gêne, sinon de douleur, un très léger nasonnement et quelquefois une diminution de l'acuité auditive. L'haleine est très fétide. Diday insiste sur les symptômes généraux qui étaient très accentués chez deux de ses malades et se caractérisaient par de la fièvre, des symptômes adynamiques, de la prostration, de la fréquence avec petitesse du pouls : il est juste de remarquer que ces deux cas se rapportent précisément à la période de progrès de chancres amygdaliens devenus phagédéniques. J'ajouterai enfin que si le retentissement ganglionnaire paraît constant, il varie beaucoup dans son intensité et dans son étendue, suivant les observations. Diday a remarqué qu'il était plus douloureux que l'engorgement inguinal consécutif aux chancres génitaux.

Il vous semble peut-être qu'avec la connaissance de ces trois types vous poserez facilement le diagnostic. N'en croyez rien, Messieurs, car si l'on peut rapprocher théoriquement de ces variétés la plupart des cas particuliers, dans la pratique le diagnostic du chancre tonsillaire est rendu souvent fort laborieux par les caractères extérieurs de la lésion, l'absence ou l'exagération des signes fonctionnels et des symptômes généraux, enfin par les dénégations des malades.

Je ne puis entrer dans le détail des erreurs de diagnostic commises ; retenez seulement que parfois c'est un tableau qui simule la diphthérie, comme dans cette observation de Legendre, où pendant huit jours le diagnostic resta en suspens. Tantôt on croit avoir affaire à une angine gangréneuse, comme dans le cas de M. Laboulbène ; tantôt on diagnostique un épithélioma, comme dans le cas de Merklen ; tantôt, enfin, le chancre prend l'apparence d'une gomme ulcérée, ainsi que l'a constaté M. Launois chez un malade du service de M. Duguet.

Ce n'est donc pas seulement d'après les caractères de coloration, de forme, d'étendue, de profondeur de la lésion que vous pourrez établir votre diagnostic. Ces éléments ne devront intervenir qu'à titre de renseignement, à moins qu'ils ne se présentent d'emblée avec un aspect caractéristique, ce qui est exceptionnel. Mais vous devrez d'abord soigneusement interroger le malade au point de vue de ses antécédents, et retourner dans tous les sens le difficile problème de la contagion. Puis, introduisant l'index dans la bouche, vous chercherez à percevoir l'induration, la rénitence, qui constituent dans toute région un bon signe du chancre infectant. Au besoin, vous tenterez de palper l'amygdale entre deux doigts. L'unilatéralité de la lésion, l'adénopathie en forme de pléiade, le peu d'intensité des phénomènes douloureux, la nature pultacée et friable des détritus qui couvrent la surface de l'ulcération, voilà autant d'éléments que vous ferez intervenir quelquefois d'une manière décisive.

Maintenant que vous connaissez dans ses lignes principales la physionomie du chancre amygdalien, vous pouvez concevoir déjà les motifs qui m'ont fait repousser son existence chez notre malade. Aussi bien, le doute n'avait pas été de longue durée, car les antécédents très précis que j'ai pu recueillir s'accordaient trop nettement avec les symptômes locaux et fonctionnels des lésions amygdaliennes pour qu'une confusion fût possible.

Ainsi, la malade n'avait eu dans sa vie qu'un seul rapport sexuel, dont elle précisait la date : c'était le 15 avril. En prenant un mois pour l'incubation et la plus longue durée constatée du chancre amygdalien, soit deux mois et demi, on n'obtient qu'un total de trois mois et demi, tandis qu'il s'est écoulé quatre mois et six jours entre le jour de la contamination et l'apparition du mal de gorge qui amena la malade dans nos salles. Cette première constatation juge déjà la question, mais j'ai à vous fournir des preuves encore plus convaincantes. C'est le 1ᵉʳ août, c'est-à-dire 107 jours après la contamination, qu'en sortant du bain elle s'aperçut que sa peau était comme marbrée ; huit à dix jours plus tard, elle remarqua pour la première fois qu'elle avait des boutons aux parties génitales, à la face interne et supérieure des cuisses. Vers la même époque, elle eut des démangeaisons et des croûtes dans la tête, et s'aperçut que ses cheveux, qui sont fort beaux, tombaient en abondance. Le mal de gorge ne vint qu'après tout cela, cinq à six jours avant son entrée à l'hôpital, soit vers le 21 août.

Voilà pour les antécédents. Quant aux symptômes locaux, l'étendue de la lésion et sa configuration, qui se rapporteraient à quatre chancres différents, l'absence totale d'induration, la détersion facile de l'amygdale, l'apparition contemporaine de plaques muqueuses génitales, s'associaient aux documents fournis par les antécédents pour faire rejeter définitivement le chancre amygdalien.

III

Il s'agit de plaques muqueuses diphthéroïdes. — Arguments tirés de la marche et de l'évolution. — C'est un accident qui n'est pas très fréquent. — Éléments du diagnostic. — Anatomie pathologique. — Traitement. — Conclusion.

Vous vous rappelez, messieurs, que j'avais soulevé deux hypothèses. Celle du chancre tonsillaire étant écartée, il ne nous restait plus à examiner que celle des *plaques muqueuses diphthéroïdes*. Ce fut, vous le savez, la conclusion à laquelle je m'arrêtai. Tout s'accordait pour la légitimer : ces plaques s'étaient montrées en pleine évolution secondaire de la syphilis, suivant de quelques jours l'éruption des syphilides génitales ; enfin, peu de jours après l'entrée de la malade, elles s'étaient détergées, l'exsudat diphthéroïde avait disparu, et les plaques avaient repris l'aspect classique que vous constatez aujourd'hui.

Nous avons recherché en vain la trace de l'accident primitif, mais cet insuccès ne saurait servir d'argument contradictoire devant la précision des preuves que j'ai apportées à l'appui de mon diagnostic. On sait, d'ailleurs, combien difficile et souvent vaine est cette investigation.

Mais revenons un instant sur cette apparence diphthéroïde des plaques muqueuses. Ce n'est point une particularité fréquente, tant s'en faut, et si très habituellement les plaques muqueuses de la gorge, surtout quand elles tapissent complètement l'isthme du gosier, n'ont plus leur aspect opalin normal, mais prennent une teinte blanc-grisâtre plus accentuée, due à un léger exsudat, il est exceptionnel de voir cette teinte et cet exsudat revêtir si bien le caractère de la diphthérie qu'il est possible de leur imposer l'épithète de diphthéroïdes. Les syphiliographes décrivent fort bien la première de ces modalités, mais c'est à peine si quelques-uns d'entre eux (Fournier) signalent, par une courte phrase, cet état diphthéroïde que je vous ai décrit.

Une des rares observations que j'aie rencontrées est celle de MM. Barthélemy et Balzer. Il s'agissait d'une vigoureuse campagnarde de 22 ans, ayant contracté depuis plusieurs mois, à Paris, une syphilis dont elle présentait les accidents secondaires non douteux. En examinant la gorge, on vit les amygdales assez volumineuses et recouvertes de plaques grisâtres, épaisses, confluentes, qui simulaient, à s'y méprendre, les fausses membranes de la diphthérie, de sorte qu'au point de vue objectif, il était fort difficile de prendre parti, la malade ayant aussi une fièvre assez vive.

La présence d'autres syphilides érosives et opalines dans la cavité buccale, l'absence de ganglions sous-maxillaires, l'impossibilité de trouver dans l'urine trace d'albumine en dépit d'une lésion locale aussi intense, la marche et la durée même des accidents qui persistèrent sans que l'état général s'aggravât, enfin l'action du traitement, furent les véritables éléments du diagnostic. Ajoutez à ce tableau le caractère pultacé de l'exsudat qui s'écrase sous le doigt, malgré son apparente cohésion, le siège de certaines plaques dans des régions que, d'ordinaire, la diphthérie envahit peu, et vous aurez l'ensemble des caractères distinctifs les plus probants qu'il me soit possible de fournir dans l'état actuel de la science.

Malgré ces éléments de distinction, vous aurez souvent encore le droit d'hésitation, d'autant que l'*histologie pathologique* des pseudo-membranes n'a pas encore donné de résultats définitifs.

Comme le dit M. Balzer dans son article « Syphilis (1) », on n'est pas fixé sur la question de savoir s'il s'agit là de pseudo-membranes formées à la surface des plaques muqueuses ou de modifications du revête-

____

(1) Balzer. Dictionnaire de médecine et de chirurgie pratiques, article *Syphilis*.

ment épithélial. L'exsudat est formé de globules de
pus et de cellules épidermiques atrophiées ou cavi-
taires. Sans nier la constance de la fibrine, Cornil
croit que le réticulum fibrillaire est en grande partie
formé par les prolongements rameux des cellules en
voie de destruction : « Sur une coupe, on trouve
« d'abord une première couche formée de cellules
« cornées en voie d'atrophie avec beaucoup de fines
« spores, d'algues microscopiques. On trouve au-des-
« sous un réticulum fibrillaire très élastique qui a été
« considéré par Ch. Robin comme étant fibrineux. »

En résumé, les couches épidermiques, transformées
et dissociées par la suppuration, s'affaissent et se tas-
sent à la surface de ces plaques muqueuses de manière
à former une membrane qui peut englober parfois
un peu de fibrine.

Le *traitement* employé a eu un succès rapide. Quelques gargarismes détersifs, des attouchements avec
la solution de nitrate d'argent à 2 p. 100, trois pilules
d'iodure d'hydrargyre de 0 gr. 03, associé à l'extrait
thébaïque et à l'extrait de quinquina, et nous sommes
rentrés dans la syphilis normale. Aujourd'hui, la vaste
éruption des organes génitaux s'est atténuée déjà dans
d'incroyables proportions, et vous ne voyez plus dans
la gorge que la plaque muqueuse banale. La plaque
voisine du palais est en pleine voie de guérison.

En résumé, Messieurs, si chez notre malade le diagnostic a été rendu facile par la coexistence des manifestations muqueuses et cutanées, si la nature de la
lésion syphilitique elle-même n'a pas fait l'objet d'un

doute, tant étaient précis les renseignements anamnestiques, vous avez pu cependant vous rendre compte de l'intérêt des cas analogues et des difficultés d'appréciation qu'ils peuvent présenter. Que votre attention reste éveillée sur les faits dont il s'agit, et n'oubliez pas que de l'accident primitif à la manifestation tertiaire si bien étudiée par M. Mauriac, la syphilis amygdalienne peut donner lieu à des incertitudes de diagnostic que vous éviterez le plus souvent par un examen minutieux du malade.

DIX-HUITIÈME LEÇON

DE L'HÉMATOME TRAUMATIQUE DE LA DURE-MÈRE, ET DES INDICA-
TIONS FOURNIES PAR LA CHIMIE BIOLOGIQUE DANS LE DIA-
GNOSTIC ET LE PRONOSTIC DES AFFECTIONS CÉRÉBRALES.

I

Histoire d'un cas de monoplégie brachiale survenue à la suite d'une
contusion avec plaie du crâne du côté opposé à la paralysie. —
La plaie siège au niveau du tiers moyen de la circonvolution pariétale ascendante. — Évolution clinique de cette monoplégie et
des accidents qui l'accompagnaient.

MESSIEURS,

Vous avez vu, le 5 août dernier, au n° 27 de la salle
Jenner, un journalier de quarante-deux ans, étendu
sur le dos, immobile, la figure muette et paraissant
indifférent à tout ce qui l'entourait. A grand'peine, je
parvins à lui arracher quelques syllabes entre-
coupées ; il semblait saisir très confusément le sens
des questions que je lui adressais, et les sons indistincts
qui figuraient ses réponses avaient un caractère
comme automatique. Évidemment, ses facultés intellectuelles étaient profondément atteintes.

On nous apprit que, trois jours auparavant, cet individu, habituellement sobre, avait fait de fortes libations
à l'occasion d'un chagrin de ménage. Quand il quitta

le cabaret, sa démarche était si mal assurée qu'un camarade dut l'aider à regagner son logis. L'escalier était noir, glissant ; l'homme titubait à chaque marche ; à la dernière, il fit un faux pas qui compromit tout à fait son équilibre, et il vint rouler lourdement, de marche en marche, jusqu'au seuil de l'escalier.

En revenant à lui après un laps de temps qu'il est fort difficile d'apprécier, mais qui paraît avoir été au moins d'une heure, il éprouvait une vive douleur au bras droit et à la tête. Le coude et la partie latérale externe de ce bras étaient, en effet, fortement contusionnés ; et le palier était couvert du sang qui s'échappait encore assez abondamment d'une plaie située sur la région pariétale droite du cuir chevelu.

Dégrisé, mais encore étourdi, notre homme se releva sans effort et monta l'escalier pour rentrer chez lui. Alors, pendant ce court trajet, il sentit que son bras gauche s'engourdissait d'une manière étrange et devenait plus lourd : au moment où il venait de rentrer chez lui, la paralysie était déjà complète, et son bras pendait inerte à son côté.

Peu après, survenait une céphalalgie violente, accompagnée d'éblouissements, d'étourdissements, de nausées et d'un indéfinissable malaise ; la connaissance, un instant revenue, s'obscurcissait de nouveau ; puis le malade tomba dans une sorte d'état comateux, coupé de temps à autre par un peu d'agitation et l'émission de sons inarticulés.

Au bout de deux jours, comme son état ne se modifiait nullement, on se décida à le transporter à l'hôpital, où, par erreur, il fut conduit dans nos salles.

Voici ce que je constatai le lendemain matin : Il existait sur le cuir chevelu, dans la région pariétale droite, une plaie de 3 centimètres environ de longueur, ayant une bonne apparence, et paraissant devoir se réunir par première intention. L'examen de la région pratiqué directement et à l'aide d'un stylet de trousse ne révélait, au-dessous de la plaie, ni enfoncement du crâne, ni solution de continuité.

Quoique cette constatation fût déjà une forte présomption contre l'hypothèse d'une fracture directe du crâne, il existait un symptôme qui nous forçait à rester un instant sur la réserve, c'était l'existence d'une vaste ecchymose à la paupière inférieure. Mais je m'empresse d'ajouter que cette ecchymose siégeait à gauche, c'est-à-dire du côté opposé à la plaie crânienne, et qu'enfin, fait significatif, la pommette du côté gauche portait également une tache ecchymotique qui me parut suspecte à bon escient, comme vous l'allez savoir. Enfin, du même côté gauche, l'œil portait une ecchymose sous-conjonctivale.

Mais la femme du malade nous apprit que, le jour même de sa chute, elle s'était querellée avec lui avant son départ pour le cabaret, et que ces trois ecchymoses étaient la trace de deux vigoureux coups de poing dont l'un avait atteint l'œil, et l'autre frappé la pommette. En outre, il n'y a pas eu d'hémorrhagie ou d'écoulement quelconque, ni par l'oreille, ni par la bouche, et l'examen du pharynx permet de constater son intégrité.

Les muscles des yeux ne sont le siège d'aucune paralysie ; les pupilles sont normales ; il n'existe pas non plus de paralysie faciale.

En revanche, le membre supérieur gauche est totalement paralysé. Quand on le soulève, il retombe lourdement sur le lit : quand on ordonne au malade de le remuer, il ne parvient pas à lui faire exécuter le plus rudimentaire mouvement. La sensibilité est intacte, mais certainement retardée.

Le membre inférieur avait conservé toute sa mobilité. Il s'agissait bien là d'une paralysie vraie et non d'une impotence due aux contusions de la chute ; les contusions produites par celle-ci siégeaient sur le bras droit qui était douloureux, mais dont les mouvements s'accomplissaient facilement, et il n'existait sur le bras gauche paralysé aucune ecchymose, aucune trace de contusion. La chute avait eu lieu manifestement sur le côté droit, comme en témoignaient la plaie crânienne et l'état du bras droit. Quant aux ecchymoses de la face, vous venez d'entendre l'explication qu'il convenait de leur donner.

Les organes des sens, étudiés tour à tour, ne présentaient absolument aucun symptôme.

La température était à 37°,4. Le pouls plein, mais ralenti, battait 52 pulsations par minute. Pas de garde-robe depuis deux jours. L'urine ne renfermait ni sucre, ni albumine.

En présence de tous ces symptômes et de cette étiologie précise, on pouvait poser provisoirement le diagnostic suivant : *Monoplégie brachiale succédant à une contusion avec plaie du crâne du côté opposé à la paralysie.*

Cette plaie, en apparence quelconque, avait un siège qui n'était probablement pas indifférent à cette paralysie si localisée ; aussi, je recherchai de suite, par des mensurations exactes, à quel point précis du cerveau la plaie pouvait correspondre.

En prenant pour point de repère la partie supérieure de l'apophyse orbitaire, c'est-à-dire un point correspondant à l'angle externe et supérieur de l'orbite, j'ai mené d'avant en arrière une ligne horizontale ; puis, partant de la plaie, j'ai abaissé une perpendiculaire sur cette horizontale. Le point d'intersection des deux lignes se trouvait à 13 centimètres de l'apophyse orbitaire, et la plaie du cuir chevelu était exactement à 4 centimètres au-dessus de la ligne horizontale.

Ce point, déterminé sur la surface osseuse, correspond à quel département des circonvolutions cérébrales ?

D'après M. Just Lucas-Championnière, qui a judicieusement mis à profit un procédé déjà indiqué par M. Broca, pour la recherche de la troisième circonvolution frontale (1), si l'on tire de l'apophyse orbitaire externe une ligne horizontale dirigée en arrière et longue de 7 centimètres et demi, puis qu'à l'extrémité de cette ligne on élève une perpendiculaire de 3 centimètres de hauteur, l'extrémité de cette dernière ligne

____

(1) BROCA. Revue d'anthropologie, 1876, p. 242.

correspond à la partie inférieure du sillon de Rolando, tandis que l'extrémité supérieure de ce sillon, dont la direction est oblique en haut et en arrière, se trouve placée à 4 centimètres et demi en arrière du plan bi-auriculaire.

Nous n'avons pu fixer d'une manière précise l'extrémité supérieure du sillon de Rolando, n'ayant pas à notre disposition l'équerre flexible auriculaire qui permet de déterminer exactement le plan bi-auriculaire à 4 centimètres et demi en arrière duquel se trouve le sommet du sillon rolandique, d'après les mensurations de Broca. Toutefois, il nous a été possible de tracer, d'une manière approximative, le trajet de la scissure, en partant de son extrémité inférieure bien reconnue, et en tirant une ligne oblique en haut et en arrière, suivant l'inclinaison habituelle de ce sillon. Nous nous sommes assurés de cette façon que la plaie du cuir chevelu répondait à la circonvolution pariétale ascendante et, plus précisément, à l'union de son tiers moyen avec son tiers supérieur.

David Ferrier, dans ses retentissantes recherches sur les localisations cérébrales chez le singe, a montré, vous le savez, que la partie moyenne des circonvolutions frontales et pariétales ascendantes pouvait être regardée comme un centre moteur des mouvements des membres supérieurs. Depuis lors, M. Charcot et ses élèves ont prouvé que la clinique sanctionnait cette localisation : il était donc légitime de rapprocher dans notre observation la monoplégie brachiale gauche du siège si caractéristique de la plaie de tête, et de conclure à une relation de cause à effet.

Avant d'aller plus loin, je veux vous dire quelle a été l'évolution de cette monoplégie et des accidents qui l'ont accompagnée.

Le 7 août, je fis appliquer huit sangsues derrière l'oreille droite. Dans la journée, le malade parut sortir un peu de sa torpeur et souffrir moins de la tête. Il n'y a pas de fièvre. Le pouls bat 56. La constipation étant absolue, on ordonne de faire prendre, vers le soir, 20 grammes d'eau-de-vie allemande.

Le lendemain, la température est montée à 38°. La figure est un peu rouge. La céphalalgie semble très intense.

Le 9, si la somnolence est aussi marquée, cependant le malade commence à dire quelques mots intelligibles quand on presse vivement son attention. Il prend un peu de bouillon, et un litre de lait. Le pouls est à 54. Un nouveau phénomène est survenu depuis hier, c'est une légère parésie du membre inférieur gauche qui peut encore être élevé et détaché du plan du lit, mais avec une certaine peine. La sensibilité n'y est pas modifiée. Enfin, si l'on commande au malade de remuer son bras paralysé, il fait d'infructueux efforts pendant lesquels le bras droit exécute des mouvements involontaires.

Le 11, l'amélioration progresse. La stupeur diminue peu à peu. L'idéation revient. Le pouls est à 60. La plaie suppure un peu.

Du 12 au 16, Messieurs, j'abrège, les facultés intellectuelles se réveillèrent ; le malade s'intéressait à nos questions et y repondait avec précision ; nous le vîmes prendre un journal, et quoique sa parole fût encore embarrassée et traînante, il était évident que ce cerveau ébranlé retrouvait son assiette. Dès le 14, il nous avait paru que quelques mouvements vagues se produisaient dans le bras gauche. Ce même jour, je constatai que la parésie du membre inférieur avait totalement disparu. Le 16, le doute ne fut plus permis, la mobilité reparaissait, les doigts accomplissaient un minuscule mouvement de flexion.

Le 18, les progrès étaient considérables. Le malade pouvait écarter le bras du tronc et fléchir en partie la main sur l'avant-bras ; mais il ne pouvait encore élever le bras. Le 21, ce mouvement fut possible. Aujourd'hui, 24, il met et maintient son bras dans l'élévation et exécute tous les mouvements. La force musculaire est revenue, les facultés intellectuelles ont repris leur intégrité : le malade cause, lit le journal, se souvient et raconte avec netteté les sensations diverses qu'il a éprouvées (1).

II

Établissement du diagnostic. — Des motifs qui font rejeter la fracture de la table interne du crâne, la commotion cérébrale, la contusion cérébrale. — Il s'agit d'une compression de la circonvolution pariétale ascendante par un hématôme traumatique de la dure-mère. — Faits de Krönlein.

En résumé, plaie de tête siégeant au niveau du

(1) Il quitta l'hôpital vers le 10 septembre, complètement guéri.

tiers moyen de la circonvolution pariétale ascendante, perte de connaissance, monoplégie brachiale rapide, complète, avec retard de la sensibilité; parésie transitoire du membre inférieur le septième jour après l'accident; guérison totale de la monoplégie le vingt-huitième jour environ.

Restait à savoir par quel procédé cette plaie du cuir chevelu, sans fracture sous-jacente, avait pu retentir assez sur le tiers moyen de la troisième circonvolution pariétale ascendante pour déterminer une monoplégie brachiale.

Il est certain, en effet, que l'os n'a pas été intéressé directement et l'idée d'une *fracture de la table interne* s'accorde mal avec la rapide disparition des accidents. L'ecchymose sous-conjonctivale aurait fait songer à une fracture indirecte, si nous n'avions su dans quelles circonstances elle avait été produite.

La *commotion cérébrale* ne pouvait pas non plus être invoquée : les paralysies ne font point partie de sa symptomatologie, et à un symptôme dominant localisé répond une lésion localisée, c'est-à-dire tout autre chose que la commotion cérébrale.

On ne peut pas admettre non plus une *contusion cérébrale locale*. Si le diagnostic en est difficile, cependant les chirurgiens nous ont appris qu'elle s'accompagne généralement de troubles pupillaires, de contractures, etc., en un mot, de phénomènes d'excitation suivis bientôt des symptômes de la méningo-encéphalite. Ici, rien de pareil; non seulement il n'y a eu aucun phénomène d'excitation, mais nous n'avons noté, pendant toute la durée du mal, que des symptômes de dépression, et l'apyrexie a été absolue, ce qui n'aurait pas eu lieu dans le cas de méningo-encéphalite.

Une *hémorrhagie extra-méningée et localisée* rendrait mieux compte de ce que nous avons observé. La branche postérieure de l'artère méningée moyenne passe, vous le savez, au niveau de la région cérébrale dans laquelle nous plaçons le point de départ de cette monoplégie. Ne serait-il pas possible qu'une hémorrhagie légère, dans le domaine de cette artère, ait causé une *compression* du tiers moyen de la circonvolution pariétale ascendante. Cette hypothèse, Messieurs, n'est pas une simple vue de l'esprit, inventée pour les besoins de la cause; il existe des cas analogues : je n'en veux pour preuve que cette observation de Krönlein dont je vais vous résumer les principaux traits.

Un homme de quarante-huit ans roule dans un escalier et perd connaissance pendant une demi-heure. Quand il revient à lui, il peut regagner son domicile à pied et s'endort. Le lendemain, il était en pleine stupeur, avec un pouls à 58, des pupilles petites, la respiration régulière. On constata sur le cuir chevelu, au niveau du pariétal droit, une plaie à lambeaux qui n'intéressait pas le péricrâne. Le jour suivant, survint une paralysie complète du bras droit avec ptose et parésie de la face et de la jambe du même côté. Comme la fièvre apparut vers le quatrième jour, Krönlein pratiqua la trépanation, dans l'idée qu'il s'agissait d'une rupture de l'artère méningée moyenne et dans

le but de lier cette artère. Mais l'artère était intacte
et Krönlein ne trouva pas d'épanchement. Le malade
mourut. A l'autopsie, on trouva un énorme épanchement sanguin provenant de la rupture de la branche
postérieure de l'artère méningée moyenne ; au-dessous
de cette collection, les circonvolutions cérébrales
étaient fortement déprimées et aplaties sur un très
grand espace (1).

Dans un autre cas du même auteur (2), l'intervention chirurgicale fut suivie de succès. Il s'agissait
d'un homme de soixante ans qui, étant ivre, fit une
chute dans un escalier. Douze heures après, il n'avait
pas encore repris connaissance et présentait une
hémiplégie gauche de la face et des membres, sans
autre lésion externe que des excoriations sur le front
et le cuir chevelu, ainsi que de l'empâtement à la
tempe droite. D'abord, la stupeur diminua, mais vers
le septième jour elle s'accentua, le pouls devint irrégulier et Krönlein, qui avait diagnostiqué une déchirure de l'artère méningée moyenne, se décide à faire
la trépanation. Celle-ci met à découvert un énorme
caillot qui a refoulé la dure-mère à un pouce et demi
de l'os. Krönlein enlève alors 150 grammes de sang
coagulé et constate une légère fissure à la face interne
de l'écaille du temporal. En quatre semaines, la ci-
catrisation s'accomplit sans incident ; au moment où

---

(1) Krönlein. *Beitrage zur Trepanationsfrage.* Corr. Blatt. f.
Schweizer Aerzte, n° 1, p. 21, 1883.

(2) Krönlein. *Trepanation wegen traumatischer Ruptur der Art. me-
ning. med.* — Ibid., n° 10, p. 253, 1883.

l'auteur publiait son observation, il ne restait plus qu'une légère parésie du facial inférieur (1).

Remarquez, Messieurs, combien ces observations, qui ont eu pour elles la confirmation anatomique du diagnostic porté, sont semblables en tout point à celle de notre malade, et jugez vous-même si l'hypothèse d'un épanchement sanguin intra-méningé venant comprimer la circonvolution pariétale ascendante n'est pas la plus plausible de celles que nous avons indiquées?

Et c'est pourquoi j'ai posé ce diagnostic, non comme une certitude absolue, mais comme le plus probable de tous ceux auxquels nous pouvions nous arrêter.

III

Utilisation des recherches de chimie biologique dans le diagnostic des lésions cérébrales. — Les phosphates de l'urine et l'activité nerveuse. — Du phosphore incomplètement oxydé dans l'urine et de son rapport avec une lésion cérébrale. — Application au diagnostic actuel. — Terme de comparaison formé par un cas de vaste hémorrhagie cérébrale. — Conclusion. — De l'urohématine et de ses rapports avec la destruction globulaire. — Application au diagnostic des hémorrhagies internes. — Conséquences pratiques des faits qui précèdent.

La localisation des accidents, leur marche, l'ab-

____

(1) Dans la 58ᵉ réunion des médecins et naturalistes allemands tenue à Hambourg, en 1885, KRÖNLEIN a communiqué un travail très complet sur les hématômes formés entre la dure-mère et la paroi osseuse et ayant pour cause une hémorrhagie de l'artère méningée moyenne. P. WIESMANN (*Deutsche Zeitschrift für Chirurgie*,

sence de tout symptôme réactionnel, la stupeur, etc.,
ont donc été les principaux motifs qui m'ont fait admettre que le cerveau était comprimé et non directement intéressé. Depuis longtemps, j'étais à l'affût d'une
telle observation pour tenter de résoudre un problème qui m'intéresse au plus haut point, à savoir *le
rôle que peuvent jouer les recherches de chimie biologique
dans le diagnostic des lésions cérébrales.* L'objet peut
vous paraître ambitieux, Messieurs, et vous ne sai-
sissez peut-être pas, dès l'abord, la possibilité de la
relation que je cherche à établir. Mais accordez-moi
quelques instants de bienveillante attention et j'ai
grand espoir d'emporter votre conviction.

En dehors des troubles généraux de la nutrition
dont les quantités d'urée, d'acide urique, de matériaux extractifs azotés ou non, donnent la mesure, la
chimie de l'urine révèle encore des troubles locaux
qui sont caractérisés par l'apparition dans ce liquide
de principes particuliers, tels que la matière colo-
rante de la bile dans certaines affections hépatiques
et l'albumine dans quelques maladies du rein. N'exis-
terait-il pas quelque chose d'analogue pour les centres nerveux, et tel principe urinaire ne saurait-il
nous donner la mesure des actes vitaux qui s'accom-

t. XXI, p. 1 et 283 ; t. XXII, p. 52, et *Inaug. Dissertat. Leipzig,* 1884)
avait déjà consigné dans une bonne monographie le résultat de ses
observations et de ses expériences sur ce sujet. D'après ces recherches, on peut admettre un hématôme diffus et un hématôme circonscrit qui est, suivant les cas, antérieur ou fronto-pariétal, postérieur ou occipito-pariétal. C'est problabement à la seconde variété
que nous avons eu affaire dans notre cas particulier.

plissent dans l'encéphale, par exemple, surtout quand ces actes sont d'ordre inflammatoire ou destructif; voilà la question que je me suis posée?

Si je parviens à démontrer que ce principe existe et qu'on peut en effectuer le dosage, que sa quantité dans l'urine est en rapport avec les actes inflammatoires ou destructifs qui atteignent les centres nerveux, n'aurons-nous pas là un excellent moyen d'appréciation que nous pourrons utiliser dans un cas obscur où il s'agira de décider si oui ou non l'encéphale est atteint par un des actes dont il vient d'être question ou s'il ne s'agit que de symptômes réactionnels ou de voisinage. Vous voyez que nous rentrons tout à fait dans le désidéra-tum de notre observation : le cerveau était-il direc-tement intéressé ou simplement comprimé?

Depuis longtemps, on a cherché à établir un rap-port physiologique entre l'activité cérébrale et la proportion de l'acide phosphorique éliminé par l'urine.

Partant de là, on en vint à se persuader que l'acide phosphorique était une véritable cendre de l'activité cérébrale. Comme les faits contradictoires surgirent de toutes parts, Lépine et Jacquin abordèrent la dif-ficulté par une autre face et ils établirent qu'il exis-tait une relation pathologique entre certaines affec-tions des centres nerveux et l'élimination de l'acide phosphorique uni aux terres. En même temps, Zuelzer déclarait que, dans la plupart des maladies de l'encéphale, le rapport de l'acide phosphorique à l'azote urinaire augmentait dans des proportions par-fois considérables.

Mais trop de causes d'erreur viennent influencer ces conclusions, pour qu'on puisse les accepter sans conteste, et j'ai remarqué dans bien des cas douteux que l'on ferait tout à fait fausse route en appelant à son aide un moyen d'éclaircissement encore si peu assuré. Aussi est-ce dans une tout autre voie que je dirigeai mes recherches.

Voici longtemps déjà que Klüpffel et Th. Fehling ont constaté qu'il existait dans l'urine normale, en dehors des phosphates alcalins et terreux, du phosphore en combinaison organique.

Or, pour Sotnitschewsky (1), cette combinaison organique ne serait autre que l'acide phosphoglycérique, lequel est lui-même un des produits du dédoublement de la lécithine. Comme dans l'état normal, c'est le système nerveux qui contient la plus grande partie de la lécithine existant dans l'organisme, il était vraisemblable que les combinaisons phosphorées organiques de l'urine dussent avoir leur origine dans la désassimilation du système nerveux. Partant de cette idée, il n'y avait qu'un pas à franchir pour rechercher s'il existait une relation entre la désassimilation cérébrale et la quantité des composés organiques phosphorés éliminés par l'urine.

D'après les recherches récentes de W. Zuelzer (2),

(1) SOTNITSCHEWSKY. *Zeitschrift für physiologische Chemie*, t. IV, p. 215.

(2) W. ZUELZER. *Untersuchungen uber die Semeiologie der Harns.* Berlin, 1884.

Jablonowski (1), J. Hoffmann (2), Lépine, Aubert et Eymonnet (3), la question serait résolue par l'affirmative.

En effet, Zuelzer et Hoffmann, après avoir établi que dans l'état normal la proportion des composés organiques phosphorés, exprimée en acide phosphorique, est à l'acide phosphorique total de l'urine comme 2.2 est à 100, voient cette proportion monter à 4.5 et 7.2 après l'ingestion de cervelle. Chez un dément paralytique, le rapport monte à 9.7.

MM. Lépine, Aubert et Eymonnet donnent pour l'état normal des chiffres qui diffèrent un peu des précédents : pour eux, l'acide phosphorique produit représenterait environ 1.25 0/0 de l'acide phosphorique total.

Les mêmes auteurs ont également trouvé que la proportion des combinaisons organiques phosphorées de l'urine, ou phosphore incomplètement oxydé, augmente dans divers états nerveux, particulièrement durant l'attaque apoplectique par hémorrhagie cérébrale et pendant l'attaque épileptique.

Néanmoins, M. Lépine fait une réserve importante : pour lui l'augmentation de l'excrétion du phosphore incomplètement oxydé, dans certains états nerveux, ne suppose pas nécessairement un grand accroissement de la désassimilation de la substance nerveuse.

(1) JABLONOWSKI. *Ueber die Einwirkung des Quecksilbers auf den thierischen Organismus.* Disser. inaug. Berlin, 1881. (Travail fait sous l'inspiration de ZUELZER.)

(2) J. HOFFMANN. *Beiträge zür Semeiologie der Harns.* Berlin, 1884.

(3) LÉPINE, AUBERT et EYMONNET. *Sur la proportion du phosphore incomplètement oxydé contenu dans l'urine, spécialement dans quelques états nerveux.* Acad. des sciences, 28 janvier 1884.

Il se pourrait que la désassimilation des substances phosphorées disséminées dans tout l'organisme fût accrue par une action nerveuse, comme l'est la désassimilation de la matière glycogène, consécutivement à la piqûre du quatrième ventricule.

Quoi qu'il en soit, et sans pénétrer dans le mécanisme intime du fait, il n'y reste pas moins acquis qu'il existe un rapport direct entre les lésions du système nerveux central et la proportion de phosphore incomplètement oxydé, excrété par l'urine.

Telles sont les données que j'ai tenté d'appliquer chez notre malade au diagnostic de la nature de la lésion intra-crânienne. Pour atteindre le but proposé, j'ai fait le raisonnement suivant :

S'il n'existe qu'un foyer d'hémorrhagie intra-méningée, assez petit pour ne comprimer que les seules circonvolutions ascendantes à leur région moyenne, la nutrition cérébrale doit être fort peu intéressée, et la proportion de phosphore incomplètement oxydé doit avoir très peu varié ; si, au contraire, le cerveau est directement intéressé, le trouble plus profond apporté dans sa nutrition devra se traduire par une augmentation du phosphore incomplètement oxydé.

Les urines des 6, 7 et 8 août furent soigneusement recueillies. J'en fis l'analyse avec l'aide obligeante de M. Berlioz et nous obtînmes les résultats qui sont consignés dans le tableau suivant (1) :

(1) Hoffmann, Zuelzer, MM. Lépine, Aubert et Eymonnet ont donné plusieurs procédés de dosage du phosphore incomplètement oxydé. Celui que j'emploie procède de ceux-ci, mais il a sur eux l'avantage

TABLEAU XXVIII. — **Analyse de l'urine et dosage du phosphore incomplètement oxydé, sous forme d'acide phosphorique produit.**

DATES.	QUANTITÉ.	DENSITÉ.	MATÉRIAUX SOLIDES.	URÉE.	CHLORURES.	ACIDE PHOSPHORIQUE.			RAPPORT C : A	RAPPORT C : Az DE L'URÉE.	AZOTE DE L'URÉE.
						TOTAL A	PRÉFORMÉ B	PRODUIT C			
6 août.	700	1026	42.5	11.47	5.6	3.430	3.310	0.120	3.49	2.24	5.35
7 —	1100	1021	54.0	8.46	4.8	3.465	3.370	0.095	2.74	2.40	3.95
8 —	1050	1018	44.2	9.27	»	3.520	3.488	0.032	0.99	0.73	4.33

d'une plus grande rapidité d'exécution, ce qui est capital pour les recherches cliniques.

1° On mesure 10^{cc} d'urine qu'on introduit dans un petit creuset de platine et qu'on évapore à siccité au bain-marie, après l'avoir additionnée de quelques cristaux de nitrate de potasse pur. On calcine ensuite le résidu avec une petite quantité de soude caustique et en projetant dans le creuset de petits cristaux de salpêtre, jusqu'à ce que son contenu devienne complètement incolore. Le produit de la calcination est dissous dans un peu d'eau acidulée par de l'acide nitrique pur et chauffé jusqu'à ce qu'il ne se dégage plus de vapeurs nitreuses ; puis l'acide phosphorique total est précipité de cette solution à l'état de phospho-molybdate d'ammoniaque. Ce précipité, bien lavé à l'eau acidulée par l'acide nitrique, est desséché et pesé.

2° On mesure ensuite 50^{cc} d'urine qu'on traite par 20 à 30^{cc} de la solution magnésienne normale pour séparer complètement l'acide phosphorique préformé. Quand la précipitation est complète, on filtre ; le liquide filtré est évaporé à siccité ; le résidu est calciné avec de la soude caustique et du nitrate de potasse, puis dissous dans l'eau acidulée par l'acide nitrique ; l'acide phosphorique produit contenu dans cette solution est précipité à l'état de phospho-molybdate d'ammoniaque, qu'on lave et qu'on pèse.

Le premier précipité renferme l'acide phosphorique total ; le second, l'acide phosphorique produit aux dépens du phosphore incomplètement oxydé. En soustrayant le poids du second du poids du premier — toutes proportions gardées — on obtient l'acide phosphorique préformé.

Le 6 août, la quantité d'acide phosphorique total s'élevait à 3^{gr},430, le phosphore incomplètement oxydé provenant de l'acide phosphoglycérique et exprimé en acide phosphorique atteignait 0^{gr},120, soit un rapport de 3,49 p. 100.

Le 7, pour 3^{gr},465 d'acide phosphorique total, il n'y avait plus que 0,095 d'acide phosphorique produit, soit 2,74 p. 100.

Enfin le 8, on trouvait 3^{gr},520 d'acide phosphorique total et 0^{gr},032 seulement d'acide phosphorique produit, ce qui ramenait le rapport à 0,99 p. 100.

Les chiffres exprimant les rapports du 6 et du 7 août sont donc légèrement plus élevés que ceux de la normale, qui, d'après Zuelzer et Hoffmann, atteignent seulement 2,2 p. 100 ; mais l'écart est extrêmement faible et le chiffre du troisième jour est sensiblement au-dessous de la normale, de sorte que la moyenne générale des trois jours donne 2,4, c'est-à-dire un chiffre qui diffère trop peu de celui de l'état physiologique pour qu'on puisse le considérer comme anormal. Enfin, lors même que l'on eut considéré seulement le plus élevé de ces trois chiffres, il était sensiblement inférieur à ceux qui ont été trouvés jusqu'ici dans les cas de lésions véritables du cerveau.

D'ailleurs, le hasard vint mettre à ma disposition un moyen de contrôle ou pour mieux dire de comparaison, qui dans l'espèce prenait une valeur de premier ordre.

Au moment où notre diagnostic était encore hésitant, on apportait au n° 17 de la salle Jenner un chauffeur de cinquante-neuf ans qu'on avait trouvé l'avant-veille étendu sans connaissance dans la cave où il était allé chercher du charbon ; ses camarades ne le voyant pas revenir se mirent à sa recherche et furent d'autant plus stupéfaits qu'il les avait quittés, quelques instants auparavant, en parfaite santé. Aussi supposèrent-ils qu'il avait roulé du haut en bas de l'escalier de pierre obscur et fort glissant, et qu'il s'était fracturé le crâne.

Quand je le vis, il était couché sur le dos, immobile, étranger à tout ce qui se passait autour de lui. Sur son crâne complètement glabre, on voyait deux plaies contuses. La première très étendue, irrégulière, était située à la partie postérieure de l'os frontal gauche, à trois travers de doigt au-dessus d'une ligne qui prolongerait l'arcade sourcilière. La seconde, plus petite, occupait le sommet de la tête à peu près au niveau de la branche droite de la suture lambdoïde. Ces plaies intéressaient le cuir chevelu dans toute son épaisseur, mais l'examen direct ne révéla cependant aucune fracture appréciable.

Tout le côté droit était le siège d'une hémiplégie totale et complète, avec conservation de la sensibilité, mais avec contracture précoce. La bouche était déviée à gauche, la langue à droite. Enfin il existait une déviation conjuguée très manifeste de la tête et des yeux du côté paralysé.

De prime abord, en présence de ces plaies du crâne qui révélaient une chute d'un lieu élevé, on aurait pu rapporter tous les symptômes présentés par le malade à une lésion cérébrale d'origine traumatique. Mais une série de considérations sur lesquelles le temps ne me permet pas d'insister et parmi lesquelles je citerai différents renseignements fournis par la femme du malade sur son état antérieur, l'existence d'une néphrite interstitielle avec hypertrophie cardiaque, enfin l'absence de fracture du crâne, me firent admettre que ce chauffeur avait dû avoir une hémorrhagie cérébrale au moment où il descendait à la cave et que sa chute n'avait été que la conséquence de l'attaque apoplectique qui l'avait frappé.

Le malade succomba deux jours après, et l'autopsie justifia mon diagnostic. Il n'y avait, en effet, aucune lésion crânienne, mais un vaste foyer hémorrhagique ventriculaire ayant rompu et refoulé la substance cérébrale tout autour de lui et dont les parois étaient irrégulières, ramollies, tomenteuses et colorées en rouge brun.

On ne pourrait trouver un terme de comparaison plus précis : dans le premier cas, tout tendait à faire éliminer une lésion véritable du cerveau et à admettre une simple compression ; dans le second la lésion s'imposait jusqu'à l'évidence. Aussi ai-je fait recueillir les urines pendant les deux jours qui précédèrent la mort, afin d'effectuer sur elles les mêmes recherches que sur celles de notre premier malade. Le tableau ci-dessous vous donne le résultat de ces analyses.

TABLEAU XXIX. — Analyse de l'urine et dosage du phosphore incomplètement oxydé dans un cas d'hémorrhagie cérébrale.

DATES.	QUANTITÉ.	DENSITÉ.	MATÉRIAUX SOLIDES.	URÉE.	CHLORURES.	ACIDE PHOSPHORIQUE.			RAPPORT C : A	RAPPORT C : Az DE L'URÉE.	AZOTE DE L'URÉE.
						TOTAL A	PRÉFORMÉ B	PRODUIT C			
12 août.	750	1018	31.58	14.41	6.60	1.627	1.5228	0.1042	6.4	1.54	6.72
13 —	350	1021	17.19	9.41	2.40	0.623	0.574	0.049	7.86	1.11	4.39

Le 12 août, l'acide phosphorique total atteignait $1^{gr},627$, l'acide phosphorique provenant du dédoublement de l'acide phosphoglycérique s'élevait à $0^{gr},1042$, c'est-à-dire un rapport de 6,4 p. 100. Le lendemain, on trouvait $0^{gr},623$ d'acide phosphorique total, $0^{gr},049$ d'acide phosphorique produit, avec un rapport de 7,86 p. 100. La moyenne de ces deux rapports donne 7,13 p. 100, c'est-à-dire plus du triple du rapport moyen trouvé chez notre premier malade.

Cette énorme différence est bien faite pour légitimer l'idée directrice qui avait présidé à mes recherches; dans le cas actuel, elle venait confirmer toutes les indications que nous tirions de la clinique et forcer notre conclusion du côté d'une compression cérébrale sans lésion intime des circonvolutions comprimées.

Voici donc sinon résolue, du moins fort avancée la question d'apparence un peu paradoxale que je soulevais tout à l'heure, à savoir l'aide directe apportée par la chimie biologique au diagnostic des lésions de l'encéphale. On pouvait, il est vrai, supposer que je me suis trouvé en face d'une simple coïncidence, mais je puis vous assurer que des nombreuses recherches que j'ai déjà effectuées sur ce sujet, il ressort sans conteste que les principes phosphorés non oxydés de l'urine subissent dans les affections du système nerveux des variations qui sont immédiatement applicables non seulement au diagnostic, mais encore au pronostic.

Il serait évidemment absurde de fonder un diagnostic sur ce seul caractère, et sa valeur est tout entière dans l'appui qu'il peut apporter, le cas échéant, au jugement d'un cas difficultueux, en ajoutant un signe de plus à ceux qui déjà tendent à faire pencher la balance de tel ou tel côté. Vous avez suffisamment compris, je pense, toute la portée de cette découverte pour qu'il soit inutile d'insister plus longuement.

Cependant, je n'en ai point encore fini avec les recherches de chimie biologique qui ont été entreprises chez notre malade, et je veux vous parler encore d'un autre fait à l'étude, qui mérite aussi notre attention en raison des conséquences pratiques que l'on pourra peut-être en tirer. Ce nouvel ordre de recherches, encore très rudimentaire, a trait non pas au diagnostic de l'existence de la lésion, mais vise particulièrement le diagnostic de sa nature.

Parmi les *chromatogènes* de l'urine, il en existe un

auquel je donne avec Harley le nom d'*urohématine* (1).
Le chromatogène se développe quand on fait bouillir
l'urine avec quelques gouttes d'acide chlorhydrique
pur, et l'intensité de la nuance rouge obtenue donne
une idée de la proportion d'urohématine contenue
dans l'urine. J'ai hâte de vous dire que je ne connais
pas la nature chimique de ce principe immédiat ; mais
peu nous importe actuellement devant une notion
beaucoup plus précieuse pour nous, c'est que la proportion de l'urohématine dans l'urine paraît affecter
un rapport étroit avec la désassimilation globulaire.

Ainsi, dans toutes les anémies, dans les affections
déglobulisantes comme le rhumatisme articulaire
aigu, la néphrite interstitielle, l'impaludisme, etc.,
j'ai démontré qu'elle existait en quantité plus considérable qu'à l'état normal : il en est de même quand
on fait boire du sang à un animal ou quand on ingère
une substance qui contient beaucoup d'hémoglobine
comme le boudin.

Vous voyez de suite l'application pratique : l'urohématine ne pourrait-elle aider au diagnostic d'une
hémorrhagie interne ; et dans l'encéphale où la question se pose si souvent entre l'hémorrhagie et le
ramollissement, n'y aurait-il pas dans ce caractère
un moyen d'appréciation à ajouter à ceux que nous
avons déjà ?

(1) Tous les détails relatifs à l'urohématine, à sa physiologie,
à ses principales variations pathologiques, à sa recherche, ont fait
l'objet d'un chapitre dans mon travail : *Essai d'urologie clinique. La
fièvre typhoïde*. Paris, 1877.

Il y a bien longtemps que je poursuis des recherches sur ce point; elles ne sont point assez avancées pour qu'il me soit permis de conclure, d'autant que je n'ai pu parvenir encore à éliminer toutes les causes d'erreur qui se sont présentées dans la pratique. Mais l'ensemble des faits positifs est assez imposant pour donner confiance dans l'avenir de ce mode d'investigation.

Voici, entre autres, un exemple bien significatif. L'absence ou la diminution de l'urohématine figure au nombre des caractères urologiques de la fièvre typhoïde, à ses première et deuxième périodes (1); et comme je suis parvenu à catégoriser les cas où ce chromatogène augmente, il s'ensuit que cette augmentation prend dans quelques circonstances une valeur diagnostique réelle. Or, de toutes les causes d'augmentation, l'une des plus importantes est l'hémorrhagie, quel que soit son siège, depuis le purpura jusqu'aux hémorrhagies intestinales. Un jour, je vis un typhique qui s'écartait absolument de la règle, en ce sens qu'il présenta, du jour au lendemain, une considérable augmentation de l'urohématine, tandis qu'il était impossible de saisir chez lui aucune des conditions qui d'ordinaire commandent cette anomalie. Mais

---

(1) Dans les formes communes et graves de la fièvre typhoïde, l'urohématine se montre aux 1re et 2e périodes dans les proportions suivantes :

	Forme commune.	Forme grave.
Diminuée ou absente.....	76 0/0......	66 2 0/0
Normale.................	20 0/0......	25 8 0/0
Augmentée..............	4 0/0......	8 0/0

(Albert Robin. *Loc. cit.*, p. 124.)

le malade mourut et je découvris qu'il avait succombé aux suites d'une énorme hémorrhagie intestinale dont le produit non évacué au dehors s'était coagulé et avait été retenu dans le gros intestin.

Quant à ce qui concerne le diagnostic de l'hémorrhagie et du ramollissement cérébral, je suis actuellement possesseur de seize faits ainsi répartis : sur huit cas d'hémorrhagie cérébrale, l'urohématine a été augmentée six fois, soit 75 p. 100; elle a été normale, deux fois; d'autre part, sur six cas de ramollissement cérébral, l'augmentation a eu lieu deux fois, soit 33 p. 100, et la diminution quatre fois.

Quoique entre ces proportions de 33 et de 75 p. 100, il y ait une différence du simple au double, je me borne, pour aujourd'hui, à poser les bases de la discussion sans en tirer de conclusion hâtive. Qu'il vous suffise de savoir que l'urohématine était très considérablement augmentée chez les deux malades dont je vous ai rapporté l'histoire. Suivez alors cet enchaînement : un traumatisme crânien avec plaie de tête, un retentissement encéphalique que tout s'accorde à caractériser comme une simple compression, l'existence de faits analogues où l'autopsie a révélé que cette compression était due à une hémorrhagie extra-méningée, ne sont-ce pas des motifs suffisants pour admettre que notre observation doit être rangée dans une semblable catégorie? D'un autre côté, la présence d'un excès d'urohématine dans l'urine de ce malade n'est-elle pas un élément de plus à ajouter à ceux que je viens de vous énumérer et qui, tout au moins, en corrobore la valeur diagnostique?

Je n'insisterai pas davantage: vous avez certainement compris que ces tentatives méritent d'attirer l'attention de tous les chercheurs, malgré les réserves que comporte encore leur utilisation clinique.

IV

Du traitement. — De la trépanation préventive. — De la résorption spontanée des hématômes de la dure-mère. — Moyen chimique de reconnaître que la lésion tend à la régression ou à l'extension et des indications thérapeutiques qui en découlent. — Conclusions.

Donc, Messieurs, si, heureusement pour le malade, notre diagnostic n'a pas la rigueur d'un fait anatomiquement constaté, vous m'accorderez qu'il réunit une très grande somme de probabilités. Aussi n'ai-je plus à vous parler que du traitement que nous avons discuté et de celui que nous avons employé.

Vous savez que depuis les travaux de MM. Terrillon et Lucas-Championnière, et le rapport de M. le professeur Gosselin à l'Académie des sciences, on tend de plus en plus à appliquer à la chirurgie les notions expérimentales et cliniques sur les localisations cérébrales qui sont un des plus beaux titres de notre école de la Salpêtrière. La vieille question de la trépanation en a été rajeunie. Celle-ci était tombée dans un complet discrédit après Gama et Malgaigne; en 1867, comme en témoigne la discussion de la Société de chirurgie, elle reprit un regain de succès, mais plus

tard la découverte des localisations cérébrales fit
naître des espérances que vous concevez facilement,
et qui, dans plusieurs cas restés célèbres, reçurent
d'éclatantes confirmations ; rappelez-vous seulement
le fait de MM. Terrillon et Proust.

C'est en présence de tels résultats que M. Lucas-
Championnière n'hésita pas à proposer le trépan primitif pour enlever des fragments de tissu osseux
venant irriter le cerveau ; d'après l'éminent chirur-
gien, une indication est formelle, c'est celle d'une
paralysie primitive, bien localisée : lorsque cette
condition existe, elle constitue une indication de
première valeur, qui suffit à elle seule en dehors de
tout autre symptôme. On devra se guider pour le
choix du lieu d'application du trépan sur les mensurations de Broca qui permettront de reconnaître la
ligne rolandique, et partant, le siège des circonvolutions atteintes.

L'état dans lequel se trouvait notre malade, lors de
son entrée, s'accordait avec l'indication formulée par
M. Lucas-Championnière. En dehors de l'intérêt qu'il
présentait au point de vue du diagnostic et de la doctrine des localisations cérébrales, il soulevait donc
aussi une importante question de thérapeutique.

Devait-on appliquer une couronne de trépan pour
pouvoir vider la collection hémorragique qui comprimait la circonvolution pariétale ascendante? Le
succès de M. Lucas-Championnière, celui de Krönlein
plaidaient pour l'affirmative. M. Lucas-Championnière vit un jour un garçon de vingt ans devenir apha-

sique et monoplégique droit à la suite de violences in-
déterminées. Conjointement, étaient apparus des phénomènes convulsifs localisés au bras droit. Quoique
la plaie crânienne fût presque cicatrisée, le chirur-
gien se décida à intervenir, fit la trépanation et opéra
le relèvement d'une esquille osseuse de un centimètre
et à demi fichée dans la dure-mère. Les accès épilepti-
formes cessèrent immédiatement; l'hémiplégie disparut au bout de quatre jours, et la parole revint le
seizième jour.

Évidemment, voilà un succès remarquable; mais
considérez qu'il s'agissait d'une esquille irritant la
dure-mère et les circonvolutions et non pas d'un
épanchement sanguin exerçant une compression. Une
collection sanguine minime et sans tendance à l'extension finit toujours par se résorber spontanément.
Or, n'était-ce pas le cas chez notre malade : la collection était minime puisqu'elle comprimait seulement
le tiers moyen de la circonvolution pariétale ascendante. Restait à savoir si elle était extensive : ici, je fis
intervenir encore le phosphore incomplètement oxydé
de l'urine. Il résulte, en effet, de mes recherches,
que dans le cas de lésions extensives, comme certains
ramollissements cérébraux, par exemple, le rapport
du phosphore incomplètement oxydé à l'acide phosphorique total croît avec les progrès de la lésion,
tandis qu'avec une lésion à tendance stationnaire ou
régressive, ce rapport oscille dans d'assez faibles limites, ou diminue graduellement.

Je vais vous citer deux exemples bien propres à

vous convaincre de la réalité de ce que je vous avance.

Vous vous rappelez ce valet de chambre de cinquante ans que nous vîmes au n° 29 de la salle Jenner, le lendemain du jour où il avait été frappé subitement d'hémiplégie droite avec aphasie. Cet homme est aujourd'hui en pleine voie de guérison, c'est-à-dire que la lésion cérébrale dont il a été atteint, loin d'être extensive, tend à la réparation, puisque ses symptômes s'atténuent chaque jour et que le malade sera bientôt en état de quitter l'hôpital. Savez-vous ce qu'a donné chez lui le dosage du phosphore incomplètement oxydé? Une diminution graduelle du rapport de ce phosphore à l'acide phosphorique total! Ainsi la moyenne des deux premiers jours fut de 8,52 p. 100; les deux jours suivants, elle s'abaissait déjà à 4,76 p. 100, pour tomber à 3,63 du sixième au dixième jour, et à 2,84 le douzième jour : la descente est graduelle et le dernier chiffre atteint presque la normale.

Comparez maintenant ce malade avec un individu de soixante-cinq ans chez lequel les symptômes étaient assez peu accentués pour nous laisser des doutes sur l'existence d'une lésion cérébrale et qui succomba en six jours à un ramollissement cérébral progressif. Au jour de son entrée, le rapport du phosphore incomplètement oxydé à l'acide phosphorique total ne dépassait pas la normale, mais le jour suivant il monta à 4,9, puis à 6,68, pour atteindre 15,4 la veille de la mort.

Or, comment s'est faite, chez notre malade, l'évolution de ce rapport du phosphore incomplètement oxydé? Il est tombé de 3,49 p. 100 à 2,74, puis à 0,99, la décroissance a donc été graduelle comme dans les cas de lésions à tendance régressive. Aussi, avant qu'apparussent les premiers symptômes d'amélioration, avions-nous pu déjà hasarder quelques mots de pronostic dans un sens favorable. Toutes les considérations sur lesquelles je viens d'insister nous éloignaient donc de l'intervention active, et bien nous en a pris, comme vous voyez, puisque notre abstention a été couronnée de succès (1).

Mais quand je dis abstention, je vais peut-être un peu trop loin, car il ne faudrait pas considérer notre attitude comme simplement expectante.

En donnant au malade un purgatif énergique, et en lui appliquant des sangsues derrière les oreilles, notre but était de favoriser dans la mesure de nos moyens la résorption de l'extravasat sanguin dont nous admettions l'existence ; de fait, cette intervention, si modeste qu'elle soit, a été immédiatement suivie de résultat, puisqu'aussitôt après, la stupeur et la céphalalgie parurent s'atténuer dans une certaine mesure, et qu'au bout de deux jours le malade commençait à s'alimenter et à murmurer quelques paroles intelligibles.

(1) La statistique de Krönlein comprend 4 cas assez semblables à celui qui fait l'objet de cette leçon. Dans chaque cas il pratiqua la trépanation : l'opération réussit deux fois. Thiersch trépana avec succès dans un cas d'hématôme postérieur ; l'opération fut laborieuse puisqu'il fallait pratiquer trois orifices pour enlever en totalité l'extravasation sanguine. Enfin M. Pozzi m'a raconté avoir vu à l'infirmerie des prisons un malade absolument semblable au mien, qui guérit spontanément.

Vous voyez, Messieurs, combien le fait qui nous a réunis aujourd'hui comporte avec lui d'enseignements. Au point de vue clinique, il est un argument en faveur de la doctrine des localisations cérébrales corticales et vient à l'appui de l'opinion qui place sur le tiers moyen de la circonvolution pariétale ascendante le centre des mouvements du membre supérieur ; il montre, en outre, quel secours la chimie biologique peut apporter au diagnostic et au pronostic des affections cérébrales, et avec quelle précision on peut lire dans les indications qu'elle fournit. Enfin, au point de vue thérapeutique, il sera invoqué par les adversaires de la trépanation primitive, et confirme cette opinion judicieuse de M. le professeur Gosselin que la trépanation ne doit être pratiquée d'urgence que dans les cas de plaie avec enfoncement du crâne, suivis de symptômes localisés.

DIX-NEUVIÈME LEÇON

DE LA MYOCARDITE INTERSTITIELLE LATENTE, ET DE LA
DÉGÉNÉRESCENCE CALCAIRE DU CŒUR.

I

DES MYOCARDITES EN GÉNÉRAL. — Myocardites aiguës et chroniques.
— Principaux types de myocardites chroniques. — De la myocardite interstitielle latente et de sa terminaison par dégénérescence calcaire ou par rupture du cœur.

MESSIEURS,

La question des Myocardites a été complètement
renouvelée dans ces dernières années, et si l'on continue à englober sous ce titre des dégénérescences
comme des inflammations, si la pathogénie en paraît
variable, cependant il est possible d'individualiser
plusieurs types de myocardites fort distincts, surtout
en ce qui concerne l'évolution clinique.

On peut avancer que presque toutes les myocardites,
tant aiguës que chroniques, sont consécutives à un état
général, infectieux, dyscrasique ou diathésique.

Le type aigu survient dans le cours de maladies infectieuses aiguës, comme l'érysipèle, la variole, la fièvre
typhoïde, etc. ; le type chronique dépend d'altérations
humorales chroniques, comme l'alcoolisme, le satur-
nisme, la goutte, le diabète. Si la myocardite est dite

aiguë ou chronique, c'est que sa cause génératrice agit rapidement dans le premier cas et lentement dans le second.

Cette différence dans le mode d'action de la cause implique une dissemblance parallèle dans les lésions anatomiques de deux ordres de myocardites.

Ces lésions, quand elles sont aiguës, portent principalement sur le parenchyme lui-même, sur la fibre cardiaque. Quand elles évoluent lentement, c'est la trame interstitielle qui paraît primitivement atteinte, et c'est secondairement que la fibre cardiaque étouffe ou dégénère comme il arrive dans les cirrhoses.

Aussi l'expression clinique de toutes ces myocardites se résumera dans le grand fait de l'affaiblissement de la contractilité cardiaque. Mais que de variantes, depuis l'individu qui succombe en quelques jours à la myocardite paralytique qui vient compliquer un épanchement du péricarde, et cet autre malade qu'une lente cirrhose du cœur laissera vivre plusieurs années dans un état de santé assez satisfaisant !

C'est pourquoi l'étude clinique des myocardites chroniques est moins avancée que celle des aiguës, puisque c'est dans ces dernières que la dominante symptomatique atteint son plus haut degré d'expression.

On connaît les myocardites secondaires qui évoluent plus ou moins lentement derrière une lésion valvulaire et constituent la lésion causale de l'asystolie qu'on a eu trop longtemps le tort de considérer comme un fait d'ordre purement mécanique.

MM. Rigal et Juhel-Rénoy ont décrit aussi une myocardite interstitielle qu'ils ont peut-être eu le tort
d'appeler primitive, puisque c'est chez des alcooliques qu'ils l'ont rencontrée. On sait, enfin, que
l'hypertrophie cardiaque qui accompagne si souvent
le rein contracté doit prendre place parmi les myocardites chroniques.

Toutes ces myocardites, dont la marche est fort
lente, se traduisent par une symptomatologie moins
saisissante que celle des aiguës ; mais il est généralement facile de les diagnostiquer, même avant l'entrée
en scène de l'asystolie qui est comme leur grand éclat
symptomatique terminal. Au contraire, la myocardite
dont je veux vous entretenir est si lente dans son évolution, que toute symptomatologie disparaît. Rien ne
la révèle à l'examen le plus approfondi, et les individus
qui en sont atteints jouissent de la santé la plus parfaite. Un jour, sans que rien ait donné l'éveil ou après
des accidents de courte durée qui rappellent l'angine
de poitrine, ils meurent subitement, et l'on trouve, à
l'ouverture du corps, le cœur rompu et le péricarde
plein de sang. D'autres fois, cette lente myocardite
interstitielle semble s'immobiliser dans ses îlots primitifs, ou tout au moins, sa tendance extensive est
réduite à son minimum : peu à peu, les îlots s'encroû-
tent de sels calcaires ; la lésion s'éteint lentement, et
si l'appareil valvulaire reste indemne, on peut considérer cette incrustation comme une sorte de guérison.
puisqu'elle ne se révèle par aucun symptôme, que les
individus succombent généralement à un âge très avancé

et à la suite d'une autre affection, de sorte que cette myocardite calcifiée devient une trouvaille d'autopsie.

Si je ne puis vous décrire cette myocardite interstitielle latente, au moins m'est-il possible de vous tracer en connaissance de cause l'histoire des deux modes de terminaison dont je viens de vous parler, savoir : la *dégénérescence calcaire* et la *rupture du cœur*.

II

DE LA DÉGÉNÉRESCENCE CALCAIRE DU CŒUR. — Son histoire se réduit à des faits anatomiques qui n'ont point encore été coordonnés et ne sont considérés que comme des curiosités anatomiques.

On trouve mentionnés dans les vieux recueils de médecine, sous le nom générique « d'os du cœur », des faits assez disparates, dont la caractéristique paraît être la formation, au sein du muscle cardiaque, d'une substance présentant tous les caractères extérieurs du tissu osseux. Il va sans dire que les médecins de ces temps éloignés, frappés surtout de l'étrangeté du fait, ne songeaient qu'à noter ces observations, bonnes, pensaient-ils, à enrichir la collection documentaire des « Ephémérides des curieux de la Nature ».

Morgagni, dans ses compendieuses lettres, n'eut garde de manquer à pareille tradition, et sous la rubrique « d'écailles osseuses », de « gros os du cœur », il donne la relation d'ouvertures cadavériques où il rencontra des productions dures, éburnées, pareilles en un mot au tissu osseux. Mais lorsqu'on se donne la

tâche de dépouiller, ainsi que je l'ai fait, la longue série
de ses observations, on s'aperçoit vite que toutes ses
relations sont loin de répondre à ce qu'il annonce, et
que bien souvent de simples végétations verruqueuses,
de faibles dépôts athéromateux ont été décorés du nom
pompeux « d'os du cœur ». Cependant, il n'en va pas
ainsi de toutes et il semble bien que cet infatigable
chercheur avait rencontré dans le myocarde des productions d'apparence osseuse. Dans sa lettre XVII,
§ 2, il s'exprime comme suit :

« Dans la substance même du cœur était un os plus
gros qu'un travers de doigt, de la forme d'un demi-
anneau et auquel étaient adhérentes les valvules mi-
trales également ossifiées. »

Depuis lors, les observations, sans être très nombreuses, se sont multipliées, à telle enseigne qu'il m'a
été possible d'en relever un assez grand nombre dont
je ne retiendrai que les plus importantes.

Je me contenterai, en effet, de rapporter seulement celles dont la similitude avec le cas qui fait
l'objet de cette leçon m'a paru suffisamment pro-
bante pour bien montrer que ce n'est pas à une rareté
absolue, mais à un cas simplement curieux que nous
avons eu affaire.

Haller (1), dans une observation que nous aurons
occasion de consulter à nouveau lorsque nous traite-
rons de l'absence de symptomatologie attribuée à
« l'os du cœur », avait également vu à différentes

____

(1) HALLER. *Opusc. pathol.*, cité par Laennec, p. 836.

reprises cette singulière dégénérescence ; et s'il faut en croire les auteurs du *Compendium de médecine* (1), Columbus, Albertini, paraissent avoir trouvé de « véritables ossifications ». Mais il n'est que juste de s'associer aux judicieuses réflexions émises par De La Berge et son collaborateur. « Les exemples de cœur osseux, dont les anciens parlent, ne sont, la plupart du temps que des exemples d'ossification plus ou moins étendues, occupant les valvules, les anneaux fibreux auriculo-ventriculaires, les tendons des colonnes charnues et l'origine des gros vaisseaux (2).

Nul doute que, dans le langage actuel de la science, la plupart de ces faits seraient catalogués sous la dénomination « Athérome ou Dégénérescence calcaire » ; mais les anciens observateurs, frappés de l'étrangeté du fait et se bornant à l'apparence extérieure, n'hésitaient pas à admettre « l'ossification ». Il faut arriver aux périodes actuelles pour voir s'affirmer scientifiquement l'opinion que ces productions n'ont d'osseux que l'apparence.

En poursuivant les recherches, on voit que Chomel, dans le *Dictionnaire* en 30 volumes (3), décrit sous le nom de dégénérescence osseuse et pétrée une singulière altération qu'il avait observée à la Salpêtrière. « J'ai moi-même rencontré, dit-il, deux concrétions pétrées, du volume d'une petite noix, dans l'épaisseur des fibres charnues du ventricule gauche ; mais ces

(1) Compendium de médecine, art. *Cœur*, § 4.
(2) PORTAL. *Anat. méd.*, t. III, p. 83.
(3) CHOMEL. Dict. en 30 vol., art. *Cœur*, p. 319.

cas sont extrêmement rares. C'est presque toujours dans un point très limité qu'on les observe. Toutefois, ajoute-t-il quelques lignes plus loin, Burns (1) a vu les ventricules ainsi ossifiés dans une grande étendue et ressemblant aux os du crâne. » Tandis que Chomel regarde ces faits comme des raretés, Andral dit : « On observe fréquemment des dépôts d'une matière crétacée terreuse, qui se solidifie de plus en plus et acquiért la solidité d'une concrétion osseuse ; dans d'autres points se forment des cartilages plus ou moins parfaits. » Et dans le résumé de ces faits, il incline à penser que cette dégénérescence est le résultat d'une ostéite (2).

Plus loin, l'illustre clinicien mérite d'être encore cité intégralement.

« Nous venons d'établir qu'un travail inflammatoire est la cause fréquente des ossifications de la membrane interne du cœur et des artères. Cette opinion, déjà émise par des auteurs recommandables, trouverait encore une nouvelle démonstration dans l'analogie de ce qui a lieu dans d'autres organes, où un travail non douteux de phlegmasie précède souvent l'ossification accidentelle. Mais nous n'avons pas dit qu'il en fût ainsi de toutes les ossifications ; nous croyons que dans la vieillesse le travail de nutrition de plusieurs tissus fibreux ou cartilagineux peut être modifié de telle manière que, sans augmentation de congestion san-

___

(1) ALLAN BURNS. *Observations on some of the most frequent and important diseases of the heart.* Edimburg, 1809.
(2) ANDRAL. *Clinique médicale*, t. I, p. 19.

guine, ces tissus s'endurcissent et s'ossifient ; et de même que, par suite des seuls progrès de l'âge, les cartilages des côtes et du larynx passent à l'état osseux, de même, et sans existence d'aucun travail d'irritation, des dépôts de phosphate calcaire peuvent avoir lieu dans l'intérieur du cœur et des artères. »

Enfin, il n'est pas jusqu'à Laennec (1) qui n'ait consacré, dans son beau traité, un chapitre tout entier, court, il est vrai, à l'ossification du cœur ; nous verrons même, lorsque nous envisagerons la symptomatologie de cette curieuse dégénération, qu'il n'avait pas résisté au désir légitime, mais infructueux, de vouloir décrire une auscultation présumée particulière à ces cas, encourant ici quelque peu le reproche que, si fréquemment et si injustement, lui adressait son adversaire Broussais, « de vouloir tout entendre avec son cylindre. » Mais, si la symptomatologie prête à critique, les descriptions anatomiques empruntées aux différents auteurs restent ce qu'elles sont toujours sous sa plume, précises, exactes, certaines. Broussais, que je citais plus haut, avait vu lui aussi, dans deux cas, le cœur endurci et semblable à une « noix de coco ».

Il en avait été de même de Corvisart, qui rencontra des cœurs qui, frappés sur une table, résonnaient comme des « cornets » ; et l'étonnement n'est pas minime lorsqu'on lit que Laennec avait cru remar-

____

(1) Laennec. *Traité de l'auscultation médicale,* p. 836.

quer que l'intensité du son (son de cornet) était proportionnée au degré de l'hypertrophie !

Enfin, pour terminer cette revue rétrospective, il n'est que juste de citer Bouillaud, qui, quoique voué tout entier à la vulgarisation de l'endocardite, a rapporté quelques cas de dégénération calcaire du myocarde. Sous le titre de « Cardite terminée par induration » il cite Burns qui « disait avoir eu l'occasion de voir le tissu des ventricules parfaitement ossifié, *de telle sorte qu'il ressemblait à celui des os du crâne.* Renauldin (1) avait déjà communiqué à Corvisart l'observation d'une sorte de *Pétrification du cœur.*

Quant aux observations de Bouillaud, à part la 64° empruntée à Bertin (2), où il est dit que le ventricule gauche offrait, au toucher, une fermeté et une résistance telles que l'on aurait cru presser un os ou tout autre corps analogue, à part cette observation, dis-je, aucune ne m'a semblé digne d'être retenue.

Jusqu'ici, nous avons vu qu'à l'exception d'Andral, la plupart des auteurs se bornent à enregistrer les faits sans commentaires ; avec les auteurs du Compendium, la question change de face, et dans les quelques lignes qu'ils consacrent à l'induration et à l'état cartilagineux et osseux du tissu musculaire ou cardio-sclérose, ils proposent une classification. « Il résulte, disent-ils, que les indurations doivent être divisées en trois grandes catégories : 1° celles qui dépendent soit d'une transformation fibreuse, cartila-

(1) RENAULDIN. *Journal de Corvisart,* janvier 1816.
(2) BERTIN. *Œuvres complètes.* Paris, 1824.

gineuse ou osseuse, des produits morbides sécrétés dans le tissu cellulaire sous-séreux, soit du dépôt de matière osseuse, calcaire ou crétacée dans le tissu cellulaire de cet organe ; 2° celles qui dépendent de la transformation du tissu fibro-séreux ; 3° celles qui tiennent à la transformation du tissu musculeux lui-même en un tissu qui prend sa place. »

A partir de cette époque, une nouvelle ère commence pour « l'ossification du cœur », ère d'oubli complet, de silence continu. De loin en loin, les Bulletins de la Société anatomique relatent de courtes observations, mais nul intérêt autre que celui d'une curiosité passagère ne s'y attache. Il convient néanmoins de faire exception en faveur d'une observation présentée par Fredet en 1867 (1) et qui souleva une discussion intéressante. Je détache des Bulletins le passage suivant : « M. Fredet présente le cœur d'un homme mort de pneumonie et de méningite, n'ayant offert comme phénomènes cardiaques qu'un bruit de souffle au premier temps.

« A l'autopsie, le ventricule gauche contient, à la pointe, un caillot grisâtre fibrineux, ovalaire, à peu près du volume d'une petite noix, aplati de haut en bas, adhérent par sa face inférieure à la paroi même de l'organe ; sa paroi supérieure est mince, sa paroi inférieure est beaucoup plus épaisse et composée de plusieurs couches assez distinctes. Au centre, ce caillot est rempli d'une boue grisâtre, puriforme, qu'il

____

(1) FREDET. *Bulletins de la Société anatomique*, t. XII, p. 207.

ALBERT ROBIN.   31

est facile de reconnaître au microscope comme étant composée des éléments que M. Charcot a, des premiers, fait connaître en France.

« Le tissu du cœur sur lequel ce caillot repose est entièrement transformé en une plaque résistante d'un blanc jaunâtre, ossiforme, ayant un diamètre de plusieurs centimètres et une épaisseur de 4 à 5 millimètres. Sur ses bords, cette plaque fait suite insensiblement aux fibres propres du cœur. *Elle se compose de phosphate de chaux. Aucun ostéoplaste.* A son niveau l'endocarde a disparu et le péricarde est très aminci sans qu'il y ait cependant de péricardite évidente. »

Dans la discussion assez vive qui s'engagea sur ce cas, Houel n'hésita pas à dire que la pièce présentée était un bel exemple d'anévrysme vrai du cœur : mais empressons-nous d'ajouter que M. Brouardel, par des arguments péremptoires, démontra qu'il n'en était rien.

Nous en aurons fini avec l'historique de l'ossification du cœur en citant les fragments que Parrot, dans l'article CARDITE du *Dictionnaire encyclopédique des sciences médicales,* lui a consacré. En effet, il semble qu'à l'heure actuelle cette singulière dégénérescence n'a même plus pour les médecins l'intérêt de la curiosité, et la lecture des traités récents de MM. les professeurs G. Sée, Peter, comme de celui de Stokes, reste absolument stérile à cet égard ; on ne signale plus « l'os du cœur », il n'a plus droit de cité, et comme l'on dit vulgairement, il est relégué au Musée des antiquités. Rappelons donc, en terminant cette préface de la dégénérescence osseuse du cœur, l'article de Parrot; on y verra encore une fois plusieurs des noms déjà cités; mais comme, à ma connaissance, c'est le dernier travail d'ensemble écrit sur ce sujet, il est bon de le reproduire intégralement.

« D'autres fois, dit cet auteur, des sels calcaires, en se déposant dans les tissus de nouvelle formation, déterminent comme une pétrification des parois du cœur. Cette lésion a de tout temps fixé l'attention des observateurs, et l'on trouve dans Sénac un chapitre consacré aux ossifications des oreillettes et des ventricules. Il y cite des faits de transformation cartilagineuse, vus par Séverin, Dionis, Columbus, etc.

« Dans l'un de ces cas, il est dit que les colonnes d'un ventricule étaient aussi denses que des cailloux. Garengeot raconte que l'on trouva dans le cœur d'un Jésuite de 72 ans un os de forme semi-lunaire, long de 4 pouces et demi, large de 1 pouce, et qui était complètement circonscrit par les fibres musculaires des ventricules. Dans le *Journal de médecine* de Corvisart, Leroux et Boyer (1806), Renauldin parle d'un homme de 23 ans qui, entre autres accidents d'une affection organique du cœur, éprouvait une douleur excessive quand on comprimait la région précordiale. La pointe du ventricule gauche était convertie en une véritable pétrification qui avait une apparence sablonneuse en certains endroits, et en d'autres ressemblait à une cristallisation saline. Les colonnes charnues également pétrifiées, sans avoir changé de forme, avaient pris un volume considérable. Haller a trouvé chez un enfant, dont le cœur offrait un volume naturel, une ossification de la région inférieure du ventricule droit et des parties les plus charnues de l'oreillette gauche. »

Depuis lors, la question de la dégénérescence calcaire du cœur semblait reléguée au dernier plan des recherches médicales, quand presque conjointement son histoire a été reprise incidemment à Berlin et à Paris.

Dans sa séance du 16 février 1885, la Société de médecine de Berlin s'est livrée à une discussion assez serrée des dégénérescences cardiaques, à propos d'une observation de Leyden, concernant un anévrysme du cœur. Jastrowitz qui, lui-même, avait présenté un cas presque semblable à celui de Leyden, souleva la question des rapports de l'angine de poitrine avec l'athérome. Puis, Guttmann est intervenu au débat en rapportant l'observation d'une femme de 56 ans, chez laquelle existait une hypertrophie cardiaque accompagnée d'un souffle systolique de la pointe.

A l'autopsie, la paroi du ventricule gauche était réduite à l'épaisseur d'une feuille de papier et constituée par une membrane fibreuse, tapissée à sa face interne par une *couche calcaire* et des thrombus stratifiés.

Le myocarde était parsemé de nodosités grisâtres, mais il n'y avait pas d'athérome dans l'aorte. Guttmann, s'appuyant sur ce dernier fait, repousse en

partie l'opinion de Leyden qui prétend que la myocardite qui engendre l'anévrysme reconnaît pour
cause l'athéromasie des artères coronaires.

Le 27 février 1885, M. Constantin Paul (1) montrait
à la Société médicale des hôpitaux un cœur atteint
d'un anévrysme ; la partie du ventricule située au-
dessous de l'anévrysme était remplie par un *caillot
calcifié*.

La symptomatologie était la suivante : hypertrophie
cardiaque et souffle symptomatique d'une insuffisance
mitrale consécutive à la dilatation de l'orifice.

Tels sont les documents que j'ai pu recueillir. Si
l'on résume brièvement les données existantes sur les
calcifications du cœur, on remarque que dans la
période ancienne ces lésions, recherchées avec soin,
sont interprétées par les observateurs comme des
preuves de la possibilité de l'infiltration osseuse au
sein du myocarde.

L'histologie intervient, et en montrant l'absence
d'ostéoplastes, prouve que ce n'est qu'une apparence,
et que les soi-disant « os du cœur » ne sont que des
dépôts calcaires ; avec Pelvet, on leur fait jouer un
rôle important dans la production des anévrysmes du
cœur. Or je veux vous démontrer, entre autres points,
que ce rôle n'est nullement fatal, et que la dégénérescence calcaire du cœur peut rester latente jusqu'à la
mort.

(1) C. PAUL. *Bulletins de la Société méd. des hôp.*, 27 février 1885.

III

Du caractère latent de la dégénérescence calcaire. — Absence de toute symptomatologie dans deux observations typiques. — Description anatomique macroscopique. — Pronostic.

On n'en saurait fournir une meilleure preuve qu'en relatant l'observation de nos deux malades, qui portèrent jusqu'à la fin de leur vie des lésions extrêmement étendues, sans éprouver aucun phénomène perçu par le patient ou par le médecin, et permettant de soupçonner les graves altérations dont leurs cœurs étaient atteints. Il est tout à fait opportun d'opposer les faits négatifs, purement anatomopathologiques, pourrait-on dire, aux observations où la lésion a été soupçonnée quand elle n'a pas été édifiée de toutes pièces, ainsi qu'on peut s'en convaincre facilement lorsqu'on lit attentivement les observations de la fin du siècle dernier, et plus encore, peut-être, celles qui sont postérieures à la découverte de l'auscultation.

Voici donc nos deux observations telles qu'elles furent recueillies au lit des malades :

La première observation est celle d'un vieillard de quatre-vingt-cinq ans, qui fut observé dans mon service de l'hospice des Ménages.

Elle emprunte une importance spéciale à ce fait que le vieillard en question put être soigneusement examiné pendant un premier séjour qu'il fit à l'infirmerie pour une affection passagère et sans rapport avec celle qui plus tard devait entraîner la mort.

R... (Joseph-Louis) porte allègrement son grand âge ; il est vigoureux et passe la plus grande partie de sa journée à se promener dans le jardin ou dans les environs de la maison de retraite ; jamais il n'a été malade. Son père a été emporté à un âge avancé par une fluxion de poitrine ; sa mère est morte hémiplégique ; il n'a eu ni frères ni sœurs.

Le 13 janvier, il fait sa première entrée à l'infirmerie, se plaignant d'une diarrhée abondante qu'il attribue à une mauvaise digestion. Comme l'on est en train de constituer à l'hospice des Ménages l'observation de tous les pensionnaires, on l'examine scrupuleusement, mais l'on ne trouve presque rien à fixer dans son dossier. Il n'est signalé dans les antécédents que des habitudes alcooliques, et dans l'état actuel que l'athérome des artères radiales. Fonctionnellement ou à l'examen direct, les autres organes sont notés sains.

Après trois jours de repos et de régime lacté, auquel on associa du sous-nitrate de bismuth et du diascordium, la diarrhée cessa ; R... sortit de l'infirmerie complètement guéri, et reprit sa vie habituelle.

Vers le 24 janvier, il se plaignit d'étourdissements ; le 25, il fut pris presque subitement d'une hémiplégie droite, mais sans perte de connaissance. Le lendemain, on notait aussi une diminution de la sensibilité. Le malade était somnolent et ne répondait que par des mots inintelligibles aux questions posées. Il succombait le 29 janvier, dans la matinée.

Pendant son séjour, voici quels furent les symptômes constatés du côté de l'appareil circulatoire. Au cœur, volume légèrement augmenté, impulsion faible, battements excessivement sourds, irrégularités nombreuses et profondes. Les artères sont fortement athéromateuses, le pouls assez plein, mais très irrégulier.

L'autopsie révéla que la mort était due à un ramollissement probablement thrombosique de la protubérance, mais elle mit aussi au jour des lésions qui étaient restées muettes pendant la vie.

Le péricarde est chargé à sa partie inférieure de longs appendices graisseux semblables à ceux de l'épiploon (le malade était maigre). Quelques-uns de ces appendices, plus petits, existent sur le reste de la surface du péricarde qui est presque partout gras et épaissi. La surface antérieure du cœur et surtout du ventricule droit est surchargée de graisse. Le cœur, d'ailleurs, est *notablement hypertrophié*, surtout dans son ventricule gauche. Le tissu du myocarde a subi la dégénérescence scléreuse en différents points. Il en est de même des piliers qui sont grisâtres et très durs. Tout le muscle cardiaque est très ferme et crie sous le scalpel.

La paroi inter-ventriculaire est occupée tout entière, du côté du ventricule gauche, par un *revêtement ossiforme ayant* **3** *millimètres d'épaisseur ;* au-dessus, l'endocarde est jaunâtre. Le dépôt calcaire se prolonge jusqu'à la pointe du cœur où l'on voit des caillots très anciens.

La valvule mitrale est épaissie au niveau de son bord libre, mais paraît fonctionner normalement. Les valvules aortiques sont indurées, mais suffisantes. Rien de particulier du côté du cœur droit.

Au résumé, tout le ventricule gauche paraît revêtu, au niveau de la paroi inter-ventriculaire, d'une coque calcaire qui donne à sa cavité devenue rigide la capacité d'un gros œuf et qui permet difficilement de comprendre comment il pouvait chasser tout son sang dans l'aorte, laquelle est très dilatée au niveau de son bulbe et est fort athéromateuse. Les artères coronaires sont totalement calcifiées ; leur rétrécissement est tel qu'elles admettent à peine l'introduction d'un fin stylet de trousse.

Voici maintenant les lésions accessoires que je ne rappellerai que pour mémoire : la rate a son volume normal, elle est violacée et très ferme. Les reins sont criblés de kystes ; deux d'entre eux, siégeant dans le rein gauche, renferment 260 grammes d'un liquide très albumineux. Les artères rénales sont très athéromateuses ; la plupart des artérioles qui apparaissent à la coupe des reins sont calcifiées. Le foie est congestionné, jaune verdâtre, dur à la coupe. Les poumons sont très adhérents au péricarde ; le lobe inférieur du poumon droit est congestionné et présente, à sa surface, quelques traînées d'exsudat pleurétique récent.

La deuxième observation, extraite de la thèse inaugurale de M. Juhel-Rénoy, a été recueillie dans le service de M. Fernet. C'est celle d'une femme de soixante-quatorze ans, qui n'a jamais été alitée et affirme n'avoir jamais présenté la moindre indisposition. Il y a un mois qu'est apparu un œdème des membres inférieurs, œdème qui fut le symptôme précurseur d'une rapide cachexie. A son entrée à l'hôpital, la malade est très pâle, considérablement amaigrie, très faible; elle a encore de l'œdème et présente un peu de dyspnée.

La pointe bat avec une très faible impulsion dans le cinquième espace intercostal.

A l'auscultation, on n'entend qu'un roulement confus; les bruits sont extrêmement irréguliers, et le cœur fait de nombreux faux pas; il n'est perçu aucun souffle. Le pouls est inégal et irrégulier. Les artères ne sont pas athéromateuses.

La malade tombe dans le coma, et meurt dix jours après son entrée.

A l'autopsie, on trouve, dans un des piliers du ventricule gauche, un foyer de sclérose presque ossifié. L'examen histologique démontre que le myocarde est le siège d'une dégénérescence graisseuse tout autour de ce foyer. De plus, il existe çà et là, dans le muscle cardiaque, des foyers de sclérose discrets.

Il résulte de ces observations que la symptomatologie de la dégénérescence calcaire du cœur est aussi obscure que possible; peut-être est-elle variable et cette variabilité est-elle l'une des causes de son peu de précision; mais un fait se dégage, c'est qu'il est impossible de l'enfermer dans des termes qui permettent de la diagnostiquer ordinairement. Cependant, comme des observateurs anciens lui ont attribué des symptômes, nous relaterons, en quelques mots, les signes qu'ils ont mentionnés.

Faut-il appeler de ce nom ce que dit Haller d'un *enfant* dont le cœur offrait un volume normal, mais dont la partie inférieure du ventricule droit (?) était ossifiée ainsi qu'une grande partie de l'oreillette gauche, et chez lequel il ne put sentir battre les artères radiales, quoique les carotides fussent animées de mouvements sensibles ? Dans l'observation déjà citée de Renauldin, la main ressentait une sorte d'écartement des côtes, et lorsqu'on pressait légèrement, on occasionnait une douleur très aiguë et qui durait longtemps après la compression.

A côté de ces deux faits où une symptomatologie semble s'esquisser, que d'observations négatives, muettes de tous symptômes ! C'est d'abord celles qui font l'objet de cette leçon et dans lesquelles *aucun bruit morbide*, aucune sensation douloureuse ne furent relevés ; dans les autres cas on n'a que l'embarras du choix pour relever l'absence de symptômes.

La dernière en date, celle de Richardière (1), est des plus formelles sur ce point, et la phrase laconique « absence de symptômes » dit tout ce qu'il faut dire. Et cependant, que de lésions graves et étendues dans cette observation ! Toute la partie latérale externe de l'endocarde qui tapisse le ventricule gauche est calcifiée. La séreuse, lisse et polie à l'état normal, est

(1) Richardière. *Bulletins de la Société anatomique*, 14 décembre 1883.

remplacée par une plaque calcaire, rigide, *étendue de la valvule mitrale à la pointe du cœur*. Cette plaque a une consistance osseuse. La calcification est, d'ailleurs, bornée à la partie latérale externe du ventricule. Les valves de la mitrale sont saines.

Il n'y a pas trace de semblable altération sur l'endocarde qui revêt la partie latérale droite du ventricule gauche et l'oreillette gauche.

L'absence de tout symptôme, explicitement notée, est difficile à comprendre avec de semblables lésions, et l'étonnement est grand, que de pareilles causes ne donnent pas à l'oreille quelques signes d'auscultation.

J'ai déjà fait allusion aux curieux signes stéthoscopiques que Laennec leur avait attribués théoriquement, mais qu'il est bon de remémorer, puisqu'ils émanent d'un tel maître.

Rappelant l'observation si connue de Renauldin, Laennec s'exprime ainsi : « Je suis persuadé qu'une induration osseuse ou cartilagineuse, aussi étendue que celle qui avait lieu dans les trois cas que je viens de citer (Haller, Corvisart, Renauldin), pourrait être reconnue par le cylindre, à une augmentation très notable et à quelques modifications particulières dans le bruit du cœur. Je pense que les cas de cette nature sont du nombre de ceux où le bruit du cœur peut être entendu à une certaine distance du malade. »

Ce n'est pas après avoir critiqué le passage précité de Laennec que je me permettrai d'*inventer* une symptomatologie, mais du moins me sera-t-il permis de faire remarquer qu'il est surprenant de noter aussi fréquemment le caractère latent de pareilles lésions.

Ainsi, dans l'observation de M. Juhel-Rénoy, ne voyons-nous pas un énorme dépôt calcaire siéger au milieu d'un des muscles papillaires du ventricule gauche, et cela sans avoir déterminé probablement d'insuffisance mitrale. Nous sommes cependant tenus à la réserve en ce qui concerne cette malade, car, lorsqu'on l'observa, elle était arrivée au dernier degré de l'asphyxie, et rien ne s'opposait à ce qu'on la déclarât asystolique; mais comme, d'autre part, elle présentait différents foyers de myocardite, il est difficile de rapporter au noyau de dégénérescence calcaire les phénomènes observés durant la vie.

Cependant il est logique d'admettre que la localisation précédente peut s'accompagner d'une inocclusion de la valvule mitrale; dans ce cas, il y aura probablement bruit de souffle. Mais celui-ci ne traduira que l'inocclusion de la mitrale, quelle qu'en soit la cause; par conséquent il ne peut être mis à l'actif de la dégénérescence calcaire et ne peut servir en rien à son diagnostic.

Notre première observation, si scrupuleusement analysée qu'elle soit, ne fournit non plus à la symptomatologie le moindre élément. Rien n'avait attiré l'attention sur le cœur. Son examen, pratiqué lors de la première entrée du malade à l'infirmerie, était resté négatif, et cependant, à cette époque, la plaque calcifiée, si étendue, si dure et si épaisse, qui doublait l'endocarde inter-ventriculaire, existait déjà certainement.

Au second séjour du malade, on note un caractère très sourd des bruits du cœur avec une grande irrégularité. Certes, on n'inscrira pas ce symptôme au nombre de ceux de la dégénérescence calcaire, puisque douze jours auparavant rien de pareil n'avait été constaté. Faisons toutefois une réserve à propos de ce caractère sourd et comme lointain des bruits du cœur, caractère qui aurait facilement passé inaperçu lors d'un premier examen; mais il faut avouer aussi que c'est là trop peu de chose pour édifier une symptomatologie.

Celle-ci est donc habituellement nulle, et la dégénérescence calcaire du cœur présente ainsi le type parfait d'une *affection latente*. Elle est absolument silencieuse par elle-même; si elle vient à parler, c'est quand la lésion touchera directement un appareil valvulaire, ou intéressera telle région cardiaque dont l'atteinte pourra retentir sur ces appareils et déterminer quelque bruit de souffle. Tout au plus, peut-on lui attribuer quelques modifications encore peu précises et peu constantes dans l'intensité des bruits du cœur.

Cet aveu, cela va sans dire, dispense d'écrire quoi que ce soit concernant le *diagnostic*, lequel peut à peine être soupçonné, et qui, à ma connaissance, n'a pas encore été fait.

Et toujours pour ce motif que la dégénérescence calcaire est ignorée habituellement du malade comme du médecin, il n'est pas aventureux de dire que, si on l'envisage isolément en elle-même, son *pro-*

nostic n'est pas grave, au moins quand elle ne gêne
pas le fonctionnement des valvules et qu'elle est située
dans une région pour ainsi dire indifférente du
cœur. Nous en avons la preuve dans l'âge avancé de
nos malades, dont l'un avait soixante-quatorze ans
et l'autre quatre-vingt-cinq ans. Encore faut-il
ajouter que le premier est mort d'une affection qui
n'avait rien à voir avec la dégénérescence calcaire du
cœur. Par conséquent, c'est une lésion la plupart du
temps indifférente, avec cette réserve toutefois qu'elle
peut se compliquer probablement, à un moment
donné, d'anévrysme du cœur, ainsi qu'en témoignent
les observations de Leyden, Guttmann, Constantin
Paul. Mais il convient encore ici de réserver que l'anévrysme cardiaque peut être aussi bien contingent que
dépendant de la dégénérescence calcaire, et qu'il
faut faire, dans la genèse de celui-ci, la part de la
*sclérose du myocarde dont cette dégénérescence n'est
qu'un des aboutissants.*

IV

Histologie pathologique. — Infiltration calcaire histologique. —
Évolution générale du processus.

Donc, à l'exemple des anciens, revenons à l'*anatomie pathologique*, puisque, jusqu'à nouvel ordre, l'ossification du cœur reste une lésion d'amphithéâtre. Mais
on doit aller plus loin qu'eux, et, sans s'attarder à démontrer aussi, ce qu'on sait du reste, qu'il s'agit là

d'une dégénérescence calcaire et non d'une ossification véritable, il faut étudier son histologie et lui demander des éclaircissements sur l'enchaînement probable des lésions dont cette dégénérescence est le terme.

Or, l'examen histologique pratiqué par M. Juhel-Renoy semble démontrer que des foyers de sclérose, s'étant produits dans le myocarde, se laissent envahir par les sels calcaires quand toute activité s'est éteinte dans le processus scléreux originel, quand, en un mot, les lésions scléreuses sont devenues nettement résiduales.

Un des piliers, durci suivant la technique habituelle, montre les altérations suivantes : Une sclérose diffuse, mais discrète, cantonnée au niveau des artérioles dont la lumière est en partie obstruée par l'endartérite. Tout autour de ces points, les fibres musculaires sont étouffées et remplacées par un tissu fibreux adulte vivement coloré en rose par le picro-carmin. A un fort grossissement, on constate nettement que ces petits îlots scléreux sont parsemés d'une infinité de granulations extrêmement fines et très réfringentes. Si l'on vient à ajouter une goutte d'acide chlorhydrique dilué, ces granulations disparaissent au bout de quelques instants avec dégagement de gaz, preuve directe qu'elles sont bien constituées par un dépôt calcaire. Nulle part cependant la coloration du tissu musculaire, ni sa résistance, ne laissaient penser qu'en ces points l'infiltration calcaire se fût produite.

Sur une coupe pratiquée au niveau de la paroi inter-ventriculaire au *voisinage immédiat* de la grande plaque calcaire, on relève à un faible grossissement les points suivants :

L'endocarde a quadruplé de volume et semble converti en une membrane amorphe saupoudrée de granulations très fines, mais dans laquelle les plus forts grossissements ne permettent de reconnaître aucun des éléments histologiques entrant habituellement dans la constitution de cette séreuse. Au-dessous d'elle se voient les *traces* de quelques vaisseaux absolument oblitérés et tendant à se confondre avec le tissu environnant. L'endartérite est totale et la périartérite aussi complète que possible. En tous ces endroits aucune trace de fibres musculaires; ce n'est que par gradation que l'on retrouve épars çà et là quelques vestiges du myocarde qui a subi également une *infiltration calcaire histologique;* enfin, quelques fibrilles, coupées suivant leur direction parallèle, apparaissent chargées de granulations noirâtres, indice d'une légère dégénérescence pigmentaire.

Des fragments de l'endocarde calcifié et du myocarde sous-jacent, soumis préalablement à la décalcification par macération dans l'acide picrique, présentent des particularités intéressantes. A l'œil nu, l'endocarde est d'un blanc jaunâtre; il résiste encore sous le rasoir à trempe dure avec lequel sont exécutées les coupes qui comprennent l'endocarde et un centimètre carré environ du myocarde sous-jacent.

Sur des coupes aussi minces que possible on voit

que la séreuse est convertie en une grande plaque blanc jaunâtre fissurée suivant le sens transversal et ayant un aspect craquelé. Ces fentes présentent dans leurs interstices des granulations réfringentes, qui donnent, lorsqu'on fait varier la mise au point, l'aspect feuilleté le plus caractéristique. Ainsi qu'il a été dit plus haut, aucune trace des éléments morphologiques de l'endocarde ne persiste.

Les artérioles sous-jacentes ont également subi la calcification la plus complète et leur lumière est totalement obstruée par des grains calcaires.

Les fibres musculaires les plus rapprochées sont parsemées aussi de granulations de même nature, mais l'altération ne se prolonge pas très profondément, et bientôt on retrouve la sclérose du myocarde sous forme d'îlots discrets.

L'addition de quelques gouttes d'acide chlorhydrique détermine souvent le dégagement de grosses bulles d'acide carbonique, et tandis qu'on suit sous l'objectif cette réaction, on voit s'éclaircir les portions infiltrées.

Au résumé, endopériartérite très généralisée commandant des foyers de myocardite scléreuse dont elle est le centre; invasion calcaire histologique de la plupart de ces foyers; endopériartérite oblitérante totale au voisinage de l'endocarde, avec calcification de la paroi des artérioles, enfin infiltration calcaire de la totalité des couches de l'endocarde, telles sont les étapes successives de la lésion. J'appelle tout particulièrement votre attention sur l'*invasion calcaire histologique* des foyers de sclérose; cette invasion, perceptible seulement au microscope, est le premier acte de la calcification totale et permet de suivre pas à pas l'évolution du processus.

V

Étiologie et pathogénie. — La dégénérescence calcaire est l'un des modes de terminaison de la myocardite interstitielle latente. — Le silence du cœur est dû au siège indifférent de la lésion.

Un fait domine l'*étiologie* de la dégénérescence calcaire du myocarde, c'est l'*âge*. Lésion de la vieillesse, c'est dans les asiles consacrés à celle-ci qu'on la rencontre, et quoique Haller prétende avoir vu chez un enfant pareille altération, cette règle n'en reste pas moins absolue dans ses termes. Le *sexe* semble également atteint d'une façon très inégale ; dans la plupart des cas colligés dans les recueils, bulletins, etc., c'est presque toujours d'hommes qu'il s'agit.

Je ne mentionne point ici l'*athérome* et cela à dessein, car lorsque je tenterai dans un instant d'établir la pathogénie de cette curieuse lésion, vous verrez quels rapports unissent ces deux troubles nutritifs, si bien que, pour quelques auteurs, la *dégénérescence calcaire* serait l'étape la plus avancée de l'athéromasie.

Quant à l'influence du *rhumatisme*, de *la syphilis*, des *intoxications alcoolique, saturnine*, les documents personnels ou autres font défaut pour qu'il soit permis de rien affirmer, et d'autre part, les observations anciennes et même récentes sont muettes sur tous ces points qui constituent donc autant de *desiderata*.

Le malade de notre première observation faisait, il est vrai, abus d'alcool; mais personne n'oserait, sur ce simple aveu, établir entre l'alcoolisme et la dégénérescence calcaire une relation de cause à effet. Ce qui est plus plausible et répond à toutes les étiologies spéciales, c'est de faire entrer en ligne de compte toutes les conditions qui sont capables de diminuer l'activité nutritive, et l'on sait que l'âge et l'alcoolisme figurent au premier rang de celles-ci.

L'anatomie pathologique est le meilleur guide que nous puissions trouver pour reconstituer la *pathogénie* présumée de la dégénérescence calcaire du cœur.

Les lésions artérielles sont, en date, les plus anciennes; elles ont tendance à se généraliser dans tout le système artériel (aorte, coronaires, radiales, temporales, etc.). Elles sont le point de départ de scléroses viscérales qui, d'une manière très générale, doivent rentrer dans la classe des inflammations chroniques. Donc, la dégénérescence calcaire, tout en étant, en soi, un acte de pure régression, procède, quant à sa localisation, directement de l'inflammation chronique. Mais comme le font très justement remarquer Cornil et Ranvier, « ces transformations ne surviennent que lorsque les tissus enflammés ont perdu leur vitalité, de telle sorte que le processus pourrait se comparer à celui de l'infiltration calcaire des organes qui ont cessé de vivre ». Ainsi, un travail inflammatoire au début, travail d'une nature particulière, en ce sens que, procédant des vaisseaux, il tend, par son extension même, à étouffer ceux-ci et à compromettre, dans une large mesure, l'irrigation des tissus, puis, comme phénomène secondaire, une dystrophie, une aberration nutritive dont le résultat est la calcification des parties primitivement sclérosées.

Ce serait ici le lieu d'envisager les aboutissants divers de la sclérose, si la parenthèse à ouvrir ne sortait des limites de cette leçon.

Chercher, en effet, le pourquoi de la dégénérescence calcaire, pourquoi étant donnée telle ou telle sclérose, celle-ci va évoluer vers la dégénérescence granuleuse, pigmentaire, graisseuse, tandis que celle-là va finir par la calcification, vouloir chercher le motif de ces aberrations nutritives, c'est se lancer volontairement à la recherche d'une solution dont bien des termes nous échappent. Admettre pour les besoins de la cause une *diathèse calcaire*, ne serait-ce pas tomber dans l'erreur de quelques pathologistes qui, pour éclairer les obscurités de leur science, ne tendent à rien moins qu'à admettre autant de diathèses que d'états morbides ?

Donc, ce n'est pas une diathèse calcaire particulière que nous invoquerons, mais bien plutôt, comme je vous le disais tout à l'heure, les conditions qui ralentissent à ce point la nutrition que les tissus où celle-ci est naturellement peu intense se laissent envahir par les sels de chaux. La dégénérescence calcaire envisagée ainsi devient une évolution naturelle de là vieillesse, une altération de la période d'involution, une manière de finir de tous les organes ou de tous les tissus qui vivent peu et mal, depuis les cartilages costaux et laryngés, jusqu'aux plaques de sclérose dont nous nous occupons. Pour qu'elle se produise tout doit être éteint, vitalité ou inflammation ; les reliquats de celle-ci sont envahis par les sels de chaux, comme le tronc mort par les parasites.

Toutefois, il est peut-être des circonstances où l'on serait en droit d'invoquer une aberration nutritive spéciale, à laquelle le mot de diathèse calcaire serait applicable. Nous voulons parler de ces cas où le tissu musculaire tout entier subit la dégénérescence calcaire et dont le type a été fourni par une observation célèbre de Friedreich. Dans notre cas, on ne pouvait, évidemment, invoquer rien de semblable.

Reste maintenant à tenter l'explication du silence gardé par le cœur, devant cette grande lésion.

Si, en effet, le jeu des valvules n'est pas troublé — tant que la dégénérescence respecte ces soupapes, — il n'en est pas moins vrai que la contraction cardiaque doit être singulièrement entravée et que le ventricule gauche, dont l'énergie est si nécessaire pour une parfaite circulation, devrait faillir à sa tâche. Supposons que tout le cœur subisse une pareille dégénérescence, voici donc des cavités qui perdront toute possibilité de se vider, puisque la contractilité du muscle sous-jacent s'exercera en pure perte sur une cavité tapissée par une paroi rigide ;

donc fatalement les troubles circulatoires les plus graves devraient apparaître.

Pour sortir des hypothèses, envisageons notre première observation. Toute la paroi inter-ventriculaire devait être incapable de fonctionner ; la carapace osseuse qui la doublait, la myocardite scléreuse qui l'atteignait, c'étaient là des lésions assez graves pour entraver son action ; et cependant, à part l'arhythmie des derniers jours, on ne note rien. La seule explication qui paraisse admissible, c'est celle qui est fondée sur l'intégrité relative des parois externe et supérieure du ventricule gauche.

La paroi supérieure, ou base du ventricule, était fermée par des valvules dont le jeu était normal ; la paroi externe, au moment de sa contraction, venait s'appliquer assez exactement sur la cloison ossifiée dont la surface était remarquablement lisse, de sorte que le ventricule, parvenant à se vider, assurait assez exactement l'intégrité de la circulation.

Telle serait l'explication de cette tolérance inouïe et d'apparence irrationnelle du myocarde devant une telle lésion. Qu'en faut-il conclure ? C'est qu'en matière de dégénérescence calcaire, comme en matière de toute altération cardiaque, c'est le siège de la lésion qui crée la symptomatologie, et que les plus profondes comme les plus étendues peuvent passer inaperçues si elles siègent dans des régions indifférentes. Or, notre première observation ne tendrait à rien moins qu'à ranger parmi ces dernières la cloison inter-ventriculaire du cœur.

Je conclus : il existe une variété de myocardite interstitielle qui procède par îlots scléreux d'origine périartérielle, mais ceux-ci restent plus ou moins localisés et leur évolution est si lente qu'elle peut parcourir tous ses termes sans qu'aucun symptôme traduise son existence. Et si les îlots scléreux, au lieu de subir une dégénérescence graisseuse, pigmentaire ou autre, se laissent peu à peu envahir par les sels calcaires, ce mode de dégénérescence constituera une sorte de guérison relative de la myocardite, et le sujet pourra fournir encore une longue carrière, à la condition que le foyer calcaire siège sur une région indifférente du muscle cardiaque. Dans ces conditions, tout le processus, depuis la périartérite originelle jusqu'à l'infiltration calcaire terminale, accomplira ses diverses étapes d'une manière absolument latente.

VINGTIÈME LEÇON

DE LA RUPTURE DU CŒUR. — OBSERVATIONS, MÉCANISME,
ANATOMIE PATHOLOGIQUE.

I

L'histoire des ruptures du cœur demande à être complétée. —
Observations de trois malades qui ont succombé à la rupture du
ventricule gauche. — Résultats des autopsies.

MESSIEURS,

La rupture du cœur est le second mode de terminaison de cette myocardite latente dont la dégénérescence calcaire constitue le premier aboutissant.
Après avoir rapporté les faits de rupture qui me sont
personnels, j'étudierai avec soin leurs causes anatomiques et leur mécanisme ; puis je vous démontrerai
que la rupture du cœur a très habituellement une
symptomatologie personnelle qui dépend de l'acte
même de la rupture et doit être différenciée des
symptômes provoqués par l'épanchement du sang
dans le péricarde.

Les ruptures du cœur ont fait, depuis Harvey, le
sujet d'importants travaux. On sait qu'elles surviennent à une période avancée de la vie, chez des individus atteints de myocardite scléreuse dont le point

de départ a lieu autour des vaisseaux nourriciers du cœur; on leur attribue habituellement pour cause un effort qui augmente temporairement le travail du cœur et accroît la tension sanguine dans ses cavités; enfin on s'accorde pour admettre que la mort arrivant subitement dans la plupart des cas, la symptomatologie se trouve réduite à son minimum.

Les malades dont je vais vous rapporter l'histoire, tout en rentrant d'une manière générale dans le schéma classique qui précède, s'en écartent cependant par d'importants détails qui donnent lieu de croire que celui-ci mérite d'être complété, tant au point de vue de son expression symptomatologique, qu'à celui de son anatomie pathologique et des conditions qui déterminent la rupture.

La première malade est une femme de quatre-vingts ans qui habitait l'hospice des Ménages depuis dix-neuf ans. Sauf une pleurésie contractée à l'âge de vingt ans, elle n'a jamais fait de maladie sérieuse, et le seul dérangement de santé sur lequel elle insiste est une dyspepsie de vieille date avec constipation opiniâtre. Il y a neuf mois, elle fit un faux pas en descendant dans le jardin, roula par terre et se fractura le col du fémur. La chute fut si violente qu'elle perdit connaissance. Obligée de garder le lit ou la chambre depuis cette époque, elle vit s'aggraver un peu les troubles gastriques d'autrefois, et souvent elle était prise de crises de vomissements deux ou trois heures après les repas.

Le 7 novembre, elle fit demander l'interne de

garde et se plaignit à lui d'une extrême faiblesse.
Elle disait que depuis quelques jours ses forces avaient
diminué de moitié et qu'elle se sentait comme complètement usée. On lui prescrivit quelques toniques,
et l'examen rapide qui fut fait alors ne révéla aucune
grave lésion dans les organes.

Dans la nuit du 8 au 9, après une journée qui
n'avait été marquée par aucun incident, elle fut subitement réveillée par une vive douleur dans la poitrine,
qui siégeait un peu au-dessous de la clavicule gauche,
paraissait perforer le thorax d'avant en arrière et
s'exaspérait par les mouvements de l'épaule ou du
bras. L'articulation de l'épaule, elle-même, était le
siège d'une vive douleur qu'augmentaient encore la
pression ou les mouvements.

Le lendemain matin, elle se décida à entrer à
l'infirmerie. Je la vis quelques instants après.

C'était une femme d'un embonpoint modéré, vive,
racontant fort nettement ses sensations et paraissant
relativement bien portante. Elle me fit d'une manière
très circonstanciée le récit des événements de la
nuit, en ajoutant qu'après l'atténuation de la grande
douleur du début, elle avait éprouvé un engourdissement fort pénible dans les deux bras et les deux
jambes. L'épaule n'était plus douloureuse, mais une
pression un peu forte sur les régions sous-claviculaire et précordiale révélait une sensibilité peu commune.

L'œil droit était le siège d'une ecchymose sous-
conjonctivale fort étendue; j'appris que cette ecchy-

mose était survenue le 4 novembre, subitement, après un effort de vomissement.

L'examen des organes ne révéla rien de particulier. Les poumons étaient sains ; le cœur, plutôt petit, battait normalement, sans bruits morbides. Le foie et la rate étaient normaux.

Peu d'appétit quoique la langue fût bonne, mais on attribua cette anorexie à une constipation opiniâtre : il n'y a pas eu de garde-robe depuis six jours. On ordonna un lavement simple qui fut suivi d'une petite débâcle de scybales.

Les journées du 10 et du 11 se passent bien ; la malade se nourrit un peu et prend son lait avec plaisir.

Le 12, à la visite du matin, elle nous appelle et nous raconte qu'elle a passé une mauvaise nuit. Cette singulière douleur de l'épaule est revenue et a été suivie des mêmes engourdissements. En outre, la malade a changé de manière d'être ; elle paraît tout attristée, s'inquiète de son état, insiste sur sa constipation, etc. Nous l'examinons de nouveau sans rien trouver d'anormal ; on ausculte son cœur, qui paraît sain ; ses artères ne donnent sous le doigt qu'une très légère sensation d'athérome.

Tout à coup, au moment où je dictais à l'interne les quelques détails qui précèdent, la malade me dit brusquement : « Voici ma douleur de l'épaule qui recommence. » Puis elle s'incurva légèrement sur la tête et les pieds, faisant saillir le ventre en haut, retomba lourdement sur son lit, présenta dans les jambes et dans les bras pendant cinq à six secondes

comme une trépidation épileptoïde et perdit connaissance en pâlissant tout à coup. Cette première période ne dura pas plus de dix secondes. La malade ne
proféra ni un cri ni une plainte. Alors eurent lieu
cinq à six inspirations stertoreuses, puis, pendant une
minute environ, deux à trois grandes inspirations
bruyantes, et ce fut tout. Il s'était écoulé au maximum soixante-dix secondes entre le début des accidents et la mort. Quant au pouls, sur lequel j'avais
le doigt, il cessa brusquement au moment où la
malade fut prise de son accès de douleur terminal.

L'AUTOPSIE fut pratiquée le 14 novembre, vingt-
quatre heures après la mort. Voici ce qu'elle révéla :

Le *péricarde*, très distendu, a une couleur violacée;
il est recouvert à sa partie inférieure de quelques
appendices graisseux. Quand on l'incise, le cœur
apparaît complètement enveloppé d'un vaste caillot
noir qu'on recueille exactement et dont le poids est
de 145 grammes. Le péricarde viscéral n'a subi
aucune altération; à peine remarque-t-on sur quelques points une légère teinte rosée due à l'imbibition

Le *cœur* est petit et bien proportionné; on voit un
peu de graisse dans les sillons antérieur et postérieur et sur les bords droit et gauche. Pas de plaques
laiteuses.

Il existe *deux perforations* fort visibles sur le bord
du ventricule gauche. Ces deux perforations sont
linéaires, parallèles, obliques de haut en bas et
d'avant en arrière, séparées l'une de l'autre par un
intervalle de 2 centimètres. La perforation supé-

rieure est située à 2 centimètres et demi du sillon auriculaire; elle est moins longue que l'inférieure, mais plus large, en ce sens que, malgré son apparence linéaire, elle présente à sa partie supérieure une petite encoche en forme d'Y, constituée par un petit fragment de tissu cardiaque formant soupape. En fendant le ventricule gauche sur son bord libre, on s'assure que la perforation supérieure siège au niveau de la partie la plus épaisse de la paroi du ventricule, à l'endroit où celle-ci est doublée par l'accolement du plus gros pilier cardiaque. Mais, sur une étendue de 1 centimètre à 1 centimètre et demi, le tissu cardiaque est ramolli, fongueux, et creusé d'une sorte de cavité récente remplie de fragments de caillots et de détritus de fibres musculaires.

Quant à la perforation inférieure, elle est superficielle, intéresse environ la moitié de l'épaisseur de la paroi, mais n'atteint nulle part la cavité ventriculaire.

D'une manière générale, le tissu cardiaque est ferme et résistant; sa coloration est d'un rouge brun très foncé. Peut-être, en certains points, est-il plus dur à la coupe; mais ce qui est certain, c'est qu'en dehors de la présence de quelques points scléreux visibles à la coupe des piliers et dans la région ventriculaire sise immédiatement au-dessous de la valvule mitrale, le muscle cardiaque paraît à peu près normal.

L'*endocarde* est absolument décoloré, les valvules mitrale, aortique, tricuspide, sont saines.

L'*aorte* est aussi décolorée. On trouve quelques plaques d'aortite récente à 2 centimètres au-dessus des valvules sigmoïdes ; mais l'aorte thoracique est couverte de plaques athéromateuses anciennes dont la plupart sont calcifiées. L'orifice des *artères coronaires* est athéromateux et un peu rétréci.

Les *poumons* sont emphysémateux ; tous deux portent des cicatrices anciennes à leur sommet. En dehors de cela, ils sont sains, sans trace de congestion, même dans les parties déclives.

Le *foie*, petit, pèse 1,120 grammes et paraît absolument normal.

La *rate*, qui pèse 150 grammes, est couverte de plaques granuleuses de périsplénite. Elle est un peu plus volumineuse et moins ferme qu'à l'ordinaire.

Le *rein droit* pèse 105 grammes ; il est petit, mais sain.

Le *rein gauche* pèse 150 grammes. Il est beaucoup plus volumineux que le précédent et porte à sa partie inférieure un gros kyste du volume d'une orange, rempli d'un liquide coloré et transparent. A la coupe du rein, on trouve dans les calices une quantité considérable de gravelle miliaire, dont les grains les plus gros ne dépassent pas les dimensions d'une grosse tête d'épingle. Le bassinet est parsemé de petites taches ecchymotiques.

Le *pancréas*, l'*estomac*, le *cerveau*, le *cervelet* et le *bulbe* sont absolument sains.

A l'*examen microscopique* du cœur, on trouve une sclérose très accentuée prenant naissance autour des vaisseaux qui étaient eux-mêmes le siège d'une endo-périartérite oblitérante. Les faisceaux musculaires, dissociés et atrophiés pour la plupart, avaient subi, dans un grand nombre d'endroits, la lésion dite « désintégration cardiaque », décrite par M. le professeur Renaut et par mon collègue M. Landouzy.

La seconde malade est une femme de soixante-dix-huit ans, habitant depuis sept ans l'hospice des Ménages, ayant fait plusieurs séjours à l'infirmerie pour des bronchites, et qui m'arrêta un matin à neuf heures dans un couloir pour se plaindre de douleurs dans le côté gauche de la poitrine et dans l'épaule correspondante.

L'interne de garde, qui alla la visiter le jour même, constata un peu de bronchite et lui ordonna une potion à l'oxyde blanc d'antimoine.

Deux jours après, nous la revîmes; elle nous dit qu'elle toussait moins, mais que sa douleur n'avait pas diminué et qu'elle devenait par instants assez violente pour lui donner la sensation de l'évanouissement. Les mouvements de l'épaule étaient douloureux, ainsi que la pression sur les côtes. Les râles de bronchite avaient disparu, le cœur ne présentait rien de particulier; on se borna à faire un badigeonnage de teinture d'iode. Deux heures après, la malade se promenait doucement dans le jardin, quand elle étendit brusquement les bras et tomba comme foudroyée, sans dire une parole, sans proférer une plainte, en pâlissant affreusement. Elle poussa un ou deux soupirs étouffés et mourut en quelques secondes devant la compagne qui se promenait avec elle.

A l'AUTOPSIE, on trouva une vaste rupture oblique siégeant sur le bord du ventricule gauche. Les valvules cardiaques étaient saines; le muscle était atteint de myocardite scléreuse assez avancée; les artères coronaires un peu calcifiées mais non rétrécies. Tout autour de l'orifice interne de la perforation, le tissu musculaire était dissocié, ramolli, et contrastait avec la netteté des lèvres de la déchirure. L'examen microscopique révéla une sclérose des plus nettes, avec dissociation et atrophie des faisceaux musculaires. On constata de plus, en maints endroits, la désintégration cardiaque de Renaut.

La troisième observation est celle d'un homme de cinquante-six ans, vigoureux, n'ayant jamais été malade, mais légèrement alcoolique, sans lésion cardiaque appréciable par l'auscultation, et n'éprouvant non plus aucun symptôme qui pût faire penser à une maladie du cœur; depuis quelques jours il se plaignait d'une douleur dans la région sous-claviculaire du côté gauche, d'un peu d'oppression et de sifflement laryngé. Un médecin qu'il consulta trouva de la bronchite et ordonna un vésicatoire qui ne fut point appliqué, le malade ne pouvant admettre, avec raison, qu'il eût une bronchite et qu'il ne toussât point. Le sifflement laryngé disparut rapidement.

Le 15 avril, vers 7 h. 1/2 du soir, cinq à six jours environ après le début de cette douleur, le malade était à table et mangeait d'un bon appétit; il se leva pour chercher du pain et sentit alors une vive douleur

dans l'épaule gauche, en même temps qu'un engourdissement dans le bras gauche. La douleur s'atténua
sans disparaître, mais l'engourdissement persista
toute la soirée. La nuit fut très bonne. Notre homme se
leva à son heure habituelle, le bras encore très en-
gourdi, mais il avait très faim et demanda qu'on lui
apportât de suite son café au lait. A huit heures et
demie on le lui servit ; il prit une chaise, et au lieu de
s'asseoir, tomba lourdement par terre, sans proférer
une plainte et en frappant les assistants par sa pâleur. On entendit comme deux ou trois soupirs et
ce fut tout.

L'AUTOPSIE ne put être pratiquée ; mais à la faveur
des manœuvres nécessitées par l'embaumement, on
s'assura que le malade avait succombé à une rupture
du ventricule gauche.

II

La rupture du ventricule gauche est précédée par une myocardite
silencieuse pour le malade et pour le médecin. — Sa vague
symptomatologie, le plus souvent absente, se réduit, quand elle
existe, à la dyspnée, aux palpitations, à la douleur cardiaque.

Ces trois observations réalisent absolument le type
classique de la rupture cardiaque ; les malades ont été
frappés, pour ainsi dire, en parfaite santé, alors
qu'aucun symptôme n'avait attiré leur attention ni
celle du médecin du côté du cœur (1). Et dans les deux

(1) Je viens d'observer encore deux cas de rupture du cœur, l'un
chez une femme de 76 ans, l'autre chez un homme de 84 ans, qui

cas où l'examen microscopique du myocarde put être
pratiqué, on trouva la lésion qui a été désignée sous
le nom de myocardite scléreuse. Par conséquent les
lésions myocarditiques qui avaient, de longue date,
préparé la rupture, étaient restées silencieuses.

Le troisième malade, auquel j'ai donné des soins
pendant près de six années de sa vie, était un homme
robuste, grand marcheur, très résistant à la fatigue,
nullement dyspnéique et qui n'avait souffert que d'accès éloignés de goutte et de fréquentes amygdalites.
Les deux autres malades paraissaient jouir aussi d'une
parfaite circulation : en somme, dans les trois cas,
la rapide catastrophe terminale a éclaté comme un
coup de foudre que rien ne pouvait faire prévoir. Dans
une précédente leçon sur la dégénérescence calcaire
du cœur, je vous ai déjà fait remarquer ce caractère
insidieux de certaines myocardites qui évoluent assez
lentement et d'une manière assez discrète pour qu'aucune symptomatologie précise ne traduise leur existence.

Ainsi, on peut poser cette première conclusion que
les myocardites qui aboutissent à la rupture du cœur
— et j'entends tout particulièrement ici la rupture du
ventricule gauche — présentent pour la plupart un
développement latent; la lésion croît et progresse
sourdement, sans troubler les grands actes du fonctionnement cardiaque, sans retentissement marqué
sur la circulation.

n'avaient présenté aucun trouble du côté du cœur ou de la circulation.

Pour établir ce fait aussi nettement que possible, j'ai compulsé un grand nombre d'observations de rupture du ventricule gauche, parmi lesquelles vingt-neuf étaient assez complètes pour que l'état antérieur du malade ait été noté. Sur ces vingt-neuf cas, on en compte dix-neuf, soit 65.5 p. 100, dans lesquels le sujet a été frappé dans un état de santé plus ou moins parfait, mais sans qu'aucun signe objectif ou subjectif ait attiré l'attention du côté du cœur. Dans cinq cas, les malades avaient une dyspnée habituelle; trois fois, des palpitations et de la dyspnée. Les malades des trois dernières observations se plaignaient depuis longtemps d'une douleur vague ou d'élancements dans la région du cœur; l'un d'eux avait en outre des étourdissements et des vertiges.

Voici, d'ailleurs, le tableau résumé de cette petite statistique.

TABLEAU XXX. — Des symptômes observés chez 29 individus ayant succombé plus tard à une rupture du cœur.

SYMPTOMES OBSERVÉS.	NOMBRE de CAS.	0/0
Absence de symptômes...................	19	65.5
Dyspnée habituelle......................	5	19
Dyspnée et palpitations cardiaques..........	2	8
Douleurs et élancements cardiaques........	2	8
Etourdissements et vertiges..............	1	4
Total.............	29	

Il résulte de ces faits qu'il existe une variété de

myocardite scléreuse dans les aboutissants de laquelle il faut compter la dégénérescence calcaire et la rupture du cœur.

Cette myocardite est ordinairement latente et échappe au diagnostic. Dans les cas peu nombreux où elle parle, les vagues symptômes qui la traduisent sont, par ordre de fréquence, la dyspnée habituelle, les palpitations, la douleur et les élancements dans la région du cœur.

III

Le mécanisme de l'effort ne rend pas compte de toutes les ruptures. — Les étapes de la rupture. — Rôle combiné de la myocardite et de l'effort systolique normal. — Des ruptures de dehors en dedans.

Cette myocardite est donc, comme on l'a déjà parfaitement établi, la condition primordiale et essentielle de la rupture cardiaque. Son évolution plus ou moins longue répond à une sorte de période préparatoire presque toujours ignorée. Le myocarde, lentement désorganisé, faiblit peu à peu : vienne un effort, une dépense cardiaque subite et plus considérable, il en résultera une augmentation de tension portant sur des parois dont la résistance est réduite à son minimum, et qui cèdent à cet excès de pression qu'elles sont incapables de supporter.

Telle est, au moins, la théorie actuellement admise et qui compte à son actif de nombreuses observations.

Mais combien de faits négatifs pourrait-on lui opposer, à commencer par ceux qui font l'objet de cette leçon. Le *mécanisme de l'effort* est loin de rendre compte de toutes les ruptures du ventricule gauche, et l'on peut dire, sans être taxé d'exagération, que dans plus de la moitié des cas la cause déterminante de la rupture demeure inconnue.

Il me paraît à peu près certain que cette rupture se fait rarement d'un seul coup (1). Dans notre premier cas, il était évident que la partie interne de la rupture était plus ancienne que la fente externe, car tandis que la solution de continuité de l'extrémité externe était presque aussi nette qu'une section faite par un instrument tranchant, l'interne représentait une sorte de cavité de formation récente, dont les parois étaient ramollies et comme dissociées. Le contraste était si évident entre ces deux apparences qu'on ne pouvait concevoir aucun doute sur leur âge respectif. Dans un premier acte, la paroi interne du ventricule gauche avait subi au point de la rupture un commencement de dissociation, et le sang s'était creusé lentement un trajet dans l'épaisseur du myocarde jusqu'à la surface externe de celui-ci. A un moment donné, ce myocarde n'a plus opposé à la tension sanguine qu'une résistance insuffisante et a cédé sous l'*effort systolique*

(1) Cette opinion a été soutenue déjà par plusieurs auteurs, entre autres par M. le professeur Laboulbène dans son *Traité d'anatomie pathologique*, p. 569. Auparavant, elle avait été défendue par Valleix et par M. le Dr Bertherand dans l'excellent Mémoire qu'il a publié en 1856 dans la *Gazette médicale de l'Algérie*, sur la rupture spontanée du cœur.

normal. A plus forte raison, un effort surajouté eût-il hâté la perforation, mais ce sur quoi je tiens à insister, c'est sur la possibilité de la rupture, sans cause occasionnelle, par l'action combinée de la lésion cardiaque et de l'effort systolique normal.

Ce qui tend bien à prouver encore cette *influence prédominante de la systole cardiaque*, c'est que la rupture, au lieu de se produire de dedans en dehors, peut se faire de dehors en dedans, soit dans le sens opposé à la tension du sang. Il paraît incontestable que, dans ce cas, les deux conditions génératrices sont, avant tout, la lésion myocardique et le mouvement du cœur lui-même. Notre première malade est un exemple très frappant de la possibilité de cette perforation de dehors en dedans; le même cœur était rompu en deux endroits et les ruptures, quoique de même forme et parallèles entre elles, avaient un sens différent : la supérieure s'était produite en plusieurs temps, de dedans en dehors; la seconde, de dehors en dedans, puisqu'elle intéressait le bord externe du ventricule gauche sans pénétrer dans sa cavité : c'était donc le premier stade d'une perforation qui eût certainement abouti si la malade n'avait été emportée par la rupture supérieure.

Si sur un même cœur il peut se faire deux ruptures de sens opposé, que devient l'hypothèse de l'effort, lequel devrait aboutir toujours à des perforations dans le même sens, quel qu'il soit, mais jamais à des ruptures en sens inverse? Par conséquent, tout en admettant que dans un grand nombre de circonstances, l'effort doit être invoqué comme cause occasionnelle de la rupture du cœur, je crois pouvoir affirmer que dans beaucoup de cas la lésion myocardique aidée des mouvements normaux du cœur suffit pour la provoquer.

IV

Anatomie pathologique. — Rôle de la désintégration de la fibre cardiaque.

Mais, cette lésion myocardique, quelle est-elle, et peut-on déterminer la particularité anatomo-pathologique qui la caractérise? La sclérose diffuse des parois ventriculaires et des piliers, ayant son point de départ autour des vaisseaux sanguins qui sont eux-mêmes atteints d'endopériartérite ordinairement oblitérante, l'atrophie plus ou moins accusée des faisceaux musculaires, la dissociation de ces mêmes faisceaux par la sclérose, tel est l'ensemble classique de l'anatomie pathologique de cette lésion. On ajoute avec raison que les lésions des artères du myocarde sont le point de départ originel de cette chaîne complexe dont la rupture est le dernier anneau; car l'endartérite, en privant le myocarde d'une partie du sang qui lui est nécessaire, intéresse gravement la nutrition des faisceaux musculaires.

Mais ces altérations anatomiques ne sont pas les seules. A côté et même au-dessus d'elles je placerai la *désintégration de la fibre cardiaque*. On sait en quoi elle consiste : c'est un état pathologique de la fibre cardiaque tel que les cellules constituantes de cette fibre, sous l'influence de la dissolution du ciment intercellulaire, apparaissent isolées, séparées les unes des autres par un espace vide qui correspond au trait scalariforme d'Eberth.

Chez les deux malades dont j'ai pu examiner le cœur au microscope, cette altération existait d'une manière très nette, au niveau même des lèvres de la perforation. D'un autre côté, M. L. Beaumont rapporte dans sa thèse inaugurale une observation de M. le professeur Damaschino dans laquelle la segmentation cardiaque a été observée également ; toutefois, au niveau même de la perforation où l'on voyait un épanchement de globules sanguins écartant les faisceaux musculaires et s'insinuant à une assez grande distance de la rupture (apoplexie de Cruveilhier), cette segmentation n'a pu être retrouvée.

Je n'oserais fonder sur mes deux cas une affirmation absolue surtout en présence du fait négatif de M. Damaschino ; mais je puis vous assurer que la désintégration cardiaque était tellement patente et tellement étendue dans la région de la rupture, qu'il est impossible de ne pas établir entre ces deux phénomènes un rapport de cause à effet, en faisant évidemment une forte part aux autres lésions myocardiques. En un mot, dans mes deux observations, on pourrait considérer la sclérose cardiaque, l'atrophie et la dissociation des faisceaux musculaires, comme la condition anatomique prédisposante qui a préparé la rupture, et donner à la segmentation cardiaque le rôle d'une condition immédiatement déterminante.

Cette manière d'envisager les choses me semble plus vraisemblable que celle qui consiste à mettre l'effort sur le premier plan, quand il est bien avéré qu'on a vu des ruptures cardiaques survenir pendant le sommeil. Enfin, elle rendrait compte des faits où la rupture s'opère de dehors en dedans, c'est-à-dire contre le sens de l'effort.

La résistance cardiaque, si considérablement affaiblie par la myocardite chronique, trouve son dernier refuge dans les faisceaux musculaires qui persistent. Leur segmentation ruine cette ressource ultime, et le cœur se rompt : telle est, au moins pour mes deux observations, l'explication anatomique la plus plausible.

Il nous reste encore, Messieurs, pour remplir notre programme, à constituer la symptomatologie de la rupture du cœur : ce sera l'objet de notre prochaine leçon.

VINGT ET UNIÈME LEÇON

DE LA RUPTURE DU CŒUR. — SYMPTOMATOLOGIE COMPARÉE DE
LA RUPTURE DU CŒUR ET DES ÉPANCHEMENTS SANGUINS
PROGRESSIFS DANS LE PÉRICARDE.

I

Symptomatologie de la rupture du cœur. — Chaque étape de la
rupture est annoncée par un accès angineux. — Période prémonitoire de la rupture définitive. — Sa fréquence. — Sa durée. —
Variétés de l'accès angineux. — Persistance des phénomènes douloureux après l'accès. — Réveil de la douleur par les mouvements.
— De la sensibilité du cœur.

MESSIEURS,

Rien n'est plus sommaire que la *symptomatologie
classique* de la rupture cardiaque : c'est le tableau de
la mort la plus subite qu'il soit possible d'imaginer.
M. le professeur Jaccoud la résume en ces termes :
« Dans quelques cas, la mort est réellement instantanée, le patient tombe, il n'est plus. Dans d'autres circonstances, il éprouve une sensation de
déchirure dans la région précordiale, il pousse un
cri, sa face pâlit, le pouls s'efface, les battements du
cœur faiblissent et cessent, la mort a lieu au bout de
quelques minutes... Quand la rupture n'est pas complète d'emblée, la vie peut se prolonger pendant

quelques heures et même pendant quelques jours (Peacock). Indépendamment des symptômes de faiblesse croissante qui appartiennent à toutes les hémorrhagies internes graves, on observe alors la disparition graduelle du choc et des bruits du cœur, coïncidant avec l'augmentation croissante de la matité précordiale. Un diagnostic probable peut alors être posé. »

Dans nos trois cas, la mort a été aussi subite qu'il est possible, comme dans la première modalité de M. le professeur Jaccoud. Mais, en les étudiant de près, nous verrons que cette mort subite a été précédée par quelques symptômes auxquels je n'avais pas attaché d'importance pendant la vie, et qui pourtant ne peuvent manquer de frapper l'esprit, par la constance avec laquelle ils se sont montrés dans les trois cas.

Dans le premier fait, la malade fut réveillée subitement par une vive douleur paraissant perforer la poitrine au-dessous de la clavicule gauche, s'irradiant dans l'épaule et exaspérée par les mouvements de l'épaule et du bras; et quand la douleur originelle s'était atténuée, il était survenu un engourdissement fort pénible dans les deux bras et les deux jambes, et une sensibilité tout à fait insolite des régions précordiale, sous-claviculaire et scapulaire. Enfin, immédiatement avant la mort, la même douleur de l'épaule reparut.

Dans le deuxième, c'était une douleur siégeant au côté gauche de la poitrine et dans l'épaule correspondante, douleur continue augmentée par les mouvements du bras, avec des exacerbations sans cause qui donnaient la sensation de l'évanouissement.

Dans le troisième, ce fut une douleur sourde de la région sous-claviculaire, puis tout à coup une douleur vive dans l'épaule gauche suivie d'un engourdissement persistant du bras du même côté.

Il n'est pas discutable que, dans le premier cas, l'accès douloureux qui précéda immédiatement la mort ne provînt de la déchirure finale du cœur; et s'il en est ainsi, la même douleur, dans le même siège, survenue quarante-huit heures avant, reconnaissait sans nul doute pour cause le premier acte de cette rupture qui, comme l'a démontré l'examen anatomique, s'est effectuée en deux temps.

Si le fait est vrai dans cette observation, il ne l'est pas moins dans les deux autres, puisque les symptômes étaient exactement semblables; il s'ensuit que dans ces trois cas le premier temps de la rupture a précédé de treize, cinquante-trois et quatre-vingts heures la déchirure totale.

Ceci nous conduit à envisager la possibilité d'établir une sorte de *période clinique prémonitoire* de la rupture du cœur, basée d'une part sur le fait anatomique de cette rupture qui s'opère par temps successifs, d'autre part, sur l'existence de symptômes qui en traduisent les étapes.

Fixons d'abord la *fréquence* de cette période. J'ai choisi dans les auteurs vingt-six observations, soit vingt-neuf avec les miennes propres. La phase prémonitoire a manqué dans douze cas seulement, ce qui équivaut à dire que dans 40 p. 100 des cas la rupture est probablement immédiatement totale, tandis que dans 60 p. 100 des cas elle se fait plus ou moins progressivement jusqu'à l'éclat terminal.

Sa *durée* est extrêmement variable, comme le prouve la statistique ci-dessous :

1 heure......................	1 cas.	
1 — 1/2....................	1 —	
3 —	2 —	
6 —	1 —	10 cas.
10 —	2 —	
13 —	2 —	
23 —	1 —	
48 —	2 —	
52 —	1 —	
80 —	1 —	
96 —	1, —	7 cas.
5 jours...................	1 —	
8 —	1 —	

Dans la majorité des cas où la rupture n'est pas subite et totale, il s'écoule donc moins de vingt-quatre heures entre son début et sa terminaison.

Il nous reste maintenant à établir les *symptômes de cette période prémonitoire.*

Le plus souvent ils se rapprochent du type dont nos trois malades fournissent l'exemple. Leur début est marqué par un accès douloureux subit qui offre de grandes analogies avec l'angine de poitrine. La douleur siège dans la région précordiale ou sous-claviculaire : elle varie depuis la simple pesanteur jusqu'à la sensation la plus déchirante et s'irradie dans l'épaule et le bras gauche où elle prend les caractères de l'engourdissement. Parfois tout se borne là.

Mais, dans un certain nombre d'observations, on trouve relatés des symptômes surajoutés, tels que la dyspnée, l'oppression et même l'accès de suffocation, avec sentiment d'angoisse indicible, la sensation de rupture cardiaque, la perte de connaissance subite, l'engourdissement douloureux des membres inférieurs. Dans d'autres cas, l'accès initial semble réduit à un engourdissement du bras gauche ou même du bras droit. Quand l'auscultation du cœur a pu être pratiquée lors du début des accidents, on n'a noté que le caractère lointain et sourd des bruits cardiaques.

Après cette première atteinte, il y a une sorte d'atténuation des symptômes initiaux ; mais ce qui est tout à fait caractéristique et les différencie de ceux de l'angine de poitrine ordinaire, c'est qu'ils ne disparaissent pas et persistent plus ou moins complètement jusqu'à l'accès terminal, avec de fréquents retours aigus.

Il suffit pour s'en convaincre de se rappeler ce qui s'est passé chez nos trois malades. La première a eu dans un espace de quatre-vingt-une heures deux crises douloureuses dont l'une terminale. Les trois premières ont été suivies d'engourdissement persistant des bras et des jambes. Si dans l'intervalle des crises la douleur proprement dite s'atténua sensiblement, cependant elle fut loin de disparaître et la pression la plus légère sur l'épaule ou les régions sous-claviculaires et précordiales la réveillait immédiatement.

La seconde malade souffrit pendant cinquante-trois heures de sa douleur de l'épaule qui revenait par instants assez violente pour lui donner la sensation de l'évanouissement. Le troisième, enfin, ressentit pendant treize heures un engourdissement du bras gauche avec sensation douloureuse dans l'épaule.

La douleur pendant les mouvements de l'épaule et du bras, douleur persistant aussi après l'accès initial et donnant l'impression d'une algie rhumatoïde, est un second élément de différenciation d'avec l'accès angineux typique.

La rupture du cœur présente donc, au premier rang de ses symptômes, des accès douloureux qui offrent avec ceux de l'angine de poitrine les plus grandes analogies; et il est rationnel de supposer que ces accès sont dus au fait même de la rupture.

La solution de continuité, une fois produite, est permanente et sa tendance extensive ne peut faire l'objet d'un doute. Le sang ventriculaire a pénétré dans les interstices de la déchirure; l'effort systolique et la tension circulatoire aidant, le sang tend de plus en plus à dissocier la paroi dans laquelle il s'est déjà frayé un passage : ce sont là des conditions permanentes auxquelles répond un état symptomatique permanent dont la douleur persistante, et pourrait-on dire, l'accès angineux atténué mais prolongé, sont l'élément prédominant. Puis, à chaque pas en avant fait un peu brusquement dans la rupture du cœur, répond une poussée douloureuse qui reproduit avec plus ou moins d'intensité l'accès primitif et vient exacerber la douleur permanente due à la dissociation cardiaque originelle.

Ces faits pourraient être invoqués à titre d'arguments péremptoires par les défenseurs de la *sensibilité du cœur*. L'expérience de Harvey qui a pu piquer le cœur sans provoquer de douleur est contredite par la physiologie expérimentale. Goltz, en touchant avec un acide le sinus veineux de la grenouille, provoque des convulsions de tout le corps; Gurbocki a observé le même fait chez le lapin, et François Franck a démontré la présence de filets sensitifs cardiaques dans le tronc du pneumogastrique. Si nos trois observations ne jugent pas la question au point de vue de la sensibilité propre du cœur, elles donnent une preuve indiscutable de sa sensibilité réflexe.

II

Symptomatologie des épanchements sanguins progressifs dans le péricarde. — Histoire d'un cas de rupture de la veine coronaire qui réalisa ce type clinique. — Détails de l'autopsie. — Différences avec la symptomatologie de la rupture. — Résumé.

A l'aide de cette première série d'observations, j'ai pu vous tracer un essai de la symptomatologie des ruptures cardiaques envisagées en elles-mêmes. Mais la conséquence immédiate ou la terminaison de celles-ci, c'est un épanchement de sang assez considérable dans le péricarde pour que les mouvements cardiaques soient presque instantanément suspendus. La rapidité de la mort est telle que toute description de symptômes est impossible ; c'est un véritable foudroiement.

Si l'épanchement sanguin, au lieu de s'effectuer brusquement et de remplir instantanément le péricarde, s'opère lentement par une sorte de fissure de manière à produire une compression graduelle du cœur, la mort ne sera pas instantanée et n'arrivera qu'au moment où la compression atteindra son maximum. Entre le début de la rupture et la mort, il y aura donc une période plus ou moins longue dont l'observation pourra conduire à tracer la *symptomatologie des épanchements sanguins progressifs du péricarde.* Cette éventualité répond au deuxième type de M. Jaccoud.

Elle est fort rarement réalisée, si l'on en juge par les cas publiés dans les recueils périodiques et les mémoires spéciaux. De plus, il est fort difficile, dans les observations très incomplètes que l'on peut compulser, de faire la part qui revient à l'épanchement péricardique devant les accidents qui dépendent de la rupture elle-même.

Or, le hasard m'a mis, il y a quelques années, en présence d'un fait qui me paraît de nature à résoudre la difficulté pendante.

C'était une couturière de vingt-huit ans, qui avait subi antérieurement deux atteintes de rhumatisme articulaire aigu, l'une six années auparavant, l'autre deux ans plus tard. Quinze mois après la seconde attaque, cette femme avait été prise d'une abondante

métrorrhagie qui la laissa dans un grand état de faiblesse. Voilà tout son passé morbide. Mais pendant
la dernière attaque de rhumatisme, elle étouffait continuellement et se souvient que le médecin discuta
l'existence d'une maladie du cœur. Quoi qu'il en soit,
deux ans environ après cette atteinte et peu de
temps après sa métrorrhagie, elle éprouva pour la première fois des battements de cœur, de l'oppression
et de l'essoufflement pendant la marche.

Un mois avant les événements que je vais vous raconter, elle ressentit dans le genou gauche une vive
douleur, sans gonflement et sans fièvre, et dut garder
la chambre qu'elle n'a pas quittée jusqu'à son entrée
à l'hôpital. Pendant ce repos forcé, les battements
de cœur et l'essoufflement augmentèrent. Un matin,
elle fut prise subitement d'un violent point de côté à
gauche, au-dessous du sein, et qui correspondait
à un point semblable situé dans le dos. Pendant huit
jours la douleur alla grandissant, et la veille de l'entrée de la malade à l'hôpital, elle gênait au plus haut
point la toux et la respiration; en même temps, l'expectoration était devenue sanguinolente.

Quand j'arrivai auprès du lit de cette pauvre
femme, le matin même de son entrée, je la trouvai en
proie à une véritable orthopnée dont elle venait
d'être prise quelques minutes auparavant (92 respirations par minute). La voix était éteinte, la langue
sèche et jaunâtre, la soif ardente, les lèvres violacées,
la face d'une extrême pâleur, les mains glacées et
couvertes d'une sueur visqueuse. Tout cela était sur-

venu brusquement, en moins d'une minute, au moment où elle venait de se retourner dans son lit, lors de mon entrée danś la salle. J'obtins à grand'peine quelques renseignements tant la dyspnée rendait difficile l'articulation des mots. Elle me dit d'une voix à peine perceptible qu'elle avait une douleur dans la poitrine, au niveau du cœur, une sensation de plénitude et de battements, et que cette douleur répondait directement dans le dos.

Les yeux étaient vifs, saillants, la pupille dilatée.

Elle se mit à tousser et expectorer des crachats visqueux, couleur de rouille. L'auscultation des poumons montra à droite une diminution du murmure respiratoire avec des râles sous-crépitants. La région où se percevaient ces bruits était un peu moins résonnante et surtout résistante au doigt. A gauche, sonorité énorme du sommet avec respiration puérile. Plus bas, silence respiratoire presque complet. Dans le sommet du poumon droit, en avant, submatité et respiration soufflante.

Le pouls battait 200 ; il était très faible et fuyait sous le doigt.

Le cœur palpitait avec une énorme énergie et soulevait en masse tout le côté gauche de la poitrine. Les bruits du cœur étaient tumultueux et coupés par de nombreux faux pas.

Aussi ces bruits, d'une extrême intensité et d'une rapidité incroyable, ne permettaient de percevoir aucun bruit de souffle. Ils s'étendaient sur toute la région précordiale, comme s'il n'y avait plus eu qu'un seul foyer de battements cardiaques.

A la pointe du cœur, cependant, on percevait, de la manière la plus nette, un bruit singulier, donnant l'impression d'un clapotement, et qui, autant qu'on pouvait en juger par la rapidité des mouvements cardiaques, n'était pas isochrone aux bruits valvulaires ; il semblait plus lent.

Quant au volume du cœur, il ne fallait pas songer à le mesurer, tant était vive la douleur précordiale, que la plus douce percussion exaspérait cruellement.

En pressant sur le foie par-dessous les fausses côtes, on avait la sensation de battements non douteux qui dépendaient vraisemblablement de la transmission hépatique des battements cardiaques.

Ces symptômes allèrent en s'aggravant pendant quelques heures, puis le pouls devint incomptable, la figure prit une apparence cireuse, les battements du cœur s'affaiblirent, le bruit de clapotement qu'on avait constaté encore vers la troisième heure disparut, et la malade succomba huit heures après le début des accidents que je viens de vous raconter (1).

(1) Pendant cette période de huit heures, on put recueillir les urines de la malade. Leur analyse m'a fourni les résultats ci-dessous :

```
Quantité.................................     200
Densité........................ ............    1043
Couleur.........        hémaphéique à reflets rouges.
Aspect..........        très trouble.
Odeur...........        urineuse forte.
Sédiment........        rosacique très abondant formé
    d'urates pulvérulents teintés en rouge par l'uroéry-
    thrine. Çà et là, on aperçoit dans la préparation,
```

Voici les détails de l'autopsie, tels qu'ils furent dictés au moment où on la pratiqua :

Le *péricarde* est distendu par une grande quantité de sang qui lui donne un aspect violacé. A la coupe, il s'échappe environ un verre de sang liquide, très clair, sans caillots ; la séreuse pariétale est épaissie et très imbibée. Sur le feuillet viscéral, quelques plaques laiteuses d'ancienne date.

Le *cœur* est énorme, et ses dimensions sont d'autant plus considérables que le sujet était d'une toute petite taille. Ainsi, à la base des ventricules, le diamètre transversal est de 13 centimètres ; le diamètre longitudinal est de 10 centimètres ; quant au ventricule

des cellules arrondies provenant des tubes de Bellini, fortement teintées de brun, et dont le noyau est presque noir.

Caractères chimiques :	Par litre.	Quantité rendue.
Matériaux solides	100^{gr},60	20.12 —
Urée	17 44	3.48 —
Acide urique	5 10	1.02 —
Chlorures	3 20	0.64 —
Acide phosphorique	4 20	0.84 —
Rapport de l'urée aux matières solides		17.30 0/0
Rapport de l'acide urique à l'urée		29.20 0/0
Rapport de l'acide phosphorique à l'azote de l'urée		19.03 0/0
Albumine		considérable.
Urohématine		très augmentée.
Hémaphéine		*id.*
Indican		traces.
Uroérythrine		considérable.
Sucre		absent.

Ce qu'il y a de curieux dans cette analyse, c'est l'énorme quantité de l'acide urique, le faible rapport de l'urée aux matériaux solides, indiquant une désassimilation très exagérée avec des oxydations très amoindries.

droit, sa largeur atteint à elle seule 7 centimètres.

Les cavités cardiaques sont remplies de caillots cruoriques.

L'épreuve de l'eau démontre une énorme insuffisance tricuspide et mitrale et un peu d'insuffisance aortique.

Les oreillettes sont considérablement dilatées et remplies de caillots diffluents.

A la face postérieure du cœur, sur le sillon auriculoventriculaire, on remarque une *petite perforation* arrondie, ressemblant à une piqûre d'épingle, située au milieu d'un tissu noirâtre et ramolli. Cette perforation ne communique ni avec l'oreillette ni avec le ventricule gauche ; elle siège sur la *veine coronaire* considérablement dilatée, puisque sa circonférence au niveau de la valvule de Thébésius atteint 3 centimètres et demi. Malgré cette dilatation, les parois de la veine sont sensiblement épaissies. A la face interne comme à la face externe, le tissu qui entoure la perforation est noirâtre et ramolli.

La *valvule mitrale*, considérablement épaissie, est couverte de nodules indurés et de plaques athéromateuses.

La *valvule tricuspide* est très altérée ; son bord libre est envahi par des noyaux indurés dont quelques-uns ont le volume d'un petit pois.

Les *valvules aortiques* sont épaisses et parcheminées. Les *valvules pulmonaires* sont saines. L'origine de l'artère coronaire est très dilatée et a environ le double de son diamètre normal.

Le *muscle cardiaque* est d'une remarquable mollesse ; il offre à un haut degré le type dit feuille morte. Les colonnes charnues sont fort augmentées de volume. Quant aux parois cardiaques, elles sont très amincies ; l'amincissement est surtout extrême sur le ventricule droit ; l'énorme volume du cœur dépend donc uniquement de la dilatation de ses cavités.

L'*endocarde* paraît atteint dans toute son étendue. Il est recouvert, çà et là, mais surtout dans le ventricule droit, de plaques jaunâtres, brillantes, qui tranchent sur le fond général d'imbibition rouge sombre de la membrane.

L'*aorte*, de couleur rouge d'imbibition, est littéralement criblée de plaques jaunâtres d'aortite paraissant récentes.

Les *poumons* sont le siège d'une congestion intense à la coupe il s'en écoule une énorme quantité de sérosité spumeuse. Ils sont farcis de petits noyaux d'apoplexie pulmonaire ; l'artère pulmonaire est remplie de caillots cruoriques. Le poumon droit est couvert de pseudo-membranes récentes.

Le *foie* est petit ; les veines hépatiques sont remplies de petits caillots mous. La coupe a l'aspect muscade type ; il s'en écoule du sang très pâle. A la surface, quelques plaques de périhépatite. La vésicule biliaire est remplie d'une bile très épaisse et de couleur noirâtre.

La *rate* est d'un volume normal ; elle est très ferme.

Les *reins* sont extrêmement congestionnés ; leur volume est normal. La congestion porte surtout sur la substance médullaire ; le centre des pyramides tranche par sa couleur jaunâtre sur la zone congestive qui l'entoure. Les calices et les bassinets sont couverts de taches ecchymotiques.

Le *cerveau*, l'*utérus*, la *vessie*, l'*estomac*, le *pancréas* sont sains.

Cette observation est presque unique, au moins si j'en juge par les recherches que j'ai faites et qui ne m'ont pas révélé un autre cas de dilatation suivie de rupture de la veine coronaire. Et si différente qu'elle soit des faits que je vous rapportais tout à l'heure, elle vient heureusement les compléter. Les premiers, en effet, nous ont donné les moyens d'étudier la symptomatologie des diverses étapes de la déchirure du myocarde ; cette dernière observation va nous permettre de juger des phénomènes réactionnels engendrés par les épanchements de sang dans le péricarde, quand ceux-ci ne sont ni assez rapides, ni assez abondants pour causér immédiatement la mort.

Je n'insisterai pas sur l'affection cardiaque génératrice : elle était de vieille date, d'origine rhumatismale, et présentait cette rare coïncidence d'une endocardite tricuspidienne et mitrale. C'est aux conditions nouvelles crées dans la circulation intra-cardiaque par cette endocardite ayant abouti à une double insuffisance que j'attribue la dilatation comme variqueuse de la veine coronaire, qui s'est ulcérée et rompue ainsi qu'il arrive aux varices des membres.

Au moment de la rupture, quand une petite quantité de sang s'est brusquement épanchée dans le péricarde, il y a un accès d'orthopnée subite, avec extinction de la voix et refroidissement des extrémités. En même temps, la malade perçoit au niveau du cœur une vive douleur qui s'irradie dans le dos et s'accompagne d'une sensation de plénitude et de battement. La face reflète une profonde angoisse ; la pupille se dilate.

Le cœur se met à battre avec une incroyable énergie ; tout le côté gauche de la poitrine est soulevé en masse par des palpitations tumultueuses coupées de nombreux faux pas. Le pouls faible et fuyant monte à 200 et devient incomptable.

A l'auscultation du cœur, on perçoit des bruits singuliers, dont le maximum est à la pointe et qu'on ne saurait mieux comparer qu'à un clapotement qui semble plus lent que les bruits valvulaires et se passerait, par conséquent, en dehors du cœur.

Et tout s'aggrave peu à peu ; la figure devient cireuse, le bruit de clapotement s'atténue, puis disparaît, les battements se précipitent et s'affaiblissent et la mort survient en huit heures.

Tel est, au moins, l'ensemble symptomatologique présenté par la malade qui nous fournit un tableau très complet des symptômes de l'épanchement progressif du sang dans le péricarde. Cette symptomatologie si particulière diffère en tous points de celle que nous avons attribuée plus haut à la rupture du cœur ; elle nous confirme encore, que dans cette dernière, les phénomènes douloureux qui dominent la scène

sont bien dus à la déchirure même des fibres cardiaques, puisque l'épanchement sanguin dans le péricarde
se manifeste par des caractères d'un tout autre ordre.

Résumons maintenant en une brève formule les
éclaircissements que nos observations apportent dans
la connaissance des ruptures du cœur. C'est d'abord
le silence presque complet de la myocardite antécédente, puis la possibilité de rupture de dehors en
dedans, dans le sens opposé à la tension sanguine,
par conséquent, le rôle de l'effort systolique normal
suffisant dans beaucoup de cas pour déterminer une
rupture préparée de longue main par cette myocardite, dont la désintégration cardiaque est l'une des
terminaisons. C'est ensuite la symptomatologie de
la rupture, avec ses étapes successives, caractérisées
par autant d'accès angineux. Enfin, c'est la différenciation des symptômes qui sont provoqués par la
rupture et de ceux qui tiennent à l'épanchement
progressif du sang dans le péricarde.

TABLE DES MATIÈRES

DIX-HUITIÈME LEÇON.

DIX-NEUVIÈME LEÇON.

VINGTIÈME LEÇON.

VINGT ET UNIÈME LEÇON.

6079-86. — Corbeil. Typ. et stér. Crété.

9 782016 162699